"十四五"职业教育国家规划教材

国家职业教育学前教育专业
教学资源库配套教材

XUEQIAN ERTONG WEISHENG BAOJIAN

学前儿童卫生保健

（第四版）

主编　郦燕君　方卫飞

中国教育出版传媒集团
高等教育出版社·北京

内容提要

本书是“十四五”职业教育国家规划教材，国家职业教育学前教育专业教学资源库配套教材。

全书共八章。前三章是基础知识部分，包括学前儿童身体发育特点及卫生保健、学前儿童生长发育与健康评价、学前儿童心理健康与保健。第四、五章讲述幼教工作岗位的重要任务和技能，包括学前儿童生活与教育活动的卫生保健、学前儿童营养与膳食卫生。第六、七、八章介绍学前儿童的健康和安全保障，包括学前儿童常见疾病及预防、学前儿童的安全与急救、托幼机构卫生保健制度及环境卫生。

本书适用于高等职业院校、职业本科院校、应用型本科院校及中等职业学校学前教育、早期教育、婴幼儿托育服务与管理、幼儿保育专业教材，也可供学前教育工作者参考。

本书配有二维码链接的视频资源，读者可扫码观看。另外配套建设有教学课件，教师可发送邮件至 gaojiaoshegaozhi@163.com 获取。

图书在版编目（CIP）数据

学前儿童卫生保健 / 郦燕君，方卫飞主编. -- 4 版 .-- 北京：高等教育出版社，2023.10（2024.8 重印）

ISBN 978-7-04-060792-5

Ⅰ. ①学… Ⅱ. ①郦… ②方… Ⅲ. ①学前儿童 - 卫生保健 - 高等职业教育 - 教材 Ⅳ. ① R175

中国国家版本馆 CIP 数据核字（2023）第 123251 号

策划编辑 张庆波　责任编辑 张庆波　封面设计 李沛蓉　版式设计 马 云
责任绘图 裴一丹　责任校对 张 薇　责任印制 张益豪

出版发行	高等教育出版社	网 址	http://www.hep.edu.cn
社 址	北京市西城区德外大街 4 号		http://www.hep.com.cn
邮政编码	100120	网上订购	http://www.hepmall.com.cn
印 刷	唐山嘉德印刷有限公司		http://www.hepmall.com
开 本	787mm × 1092mm 1/16		http://www.hepmall.cn
印 张	16	版 次	2007 年 3 月第 1 版
字 数	370 千字		2023 年 10 月第 4 版
购书热线	010-58581118	印 次	2024 年 8 月第 2 次印刷
咨询电话	400-810-0598	定 价	34.80 元

本书如有缺页、倒页、脱页等质量问题，请到所购图书销售部门联系调换

物 料 号 60792-00

第四版前言

党的二十大报告提出，“教育、科技、人才是全面建设社会主义现代化国家的基础性、战略性支撑”，明确指出了教育在社会主义现代化强国建设和中华民族伟大复兴征程中的重要使命。学前教育是国民教育体系的重要组成部分，是国家教育制度的起始阶段，关系儿童身心健康和终身发展，关系千家万户幸福和谐，关系国家和民族的未来。

《国家中长期教育改革和发展规划纲要》指出，“推进课程改革，加强教材建设，建立健全教材质量监管制度。深入研究、确定不同教育阶段学生必须掌握的核心内容，形成更新教学内容的机制”。教材建设在完善课程知识体系、转变教育理念、改变教学方式、提高教学水平和人才培养质量等方面发挥着重要作用。

本书第一版于2007年出版发行，深受全国各地学前教育专业师生的好评并被广泛选用；本书第二版和第三版对基础知识进行了更新和优化、对实践环节进行了补充和创新，更符合学前教育专业课程改革的需要，更紧密结合幼儿园卫生保健工作的实际，更适应社会发展对学前教育人才的需求。

本书第四版强化课程思政，按照立德树人的要求，加强职业道德的培养。同时，注重培养学生的创新能力和实践能力，理论教学与实践教学并重，具有较高的思想性、科学性、时代性和实用性。

本书以促进学前儿童健康为目标，以学前儿童卫生保健的基础知识为主线，紧密结合幼儿园卫生保健工作实际，“课岗证”一体化建设。在内容上力求体现学前儿童卫生保健的新理念、新内容、新方法，在体例上更趋于新颖、灵活，方便教师安排教学活动，满足学生自主学习的需要；为幼儿园教师资格证考试奠定基础；为构建厚基础、强能力、重融合的学前教育人才培育体系提供保障。

本书每章开头设“本章导读”，便于学生在学习本章前进行思考并与教师互动探讨；章后设“学习要点”，是对本章学习的核心内容进行梳理、汇总，有助于学生对所学知识的掌握；“思考练习”促进学生分析问题、解决问题能力的发展，帮助学生熟悉教师资格证考试；“岗位任务”模拟幼儿园卫生保健工作实际，依据幼儿园教育教学中的各项卫生保健工作要点及要求，通过操作、研讨、交流、反思等活动，提高从事学前教育职业的综合能力；“相关链接”为本章所学内容的拓展和延伸，提供更多资源，拓宽学生视野。教材最后设“实训实习”，对学生进行专业技能的训练和培育，强化学生的职业意识，帮助学生学习和掌握托幼机构卫生保健工作的基本技能，初步具备托幼机构卫生保健的实际工作能力。

为方便学生自主学习，了解幼儿园教育教学实际，书中部分内容配有微课和幼儿园活动视频。

本书由南京审计大学金审学院教师教育学院郦燕君、金华职业技术学院师范学院方卫飞担任主编。参加修订的还有长沙师范学院学前教育学院龙明慧、南京特殊教育师范学院教育科学学院范诚、江苏第二师范学院王明忠、南京市雨花台区实验幼儿园陈美娣。

本书微课主要由金华职业技术学院录制，幼儿园活动视频由金华职业技术学院附属幼儿园、南京市西岗幼儿园香悦澜山园录制，在此一并表示衷心感谢。王明忠负责审阅微课，陈美娣负责审核幼儿园活动视频。

由于编者水平有限，教材疏漏之处在所难免，恳请各位专家、读者批评指正。

编　者

2023 年 7 月

第一版前言

2001 年教育部颁发了《幼儿园教育指导纲要(试行)》(以下简称《纲要》),标志着我国幼儿教育改革迈进了一个新的阶段,为新世纪我国幼儿教育的发展构筑了坚实的基础。近几年,随着《纲要》的实施,幼儿教育改革不断深化,幼儿园教育教学与传统的幼儿教育相比,发生了意义深刻的变化。作为学前教育专业,肩负着培养新世纪幼儿教师的重任,必须更新观念,紧跟时代发展的步伐,明确培养目标,加快课程建设,以适应社会的发展、满足幼儿教育事业发展的需求。随着我国师范教育的改革,幼教师资的学历层次发生了很大变化。综观学前教育的教材,大多适用于中等师范或本科学历教育,而目前幼教师资的基本学历层次已提高到专科层次,原有的教材体系已不能适应办学的要求。幼儿教师是一种专业化的职业,教师的专业知识和专业技能必须经过悉心培养和严格训练才能获得并维持。高职高专的培养目标应该是具有专业特色和职业技能的应用型人才,而目前适合该层次师范教育的教材尚缺乏。由此可见,学前教育课程改革刻不容缓。教材建设是课程改革的重点。本书的编写是教材建设的组成部分,是实施培养目标的重要保证。

本书是以学前教育理论为依据,注重人才培养目标和幼教专业特点的结合,经过多年的探索和实践编写而成的。在编写过程中参阅了学前儿童心理学、学前儿童教育学、人体解剖生理学、营养学、医学等相关资料,通过条分缕析,有效融合,建构和完善了学前儿童卫生保健的理论体系和内容框架。全书在内容和体例上力求做到科学、系统、实用、新颖。考虑到高职高专学生的学习特点,理论知识的选择以阐述基本问题为主、以够用为度,通俗易懂,便于理解;专业技能根据托幼机构的实际需要,尽量做到内容全面、要求明确、指导具体,具有较强的实用性和可操作性;从当前学前教育发展趋势考虑,增加了 0—3 岁儿童的部分相关内容。全书在体例的设置上更有利于教和学,每章开头有“本章导读”,既概括了本章的学习要点,又引导学生积极思维;每章最后有“问题思考”和“实践练习”,有助于学生理解和巩固所学知识,对教学实践进行分析有助于对知识的掌握。本书最为突出的特点是加强了对实践教学的指导,每章除基础知识外都设有“实践与训练”,这部分内容可通过组织保育实习和见习活动的实践中对学生进行专业技能的训练和培养,以强化学生的职业意识、促进学生掌握托幼机构卫生保健工作的基本技能,提高从事学前教育职业的实际工作能力。此外,每章中穿插的“相关链接”可拓展学生的视野从而使教材的内容更加完善。全书共分八章,包括学前儿童各系统解剖生理的特点及卫生保健;学前儿童生长发育及健康评价;学前儿童心理健康及保健;学前儿童生活与教育过程的卫生;学前儿童的营养与饮食卫生;学前儿童生理疾病及其预防;学前儿童意外伤害的救护与安全教育;托幼机构物质环境卫生等。

全书由郦燕君主编并负责全书的修改和统稿工作,徐燕参与部分书稿的审阅工作。本书各章编写分工如下:第一章、第五章、第六章由南京应天职业技术学院教育系郦燕君编写;第二章由长沙师范专科学校龙明慧编写;第三章、第七章由辽宁师范大学教育学院心理系李灵编写;第四章由长沙师范专科学校徐燕编写;第八章由长沙师范专科学校张晓辉编写。

在本书付梓之际,特别要感谢南京师范大学教科院张慧和教授在百忙中审阅书稿,并提出宝贵的意见。承蒙南京师范大学教科院秦奕博士的建议和帮助,河海大学幼儿园、南京市实验幼儿园、原南京军区联勤部三八保育院、南京市第二幼儿园等单位的支持,在此一并表示诚挚的谢意。

由于本教材内容涉及面广,编写时间紧,加之编者水平所限,教材难免存在不足之处,恳请读者在使用中提出宝贵意见。

编　者

2006年10月

目录

二维码资源目录

绪 论

学前儿童卫生保健是以学前儿童(0—6岁)解剖生理特点为基础,综合多门学科的知识和方法,研究学前儿童生长发育规律,维护和增进学前儿童身心健康的一门学科。

《幼儿园教育指导纲要(试行)》(以下简称《纲要》)明确要求"幼儿园必须把保护幼儿生命和促进幼儿的健康放在工作首位。树立正确的健康观念,在重视幼儿身体健康的同时,要高度重视幼儿的心理健康"。学前教育专业的学生必须立德树人,树立科学、全面的教育观、健康观,树立一切为了孩子的观念,把保护幼儿的生命、促进幼儿健康发展放在首位。了解学前儿童卫生保健的内容与要求,熟悉托幼机构保育工作的内容与实施途径等,不仅是学习本课程的理论基础,也是将来走上幼教工作岗位、从事幼儿园保教工作的重要思想基础。

一、学前儿童卫生保健的基本概念及学习内容

人最宝贵的是生命,生命最宝贵的是健康。健康的概念一直在发展和演变。1948年世界卫生组织为健康下了如下定义:"健康是身体的、心理的健康和社会适应的良好状态,而不仅仅是没有疾病和不虚弱的现象"。20世纪90年代,世界卫生组织又将"道德的健全"纳入健康定义,即健康应是身体、心理、社会适应及道德品质的良好状态。一个人只有在身体、心理、社会适应和道德品质四个方面都健全,才算是完全健康的人。因此,健康是人的生理状态、精神状态、思想境界、社会环境、生存环境及智力水平的总和。

"卫生"常常被理解为"干净、清洁"的意思,其实还有"保卫身体、维护健康"的含义,近代"卫生"又有了新的内涵,具有了科学性、公共性和预防性等现代性质。"保健"即保护健康,也指为保护和增进人体健康、防止疾病所采取的综合性措施。总之,"卫生"和"保健"都是对个人和集体采取预防与诊治相结合的措施,目的都是促进人的健康。

所谓卫生保健就是从预防角度出发,以达到维护和增进健康、保护生命、预防疾病、提高身体素质和生活质量为目的所采取的综合防护措施。所谓学前儿童卫生保健就是从预防角度出发,根据学前儿童身体发育的特点和规律,采取有利的防护措施,以维护和增进学前儿童身心健康、生命安全,预防疾病发生,从而提高学前儿童身体素质,确保学前儿童正常生长和发育。

托幼机构是学龄前儿童学习和生活的主要场所。学龄前儿童正处于生长发育的关键时期,生长发育迅速,但尚未完善,适应环境的能力和对疾病的抵抗力不足,健康容易受到各种因素的影响,因此,呵护学前儿童身心健康是十分重要的。本书以学前教育理论为依据,以

幼儿园卫生保健工作为主线，以 3—6 岁幼儿为重点，主要包括三部分内容，第一部分内容是基础理论，是学前儿童卫生保健的基础知识，以学前儿童身体发育及心理发展为线索，诠释如何根据儿童的特点开展保健工作。了解学前儿童解剖生理特点，掌握学前儿童生长发育规律，同时学习如何促进儿童心理健康发展。第二部分内容是学前儿童卫生保健工作的核心，即学前儿童卫生保健的方法技能。这部分内容以学前儿童在幼儿园的生活和学习为主轴，阐释如何对学前儿童的生活和学习过程进行保育护理。其中，重点阐述学前儿童生活、教育的卫生保健要求及实施方法，学前儿童营养与膳食的特殊需求，并结合幼儿园保教工作给予指导和训练。第三部分内容是学前儿童卫生保健工作的基本保障，围绕学前儿童疾病预防、意外伤害的救护及安全教育等方面，以学前儿童的常见疾病和意外伤害为切入点，从如何预防的角度提出要求并介绍相关知识，紧密结合幼儿园实际，提出应对措施，并对具体操作方法给予指导。

二、学前儿童卫生保健的工作任务及岗位要求

《纲要》指出，幼儿园教育应当贯彻国家的教育方针，坚持保育与教育相结合的原则，对幼儿实施体、智、德、美诸方面全面发展的教育。托幼机构的保育和教育工作关系到幼儿的身心健康发展。

幼儿园的保育与教育相互结合、相互渗透，构成不可分割的统一体。正如联合国教科文组织曾向国际儿童年推荐的《发展中国家儿童保育与教育计划》一书中提出的“尤其对幼儿，照料与教育对他们来讲，就像纬线和经线一样紧密地交织在一起”。

幼儿保育是指成人为幼儿提供生存与发展所必需的环境和物质条件，并给予精心的照顾和培养，以帮助幼儿获得良好的发育，逐渐增强其独立生活的能力。幼儿保育包括对幼儿的身体保育和心理保育两大方面，其中每一方面又有两层含义，即保护、照顾和促进。身体保育既包括对幼儿的身体进行保护和照顾，使其不受伤害，能正常发育，也包括采取各种有效措施，促进幼儿身体机能的发展与完善。心理保育则是指对幼儿心理及其能力的保护与促进。幼儿教育就是按照体、智、德、美的要求，有目的、有计划地对幼儿实施身心全面发展的教育，传授周围生活中粗浅的知识和技能，包括卫生保健和安全教育，发展语言表达能力和智力，培养良好的思想品德和良好的生活卫生、行为习惯等。幼儿教育既包括对幼儿进行全面、和谐发展的启蒙教育，也包括给幼儿以生活照料和养育等。

幼儿园坚持保教结合原则有着重要意义。保中有教、教中有保、保教并重、保教结合的工作目标和原则符合幼儿的身心发展规律。在日常教育教学、生活活动中为幼儿创设宽松、民主的教育氛围，让幼儿在愉快、健康的环境中学习，能使幼儿情绪愉快、精力充沛、思维活跃。现代幼儿园的保育工作不但包括对幼儿日常生活的安排和护理，身体的保健和养育，而且更重视幼儿生活质量的提高，更关注幼儿的情绪和需要，更重视幼儿健康行为习惯的养成及幼儿积极、合理的生活态度和生活方式的形成，从而促进幼儿身心和谐发展。

《托儿所幼儿园卫生保健工作规范》指出：“托幼机构卫生保健的主要任务是贯彻预防为主、保教结合的工作方针，为儿童群体创造良好的生活环境，预防控制传染病，降低常见病的发病率，培养健康的生活习惯，保障儿童的身心健康 。”托幼机构要为幼儿提供舒适的学习、生活环境，包括优质、安全的物质环境和良好、愉快的精神环境；还要为幼儿提供营养均衡的膳食，确保饮食卫生安全；要按照托幼机构卫生保健操作规范，做好日常的清洁、

消毒、健康检查等工作;尤其要重视幼儿常见病和季节性传染病的预防,防患于未然。幼儿园卫生保健工作的具体任务包括:① 创设良好的生活、学习环境。② 做好日常生活、学习的卫生保健。③ 培养良好的生活和行为习惯。④ 开展丰富多彩的体育活动、户外游戏。⑤ 积极开展疾病预防工作。⑥ 提供营养丰富、全面的膳食。⑦ 做好安全防护和安全教育工作。

第一章
学前儿童身体发育特点及卫生保健

本章导读

教师是幼儿健康成长的启蒙者，需要了解学前儿童机体各系统的解剖生理特点，基本掌握人体各种功能活动的规律，为从事托幼机构的卫生保健工作奠定理论基础。

知识目标

1. 初步了解人体各系统的基本结构和生理功能。
2. 基本掌握学前儿童身体各系统的保健要点及方法。
3. 掌握学前儿童身体各系统的形态结构及生理功能。

技能目标

1. 具备为学前儿童创设生长发育环境的专业技能。
2. 能帮助学前儿童掌握必要的自我保护和保健。
3. 熟悉并尝试指导家长如何促进学前儿童健康成长。

素养目标

1. 懂得生命的珍贵，从而敬畏生命、珍惜生命、关爱生命。
2. 在了解学前儿童身体特点和规律的基础上，增强保护学前儿童健康的意识和情感。

学习本章之前共同讨论

1. 你了解自己身体的形态结构吗?
2. 学前儿童身体结构和成人的一样吗? 他们是“小大人”吗?
3. 你认为怎样才能保证学前儿童的身体健康?

学前儿童的身体正处于生长发育阶段，与成人的相比，无论是形态结构还是生理功能都有其特殊性。作为未来的教师，为保护和促进学前儿童的健康，学习和掌握与学前儿童解剖生理特点和卫生保健要求相关的知识很有必要。掌握学前儿童身体发育特点不仅是学前卫生保健工作的重要基础，而且是实施素质教育的依据。

第一节　人体概述

人体犹如一架精密复杂的机器、一座进行着多种多样化学反应的化工厂，任何一个组成部分发生故障，都可能导致整个机体的功能障碍。

一、人体形态结构特点

人体发育始于受精卵，经过生长和发育，逐渐成熟。在各个年龄段，人体表现出不同的特点和规律，学前期尤其突出。

（一）人体的基本形态

从外表看，人体可以分为头部、颈部、躯干部和四肢四个部分（图 1-1）。人体的表面是皮肤，皮肤下面有肌肉和骨骼。

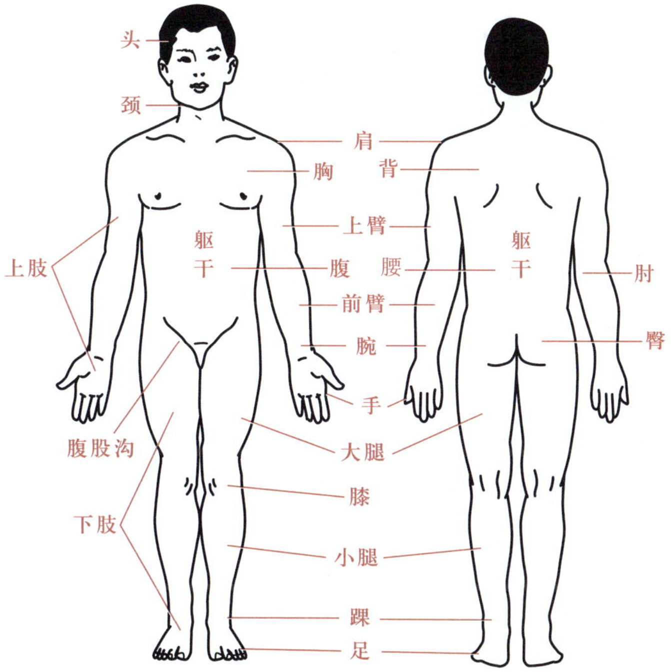

图 1-1　人体各部分的名称

头部　头部分为脑颅与面颅，脑颅比面颅发达，颅腔内容纳脑；面颅有眼、耳、鼻、口等器官。

颈部　颈部是头与躯干的连接部分，较短而运动灵活。

躯干部　躯干前后径小于左右径，适于直立。躯干前面可分为胸、腹两部分；后面可分为背、腰、骶几部分。躯干内部的体腔，以膈肌为界分为胸腔与腹腔，分别容纳胸、腹腔脏器。胸腔中有心脏、食管、气管和肺等器官（图 1–2）。腹腔中有肝脏、脾脏、胃、小肠、大肠等器官。腹腔下方骨盆内的部分叫作盆腔，内有直肠、膀胱，还有生殖器官。

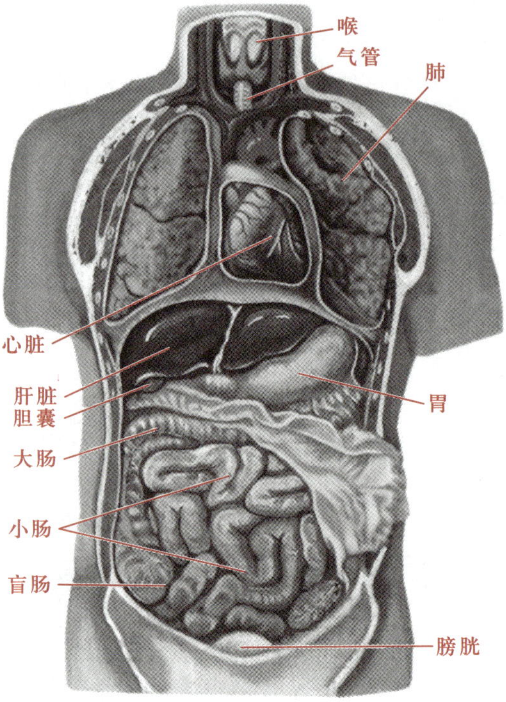

图 1–2　人体的内部器官

四肢　四肢分为上肢和下肢。上肢由肩、上臂、肘、前臂、手等部分组成，具有灵活的关节。下肢包括髋、大腿、膝、小腿、足等部分，宜于直立和行走。

（二）人体的基本结构

细胞是构成人体的基本单位，存在于细胞间的物质称为细胞间质；许多形态和功能相似的细胞和细胞间质构成人体的组织；不同的组织相互结合构成器官；能够共同完成一种或几种生理功能的多个器官构成系统。在神经和体液调节下，人体各器官、系统协调配合，执行人体的各种生理功能。

1. 细胞

细胞是人体结构和功能的基本单位。细胞形态多样，大小不一，但其结构基本相似，化学成分大致相同。人体细胞的基本结构包括细胞膜、细胞质和细胞核三部分。

细胞的功能极其复杂，大部分细胞的基本功能是进行新陈代谢。此外，每一类细胞还有自己的特殊功能，如红细胞能够携带氧和二氧化碳，白细胞具有吞噬作用，肌细胞有收缩作用，神经细胞受刺激以后能够产生兴奋，并具有传导兴奋的作用等。

2. 组织、器官和系统

细胞是构成人体的基本单位，由它形成组织，进而形成器官、系统，最后组成人体。

组织　组织是由形态和功能相似的细胞和细胞间质共同构成的。人体的基本组织有四大类:上皮组织、结缔组织、肌肉组织和神经组织。各种组织有其自身的形态和功能特点。

器官 器官是由多种组织构成的,能够执行一定的生理功能,如心、肺、肝、脾、胃等器官。每个器官在人体内都有一定的位置,具有一定的形态、结构和功能。

系统 系统是能够完成一种或几种生理功能的多个器官的总和。许多在结构和功能上有密切联系的器官,按一定顺序结合在一起,共同执行某种特定功能。如消化系统,由口腔、食管、胃、肠、肝、胰等组成,互相协调,完成机体的消化、吸收功能。人体按其功能可以分为不同系统,如运动系统、消化系统、呼吸系统、循环系统、神经系统、内分泌系统、泌尿系统和生殖系统等。

二、人体生理活动规律

人体结构是生理功能实现的物质基础。结构与功能是相适应的。生命活动包括新陈代谢、生长、发育和生殖。生理活动有一套精确的调节机制。

(一)生命活动的基本特征

1. 新陈代谢

新陈代谢是指机体主动与环境进行物质和能量交换的过程。新陈代谢过程包括两个基本方面:一方面,机体从外界摄取各种物质,如糖、蛋白质、脂肪、维生素及无机盐等,形成自身的物质,或暂时储存起来,这种过程称为同化作用;另一方面,组成自身的物质或储存于体内的物质分解,并把分解后的终产物——废物,排出体外,这种过程称为异化作用。在进行同化作用时要吸收能量,在进行异化作用时要释放能量。后者所释放的能量,除一部分用于同化作用外,其余的供应机体各种生命活动的需要及产生热能。因此,新陈代谢又可分为物质代谢与能量代谢两个方面,两者密切联系。

新陈代谢是生命活动的最基本特征,新陈代谢一旦停止,生命也就停止。不同机体,以及同一机体在不同的情况下,其代谢过程和形式都各有特点。

2. 生长和发育

生长一般指生命个体的生长,从生物学意义上说,当受精卵开始发育时,即意味着生长开始了。发育是指生命个体在生长的过程中,各组织、器官和系统都要经历从简单到复杂的变化过程,直至机体各组织、器官和系统功能的完善和成熟。一般说来,性成熟即表明该个体发育的成熟,即该个体具有了生殖能力。

3. 生殖

生命体生长发育到一定阶段后,能够产生和自己相似的子代个体,称为生殖。在生殖过程中,机体会表现出另一些生命特征,即遗传、变异。各种生物都能通过生殖产生子代。亲代和子代之间无论在形态结构或生理功能方面都很相似,这种现象称为遗传。亲代和子代每个个体间又不完全相同,总会产生一定的差异,这种现象称为变异。

(二)生理功能的调节

机体内各器官、系统各自进行着各种生理功能活动,且机体内、外环境又经常处于变动之中,因此机体内必须具有一套精确的调节机制,以不断地调节体内各器官、系统的活动,使它们相互协调、密切配合,使机体形成一个统一的整体。机体的这种调节作用主要是通过神经调节、体液调节和自身调节三种方式进行的。

1. 神经调节

神经系统建立了一种相对独立活动的组织形式，它能够将信息从一个部位传到另一个部位而相互独立，互不干扰。信息经过神经元之间或神经元与效应器之间的突触，将信息传递到靶细胞。神经细胞间的传递是通过神经终末释放的递质来实现的。

通过神经系统实现的调节机制，不仅使机体内部联系起来，而且使机体与外部环境联系起来。神经调节主要是通过反射来实现的。反射是指在中枢神经系统的参与下，机体对内、外环境刺激所发生的反应。

2. 体液调节

机体的某些细胞能产生某些特异性化学物质，如内分泌腺细胞分泌的激素，可通过血液循环输送到各处，调节机体的新陈代谢、生长、发育、生殖等功能活动，这种调节称为体液调节。

激素可以通过血液循环流经身体的所有部位，但仅具有特异受体的细胞才能对特异的激素发生反应。激素的作用具有选择性，又可能是弥散的，不具体地针对一种类型的细胞，如甲状腺素能刺激机体总代谢的改变。激素在控制机体代谢、生长和生殖活动中发挥着至关重要的作用。

3. 自身调节

许多组织、细胞自身也能对周围环境的变化发生适应性反应，这种反应是组织、细胞本身的生理特性，不依赖于外来神经和体液因素的作用，因此称为自身调节。例如，当组织细胞的一些代谢产物在组织中含量增加时，能引起局部的血管舒张，使局部血流量增加，从而使积累的代谢产物能被迅速运走，这种现象又可称为局部体液因素调节。

以上三种调节，各有其重要性和特点：神经调节的特点是迅速而精确，作用部位较局限，持续时间较短；体液调节的特点是效应出现缓慢，作用部位较广泛，持续时间较长；自身调节是作用精确的局部调节，对维持机体细胞自稳态具有重要意义。

第二节　学前儿童身体各系统特点与保健

人的身体是由各系统的形态结构特点和生理活动规律共同构成的。形态与生理、结构与功能是相辅相成、相互促进、相互制约的。人体正常的生理活动依赖于人体正常的形态结构，人体的结构和生理密切相关，结构总是与其功能相适应的。

本节讲述人体运动系统、消化系统、呼吸系统、循环系统、神经系统、感觉器官、内分泌系统、泌尿生殖系统和皮肤，以及学前儿童身体各系统特点以及卫生保健要求。

一、运动系统

人体的运动系统由骨、骨连结和骨骼肌组成。骨和骨连结构成人体的支架（图 1-3），称骨骼。骨骼肌跨过关节，附着在关节两端的骨面上，在神经系统的支配下，当肌肉收缩时，牵动骨骼产生各种运动。运动系统具有维持人体形态、保护内脏器官、运动等功能。

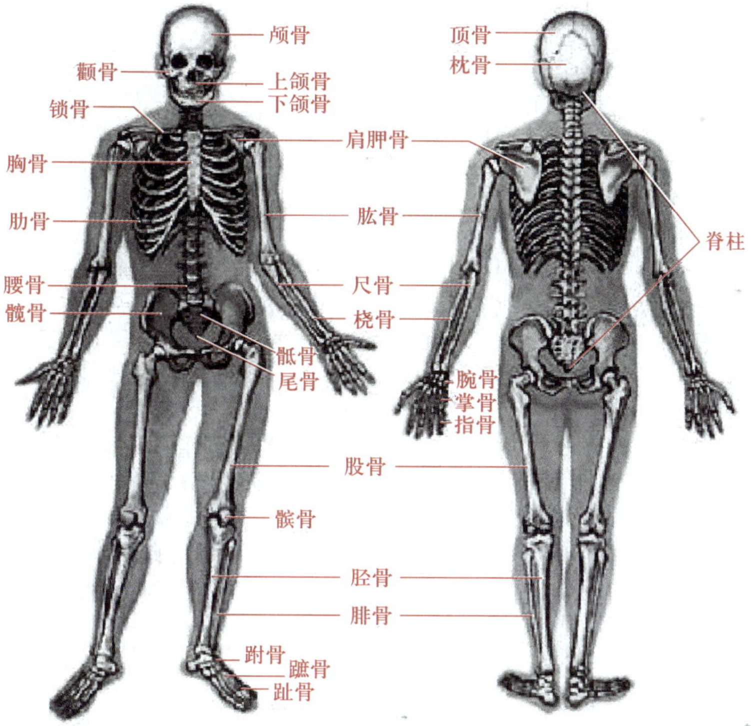

图 1-3　人体主要骨骼

（一）骨骼

人体的骨骼由 206 块骨连结而成，约占体重的 20%。每一块骨都有一定的形态结构，并有血管、神经分布，故每块骨都是一个器官。骨骼分为颅骨、躯干骨和四肢骨三大部分。

1. 骨骼的形态结构特征

（1）骨的形态　全身骨的形态多样，其形态与所担负的功能相关，一般可分为长骨、短骨、扁骨和不规则骨四类。

长骨　长骨呈长管状，中部细长称骨干，两端膨大称骨骺。长骨主要分布在四肢，如肱骨、股骨等，在运动中起杠杆作用。

短骨　短骨呈立方形，位于连结牢固、运动较复杂的部位。短骨主要分布在手和足，如腕骨、跗骨等。

扁骨　扁骨呈板状，主要参与构成颅骨、胸腔和盆腔的壁，如顶骨、胸骨等。

不规则骨　不规则骨形状不规则，如椎骨、颞骨等。

（2）骨的结构　以长骨为例，骨一般由骨膜、骨质和骨髓三部分构成（图 1-4）。

骨膜　骨膜是一层结缔组织膜，覆盖在关节以外的骨面上。骨膜含有幼稚的骨细胞、丰富的血管、淋巴管和神经，对骨的营养、生长及损伤后的修复等有重要作用。

骨质　骨质即骨组织，分为骨密质和骨松质两种。骨密质致密坚硬，抗压力强，大部分集中于骨的表面。骨松质结构疏松，由片状的骨小梁交织排列而成，主要分布于骨的内部。

骨髓　骨髓充填于骨髓腔和骨松质间隙内。骨髓分红骨髓和黄骨髓两种。胎儿和婴儿的骨髓都是红骨髓。大约从 6 岁开始，骨髓腔内的红骨髓逐渐被脂肪组织代替，变成黄骨髓。

黄骨髓无造血功能。在大量失血或患贫血症时，黄骨髓可以暂时恢复造血功能。

（3）骨的成分　骨的化学成分包括有机质和无机质。有机质主要是骨胶原纤维，使骨具有韧性和弹性；无机质主要是钙盐，使骨坚硬并具有脆性。骨的化学成分可因年龄、营养状况等因素的影响而变化。青壮年的骨有机质约占1/3，无机质约占2/3；幼儿的骨有机质含量相对较多，韧性较大，不易骨折，但易弯曲或变形；老年人的骨无机质含量较多，骨的脆性较大，易骨折。

（4）骨的生长　骨的生长有加长和加粗两种方式，下面以长骨为例说明骨的生长过程。在骨干和骺的交界处有一层软骨称骺软骨，骺软骨不断增殖，又不断地骨化，因此，骨的长度不断地增加，到成人时骺软骨才完全骨化、消失，遗留一条骺线。在长度不断增加的同时，骨膜深层的成骨细胞在骨干周围也不断形成新的骨质，使骨逐渐加粗。

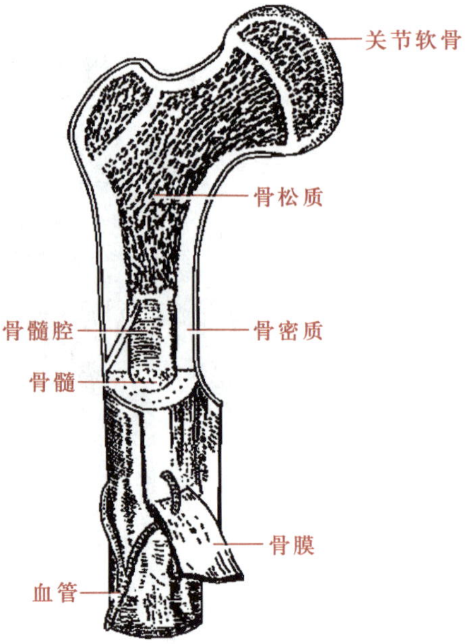

图1-4　骨的构造

2. 骨连结

骨与骨之间的连结称为骨连结。骨连结有直接连结和间接连结两种。

直接连结　直接连结是骨与骨之间以结缔组织膜或软骨直接连结，如颅骨之间的骨缝、椎骨之间的椎间盘等。直接连结的活动范围很小。

间接连结　间接连结称为关节，是骨的主要连结方式。关节由关节面、关节囊、关节腔构成（图1-5）。此外，还有一些辅助结构，如韧带、关节盘等。

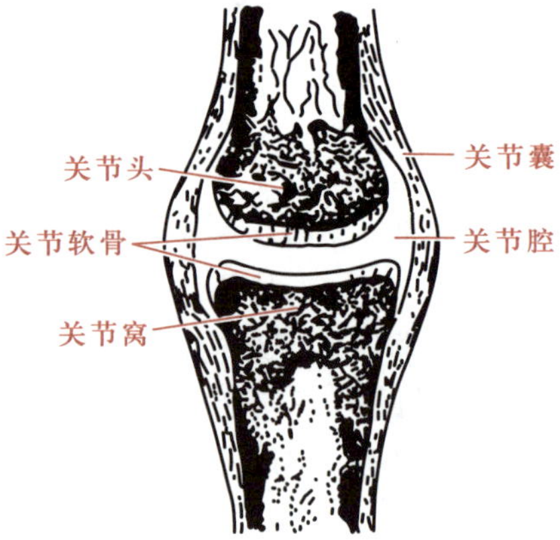

图1-5　关节模式图

关节面　关节面是相邻两骨的接触面，其中一个略呈球形，称关节头，另一个略凹，称关节窝。关节面上覆盖一层关节软骨，可减少两骨的摩擦。

关节囊　关节囊是附着在关节面四周的结缔组织囊，非常坚韧，能分泌滑液，可润滑关节，减少摩擦。

关节腔　关节囊围成的空腔为关节腔，含少量滑液。关节腔内是负压，有助于关节的稳固。

关节的特点是活动幅度大，如肩关节、肘关节、膝关节、髋关节等。婴幼儿关节的伸展性及柔韧性超过成人，故关节的活动范围大于成人；但关节的牢固性较差，如外力作用不当，容易发生脱臼。特别是肘关节、髋关节，脱臼时常伴有关节囊撕裂及韧带损伤，脱臼部位出现肿胀、疼痛，并失去运动能力。

（二）骨骼肌

人体全身的肌肉有 600 多块，成人的肌肉约占其体重的 40%。肌的形态多种多样，根据其外形可分为长肌、短肌、阔肌和轮匝肌（图 1–6）。长肌主要分布于四肢，短肌多位于躯干浅部，轮匝肌分布在孔裂周围。人体全身的肌肉分为头颈肌、躯干肌和四肢肌（图 1–7）。人体肌肉的分布与直立姿势、劳动、情感和语言，有密切关系。

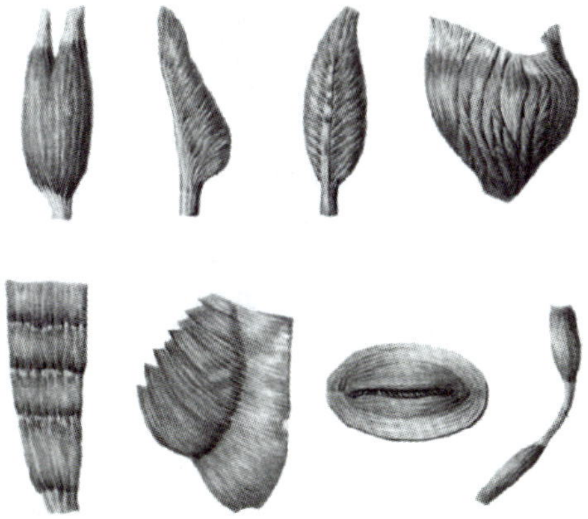

图 1–6　肌的形态

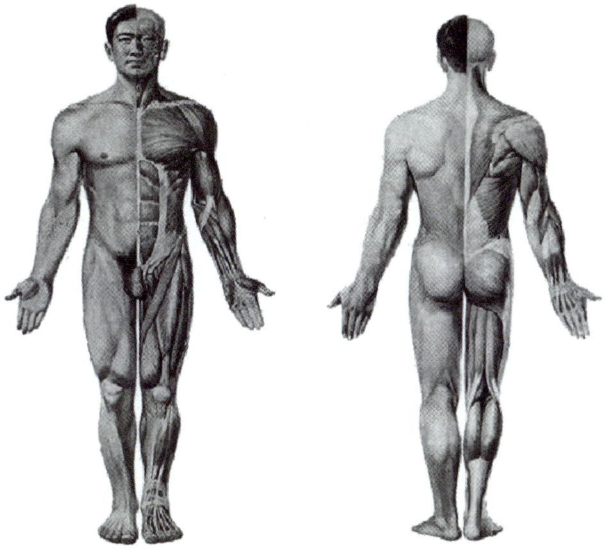

图 1–7　全身骨骼肌

运动系统的肌肉都是骨骼肌，附着于骨骼，受意志支配，故又称为随意肌。骨骼肌由肌腹和肌腱构成，肌腹位于中部，由骨骼肌纤维构成，肌腱位于两端，由致密结缔组织构成。肌腹通过收缩、舒张产生力，肌腱无收缩功能。骨骼肌至少跨过一个关节，肌肉收缩时牵动它所附着的骨产生运动。

（三）婴幼儿运动系统的特点及保健

1. 婴幼儿骨骼的发育特点及保健

运动系统

（1）新生儿颅骨尚未完全骨化，留有结缔组织膜，称囟门，可分为前囟和后囟（图 1–8）。囟门的闭合反映颅骨的骨化过程。一般来说，前囟，即额骨与顶骨之间的冠状缝（菱形间隙）在出生后 1—2 岁闭合；后囟，即两块顶骨和枕骨之间的人字缝（三角形间隙）在出生后 2—3 个月闭合。囟门闭合过早可能是由于脑容量小，头小、畸形，闭合过迟则多见于佝偻病、脑积水或克汀病。

幼儿身高在不断增长，也就是说骨骼在不断生长。营养、阳光及适当运动是婴幼儿骨骼生长发育的必需条件。

（2）成人脊柱有 4 个生理弯曲，即颈曲、胸曲、腰曲、骶曲（图 1–9）。这些弯曲的形成可使个体保持身体平衡、减少走路与跳跃时对脑的冲击和震荡。新生儿的脊柱仅骶骨有弯曲，其他弯曲是随着生长发育逐渐形成的。出生后 3 个月的婴儿会抬头时，脊柱出现颈部的脊柱前凸，形成颈曲；6 个月以后的婴儿能坐时，出现胸部的脊柱后凸，形成胸曲；1 岁左右开始学习行走时，出现腰部的脊柱前凸，形成腰曲。婴幼儿的生理弯曲并不固定，在仰卧位时，弯曲可以消失。

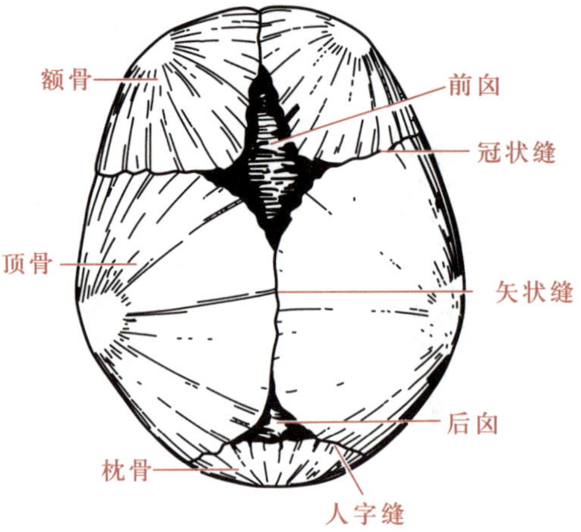

图 1-8　新生儿颅上面观

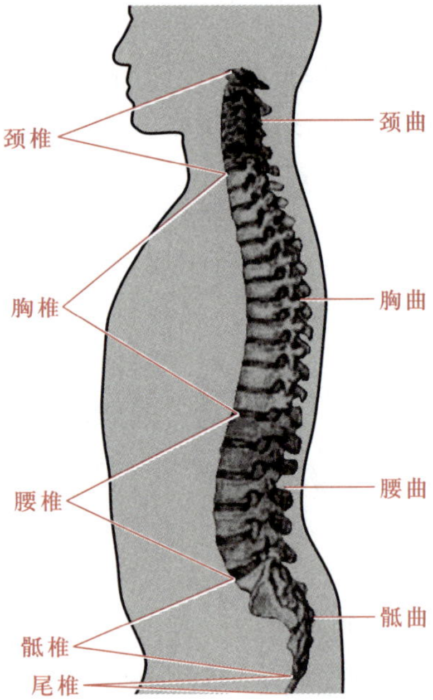

图 1-9　成人脊柱侧面观

幼儿的骨骼硬度小，容易变形，不良的体姿可以导致脊柱弯曲。体姿即坐、立、行时身体的习惯姿势。因此应从小培养幼儿良好的体姿，做到坐有坐相、站有站相。坐着时，两脚平放地上，不佝着背，不耸肩，身子坐正；站着时，身子正，腿不弯，抬头挺胸，不全身乱扭。好的体姿可以预防驼背和脊柱侧弯。

（3）胸廓是由胸椎、胸骨、肋骨及其骨连结共同围成的（图 1-10）。人类的胸廓与其直立姿势是相适应的，前后直径略短，左右直径略长，似圆锥形的笼子。胸廓容纳并保护心、肺等器官，并参与呼吸。如果婴幼儿缺钙，易使胸廓前后径扩大，胸骨突出，形成鸡胸。

（4）上肢骨一般较轻、小，关节灵活性较强。例如，肩关节的关节头大，关节盂浅，关节囊较松，韧带也较弱，灵活性较强，可以做多种方向的运动。但是幼儿的关节牢固性较差，在外力的作用下，如果用力过猛、悬吊或不慎摔倒，容易引起关节脱臼。手骨包括腕骨、掌骨和指骨（图 1-11），手部腕骨较小，拇指可以对掌，适合于握持工具及灵活运动。新生儿没有腕骨，手腕处仅为软骨。随着年龄增长，腕部逐渐发育，8 块腕骨骨化中心依次出现。儿童的腕骨在 10—13 岁才能完成骨化，所以幼儿腕部力量不足，为他们准备的玩具要轻。运用手部进行精细动作时，时间不宜过长。如教师在组织教学活动时应注意掌握儿童书写、绘画的时长，注意不要让幼儿提拿重物，防止手部活动对腕骨发育造成不良影响。

婴幼儿的肘关节较松，当肘部处于伸直位置时，若手臂被猛力牵拉，就可能造成“牵拉肘”。发生“牵拉肘”，常常是大人在领着幼儿上楼梯、过马路或给婴幼儿穿脱衣服时，用力提拎、牵拉了他们的手臂所造成的。肘部受伤后，手臂不能活动，经医生复位后，更要注意保护，以免再次受伤。

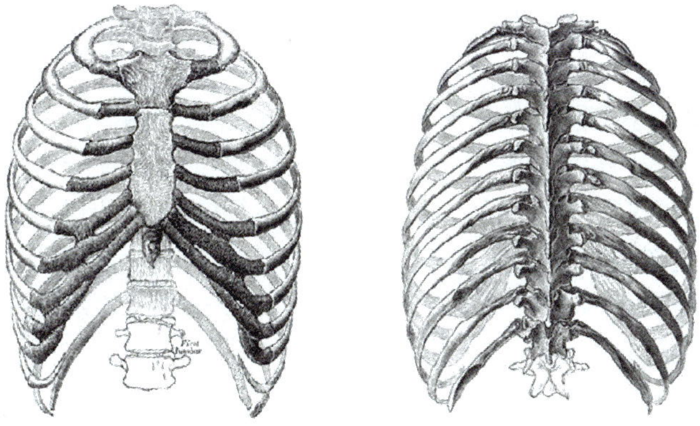

图 1-10 胸廓

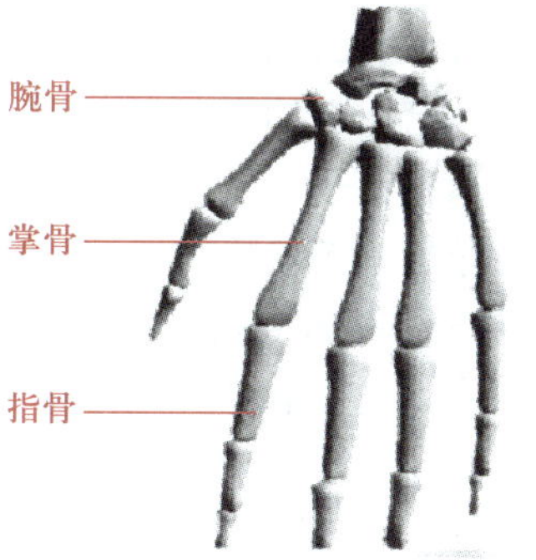

图 1-11 手骨

（5）骨盆由髋骨、骶骨、尾骨及其骨连结组成，髋骨是由髂骨、坐骨和耻骨愈合而成的，这三块骨愈合较晚，一般在 20—25 岁才能完全愈合。因此，在户外活动及游戏中，应避免幼儿从高处向下跳到硬的地面上，以免使组成髂骨的各块骨移位，造成髂骨愈合错位，甚至对女孩成年后的生育产生影响。骨盆容纳并保护盆腔脏器——直肠和泌尿生殖器官等。到 10 岁左右，男女骨盆在形态上开始出现差别，男性狭而长，女性宽而短。女性骨盆的形态特点与分娩功能有关。

（6）足骨的跗骨和跖骨借骨连结形成向上突隆的弓形，称为足弓（图 1-12）。足弓具有弹性，能缓冲行走与跳跃时对身体和脑所产生的震荡。婴儿会站、会走以后逐渐出现足弓。但因其肌肉软而无力，足部脂肪丰富，故从外表看不出足弓。

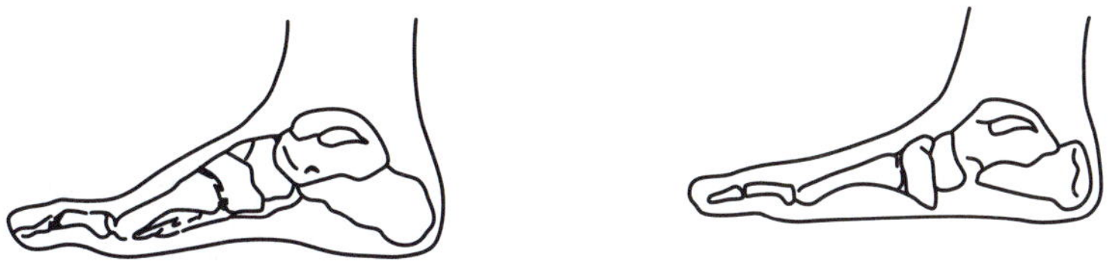

图 1-12 正常足和扁平足

由于婴幼儿脚底的肌肉、韧带还不结实，若运动量不合适，就容易使足弓塌陷，形成扁平足。扁平足弹性差，当长时间站立或行走时，易造成疲劳或足底疼痛。因此，婴儿不宜站立时间过长或过早下地行走；学前期儿童不宜经常长时间走路、运动时不宜负重过大，身体也不宜过于肥胖。另外，给幼儿穿的鞋要合脚，这样不仅穿着舒服，还有利于足弓的发育。

2. 婴幼儿肌肉发育特点及保健

幼儿长身高时期，肌肉以增加长度为主；长体重时期，以肌纤维增粗为主。各肌肉群的生长发育不平衡，大肌肉首先发育，小肌肉发育较迟。

新生儿肌肉的重量仅占体重的 1/5 ，随着年龄的增长，肌肉占体重的百分比亦逐渐上升，至 5 岁时其比例达到 1/3 左右，而青春发育期其比例近 1/2。

婴幼儿肌肉较成人柔软，肌肉所含水分也相对较多，肌肉中蛋白质、脂肪、糖类及无机盐含量较成人少，能量储备较差。故学前儿童肌肉收缩力差，易疲劳，但因新陈代谢旺盛，又易恢复。年龄越小的孩子，这些特点越明显。

由于肌肉群发育的不平衡，婴幼儿上、下肢的大肌肉群发育较早。3—4 岁时，上、下肢的活动已比较协调，但手部的细小肌肉群发育较迟，3—4 岁还不能运用自如，往往不会很好地拿笔和筷子。5 岁以后这些小肌肉群才开始发育，才能初步做些精细的动作，但时间过长容易导致疲劳。8—9 岁以后肌肉发育速度加快，力量增强。幼儿园应依据不同年龄阶段儿童肌肉发育的特点安排教学活动。肌肉发育与神经系统的发育密切相关，人们常常根据婴幼儿的动作发展情况来测量其智能发展水平。

幼儿肌肉的力量和能力储备都不如成人，因此在组织幼儿户外活动时要适时让幼儿休息，避免过度疲劳。还应选择适宜的运动项目和运动量。在活动中应让孩子的双臂交替使用，上、下肢均参与活动。避免让孩子经常做单一的动作，不要让孩子长时间站立。幼儿园不宜开展拔河、长跑、长时间踢球等剧烈运动。

3. 婴幼儿运动系统的保健要点

（1）注意培养婴幼儿各种正确的姿势，如坐、立、行等。

（2）适当进行体育锻炼，促进骨骼和肌肉的发育。

（3）预防骨折、脱臼、肌肉损伤等伤害性事故的发生。

（4）经常晒太阳，促进身体对维生素 D 以及钙、磷等的吸收。

（5）婴幼儿的服饰应有别于成人，要便于骨骼的发育和动作的发展，不能一味追求美观。

二、消化系统

人体的一切活动都需要能量。能量是由食物供给的。食物必须经过消化，才能被人体吸收利用。消化是指在消化道内将食物分解为可以被吸收成分的过程。吸收则是指经过消化的食物成分通过消化道壁进入血液循环的过程。食物的消化和吸收都是由消化系统完成的。

（一）消化系统的组成与功能

人体消化系统－器官组成与功能

消化系统由消化管和消化腺两部分组成（图 1–13）。消化管是一条从口腔至肛门的迂曲长管。根据位置、形态和功能的不同，消化管分为口腔、咽、食管、胃、小肠和大肠。消化腺主要有唾液腺、胃腺、肠腺、胰腺和肝脏。

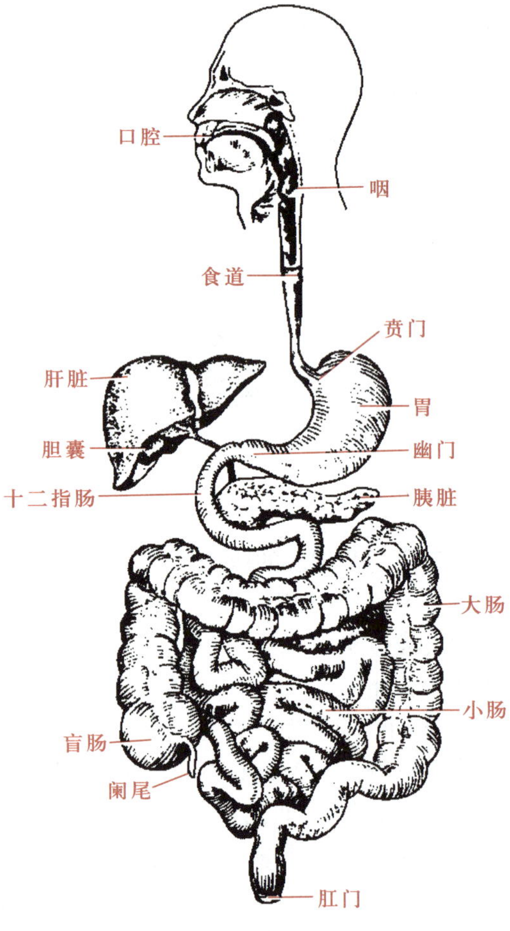

图 1–13　消化系统模式图

消化系统的主要功能是消化食物，

吸收营养,并把食物残渣(粪便)排出体外,另有调节内分泌和增强免疫等功能。这里主要讨论食物的消化、吸收过程。

1. 消化管的特征

(1)口腔　口腔内有牙齿和舌。通过牙齿的咀嚼,将食物磨碎,磨碎的食物和唾液在舌的搅拌下形成食团。舌具有协助咀嚼、吞咽、发音和感受味觉之功能,舌系带过短可影响舌的活动,不利于发音。

牙是人体最坚硬的器官。人一生中先后出现两副牙齿,在出生后 6 个月左右开始长出乳牙(图 1–14),2—3 岁全部萌出,共 20 颗。自 6 岁左右开始出现第一颗恒牙(即第一磨牙,又称六龄齿),6—12 岁乳牙脱落,恒牙逐渐长出。12 岁左右出第二恒磨牙。第三恒磨牙(又称智齿)一般在 18 岁以后才长出,也可终生不出。因此,人的恒牙 28 ～ 32 颗均为正常(图 1–15)。

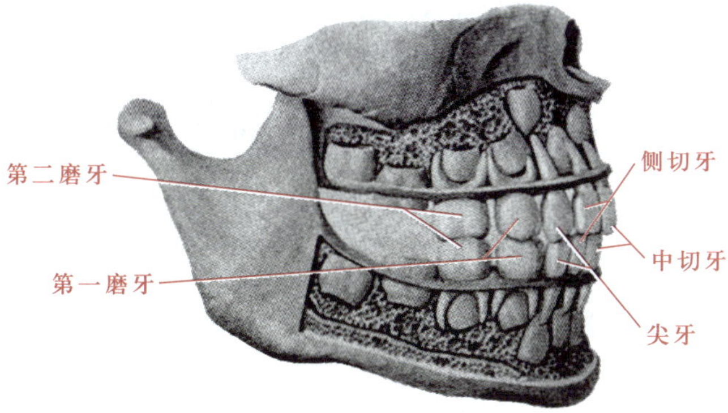

图 1–14　乳牙

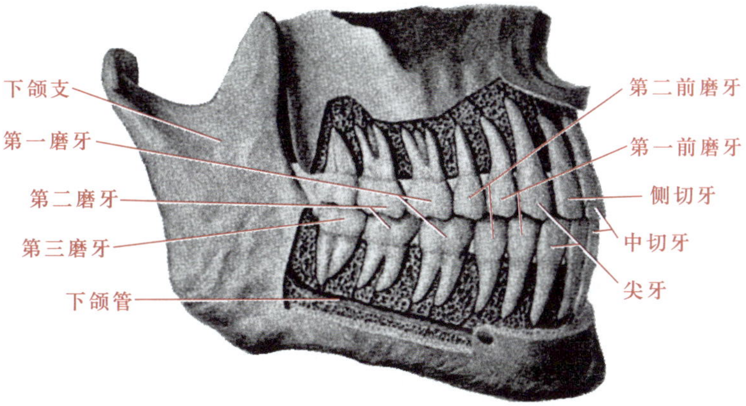

图 1–15　恒牙

根据形态和功能,牙可分为切牙、尖牙、前磨牙和磨牙。牙由牙质、釉质、牙骨质和牙髓构成(图 1–16)。由于乳牙的结构和钙化程度都不成熟,牙釉质和牙本质的致密度不高,牙齿咬合面的窝沟又较多,容易受致龋因素的影响,故乳牙是龋病开始发生的时期,要早发现、早治疗,防止乳牙早失造成恒牙错位畸形。乳牙是婴幼儿的咀嚼器官,有其重要的生理功能。

食物通过乳牙咀嚼,帮助消化,为幼儿提供丰富的营养;随着咀嚼的刺激,下颌骨正常生长,使脸型逐渐拉长,面容和谐、自然;乳牙正常萌出,有助于正常发音;乳牙齐整对恒牙顺利萌出有重要作用。每一颗乳牙和恒牙的萌出都有固定的时间,见表 1–1、表 1–2。

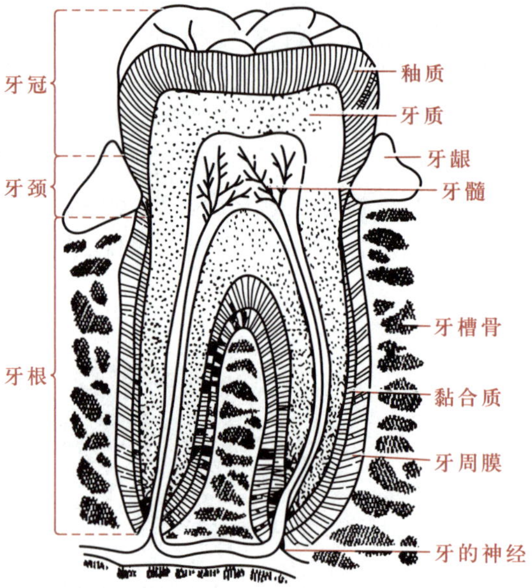

图 1–16 牙的构造模式图(纵断)

表 1–1 乳牙萌出时间表

乳牙	年龄 / 月	乳牙	年龄 / 月
中切牙	6—8	第一磨牙	12—16
侧切牙	7—10	第二磨牙	18—24
尖牙	17—20		

表 1–2 恒牙萌出时间表

恒牙	年龄 / 岁	恒牙	年龄 / 岁
中切牙	6—8	第二前磨牙	11—12
侧切牙	7—8	第一磨牙	6—7
尖牙	10—13	第二磨牙	11—14
第一前磨牙	10—11	第三磨牙	18—22

(2)食管　食管为肌性管道,全长 25 cm,有三个狭窄部。第一狭窄部可阻止在吸气时空气从咽进入食管,第二狭窄部是异物嵌顿滞留及食管癌的好发部位,第三狭窄部防止胃内容物逆流入食管。

(3)胃　胃位于左上腹部,上端开口贲门与食管连接,下端开口幽门与十二指肠相通。胃是由平滑肌构成的囊性器官,内层黏膜有许多皱襞,使胃容量可以随内容物的多少而适当扩大或缩小。食物进入胃之后，通过胃的蠕动使胃液与食物充分混合，有利于消化酶发挥作用。最终胃内容物以食糜的状态慢慢地进入十二指肠。食糜由胃进入十二指肠的过程叫胃的排空。一般情况下，胃的排空时间，糖类需 2 h 左右，蛋白质较慢，需 2 ～ 3 h，而脂肪需 5 ～ 6 h。通常饮食为混合食物，胃的排空时间需 4 ～ 5 h。

（4）小肠　小肠是消化管中最长的一段，成人达 5 ～ 7 m。小肠分十二指肠、空肠和回肠。十二指肠以长度约为十二横指而得名，呈“C”形包绕胰头；空肠与回肠两者之间无明显的分界线。食糜在小肠经过胰液、胆汁和小肠液的化学性消化，以及小肠运动的机械性消化，消化过程基本完成。小肠是营养物质主要的吸收部位，食糜在小肠一般停留 3 ～ 8 h，小肠壁的内表面有许多突起——小肠绒毛。小肠绒毛的存在，显著增加了小肠的吸收面积。

（5）大肠　大肠的主要生理功能是吸收残余的水分、无机盐和暂时贮存粪便。食物残渣在直肠聚集到一定的数量后，由肛门排出，这就是大便。正常人一般每天排大便一次。

2. 消化腺的特征

消化腺包括唾液腺、胃腺、肠腺、胰腺和肝脏，它们能够分泌消化液。消化液中含有促使食物消化分解的消化酶。这些酶可以分别促使淀粉分解成麦芽糖，再分解成葡萄糖；将蛋白质分解成氨基酸；将脂肪分解成甘油和脂肪酸等，然后被人体吸收利用。肝脏分泌的消化液——胆汁，虽然不含消化酶，但是它可以使脂肪乳化成细小的颗粒，有利于酶对脂肪的消化。

蛋白质、脂肪及糖类物质消化的过程如下：

淀粉 $\xrightarrow{\text{胰、肠淀粉酶}}$ 麦芽糖 $\xrightarrow{\text{胰麦芽糖酶}}$ 葡萄糖

蛋白质 $\xrightarrow{\text{胰蛋白酶}}$ 多肽 $\xrightarrow{\text{肠肽酶}}$ 氨基酸

脂肪 $\xrightarrow{\text{胆汁}}$ 脂肪微粒 $\xrightarrow{\text{胰、肠脂肪酶}}$ 甘油 + 脂肪酸

（1）唾液腺　唾液腺分泌的唾液可以滋润口腔并溶解食物，使之便于吞咽。唾液中含有唾液淀粉酶、溶菌酶，具有分解食物和杀菌作用，可以清洁和保护口腔。唾液腺在出生时已形成，但发育不完全，分泌唾液较少。出生 3—4 个月时唾液腺分泌量明显增加；随着年龄增长，唾液的分泌量和淀粉酶的含量也在增多。

（2）肝脏　肝脏是人体最大的消化腺。肝脏具有许多重要的功能，如分泌胆汁、物质代谢、储存能量、解毒等。肝脏分泌胆汁，使其进入十二指肠将脂肪分解成甘油和脂肪酸；肝脏可以储存糖原，当血糖因逐渐消耗而减少时，肝脏中储存的糖原可被分解成葡萄糖进入血液，维持血糖浓度的恒定；肝脏还具有屏障及抗毒作用，当一些有毒物质，如酒精、药物等随血液流经肝脏时，肝脏可以将它们氧化分解或变成无毒或毒性较小的物质，排出体外。

（3）胰腺　胰腺具有外分泌和内分泌的双重功能，对机体的新陈代谢起到重要作用。外分泌功能为分泌胰液，消化食物；内分泌功能为分泌胰岛素，调节体内血糖浓度，保持血糖相对稳定。婴幼儿的胰腺已具有成人所有的各种消化酶，能够完成消化作用。

（二）食物的消化与吸收

消化是指食物通过消化管的运动和消化液的作用，被分解为可吸收成分的过程。消化的方式有两种：一种是机械性消化，即通过消化管的运动，将食物磨碎，并使其与消化液充分

混合，同时将其向消化管远端推送；另一种方式是化学性消化，即通过消化液的各种化学作用，将食物中的营养成分分解成小分子物质。两种消化方式同时进行，相互配合。食物经过消化后，透过消化管黏膜上皮进入血液循环的过程为吸收。消化和吸收是以摄取营养为目的、相辅相成、紧密联系的两个过程。

1. 食物的消化

口腔消化 消化过程是从口腔开始的，食物在口腔内停留的时间很短，主要是被咀嚼磨碎，并与唾液混合湿润形成食团，便于吞咽。

胃内消化 食物在胃内将经过胃液的化学性消化和胃壁肌肉运动的机械性消化。胃液的主要成分包括无机物如盐酸、钠和钾的氯化物等，有机物如黏蛋白和消化酶等。胃运动的功能主要是容纳进食时摄入的食物，对食物进行机械性消化，并向十二指肠排出食糜。

小肠内消化 小肠内的消化极为重要。在这里食糜受到胰液、胆汁和小肠液的化学性消化，以及小肠运动的机械性消化。食糜通过小肠后，消化过程基本完成。

大肠内消化 大肠内没有重要的消化活动。大肠的主要生理功能是吸收残余的水分、无机盐和暂时贮存粪便。

2. 营养物质的吸收

食物经过消化以后，营养物质才能被人体吸收利用。因此，口腔和食道基本上没有吸收作用，胃也只能吸收少量的水、无机盐和酒精。小肠是营养物质吸收的主要部位，葡萄糖、氨基酸、甘油、脂肪酸，以及大部分的无机盐、维生素和水等营养物质都是由小肠吸收的。小肠绒毛的存在，显著增加了小肠的吸收面积。营养物质在小肠内一般停留 3 ～ 8 h，而后随血液输送到全身。大肠能吸收水分和少量剩余的营养物质（如无机盐和维生素）。

（三）婴幼儿消化系统的特点及保健

人体消化系统－特征与保健

1. 婴幼儿消化系统的特点

（1）消化器官的特点及保健 乳牙是婴幼儿的咀嚼器官，从出生到 2 岁半是乳牙发育的重要时期，不可缺少营养和阳光。适宜的刺激可促进乳牙的发育，一般在婴儿出生后 5～6 个月将要出牙时可给其“手拿食”，如烤馒头片、面包干等较硬的食物，磨磨牙床，促使牙齿萌出。如果食物太精细，无须咀嚼，则不利于牙齿和颌骨的正常发育。乳牙牙根浅，牙釉质也不如恒牙坚硬，因此要教育幼儿不要用牙咬硬果壳等坚硬东西。幼儿到 3 岁以后应逐渐学会刷牙，家长或教师应为幼儿选择柔软的儿童牙刷，教会幼儿正确的刷牙方法。

婴幼儿的食管比成人短而窄，黏膜柔软，管壁较薄且弹力组织发育较差，易受损伤。

婴儿的胃呈水平状，贲门括约肌不够发达，吮吸时常吸入空气，这些因素均使婴儿容易发生溢乳现象。随着幼儿学会走路，胃的位置逐渐变垂直。婴幼儿胃黏膜血管丰富，胃肌层发育较差，胃壁较薄，分泌的盐酸及各种酶均比成人少，消化能力较弱，富含蛋白质和脂肪的食物在胃内滞留时间较长。应培养幼儿良好的饮食习惯，如细嚼慢咽、定时定量、少吃零食、不偏食、不吃过冷或过热的食物等。

婴幼儿肠道肌肉组织和弹力纤维尚未发育完善，肠的蠕动能力比成人弱，加上自主神经调节能力差，容易发生肠功能紊乱。组织幼儿进餐时应使其保持愉快的情绪，饭前饭后不做剧烈活动，少吃不易消化的食物。

婴儿过了半岁，就可以培养定时排便的习惯。幼儿应养成早饭后排便的习惯。平时应经常组织幼儿户外活动，让其多吃些蔬菜、水果，搭配着吃点粗粮，有利于大便通畅。

（2）消化腺的特点及保健　6—7个月的婴儿，唾液分泌增加，但口腔浅，而且不会及时把口水咽下去，所以常流涎口外，这种现象称为“生理性流涎”。要用软纱布或毛巾及时擦去口水，以免持续浸泡皮肤。

较之成人，幼儿的肝脏相对较大，新生儿肝脏重量为体重的4%，5岁时为3.3%，而成人仅为2%。肝细胞到8岁后才发育完善。幼儿肝功能不健全，肝脏分泌的胆汁较少，对脂肪的消化能力较差，因此，应避免幼儿从饮食中摄取过多脂肪；幼儿肝脏中糖原贮存较少，饥饿时容易发生低血糖。幼儿肝脏解毒能力较差，若摄入过量的蛋白质，会加重肝脏的负担。有损肝脏的药物要慎用。

2. 幼儿消化系统的保健要点

（1）保持口腔卫生。婴儿通过喝水来清洁口腔，2岁左右可学习漱口，3岁以后要坚持早晚刷牙。

（2）保护好乳牙。定期检查，发现龋齿及时治疗。避免用牙齿咬硬的东西，防止伤害性事故的发生。

（3）养成良好的饮食习惯。就餐时要细嚼慢咽，尽量吃饱；两餐间隔时间不宜过短，食物不宜过烫或过冷。

（4）保持进餐时的愉快情绪，从而促进消化液的分泌和消化管的蠕动，提高消化能力。

（5）培养定时排便的习惯，多吃些蔬菜、水果，适当吃点粗粮，防止便秘。

三、呼吸系统

人体在新陈代谢过程中，不断地消耗氧气并产生二氧化碳。人体不断地吸取外界的氧气和呼出体内二氧化碳的过程，称为呼吸。呼吸是由呼吸系统完成的。呼吸系统由呼吸道及肺组成。呼吸道是气体进出肺的通道，由鼻、咽、喉、气管和支气管组成；肺是气体交换的场所（图1–17）。

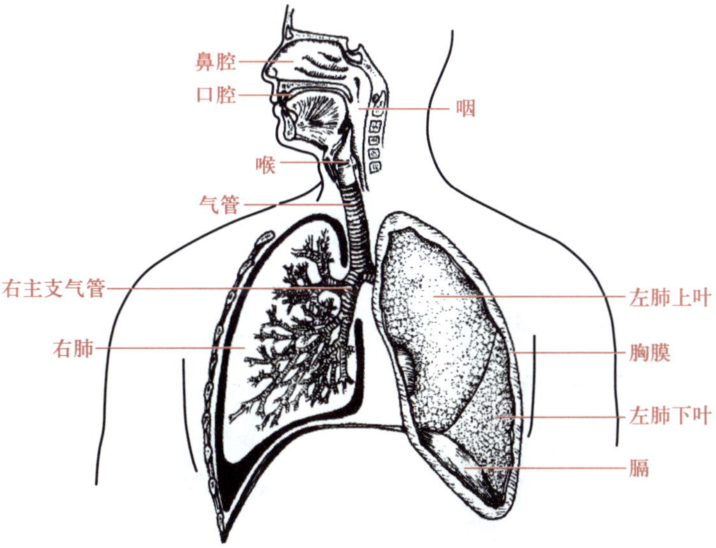

图1–17　呼吸系统结构模式

(一)呼吸道

呼吸道由鼻、咽、喉、气管和支气管组成,通常将鼻、咽、喉称为上呼吸道,气管和支气管称为下呼吸道。

1. 上呼吸道

鼻是呼吸道的起始部分,是保护肺的第一道防线。鼻腔对吸入的空气起着清洁、湿润和加温作用。鼻腔表面的黏膜能分泌黏液,鼻腔发生炎症时,分泌的黏液增多。鼻涕就是由黏液和它所粘连的灰尘、细菌组成的。

咽是呼吸和消化系统的共同通道,分别与鼻腔、口腔和喉腔相通。

喉是呼吸道最狭窄的部位,空气经咽、喉进入气管。喉也是发音器官。婴幼儿声带短而薄,不够坚韧,所以婴幼儿声调比成人高。婴幼儿的声门肌肉容易疲劳,故发音时间不宜过长,并且要注意发音方法。男孩子在十二三岁以后,颈部会出现喉结。喉腔内的声带增宽、变厚,说话的声音变得粗而低沉。

2. 下呼吸道

气管位于食管前方,为后壁略扁平的圆筒状管道。向上与喉相连,向下进入胸腔。气管向下分成左、右两侧支气管,分别进入两肺,支气管在肺内形成树枝样的分支。右侧支气管短而粗,比较直,就像是气管的直接延伸,左侧支气管细而长,因此,有异物误入气管时,最易坠入右支气管内。气管、支气管的黏膜也能分泌黏液,具有进一步清洁空气的作用。人们咳出的痰就是这些黏液,及它所粘连的灰尘和细菌。

(二)呼吸器官

1. 肺和气体交换

肺是呼吸系统的主要器官,位于胸腔内,左右各一,由胸膜包裹着(图 1–18)。肺组织呈海绵状,质软而轻,富有弹性。左右肺均近似圆锥形,上端为肺尖,下端为肺底。肺的颜色随年龄和职业的不同而异。初生儿为淡红色,成人因不断吸入的尘埃沉积于肺泡壁内而变为深灰色,老年人则呈蓝黑色,而吸烟的人的肺呈棕黑色。

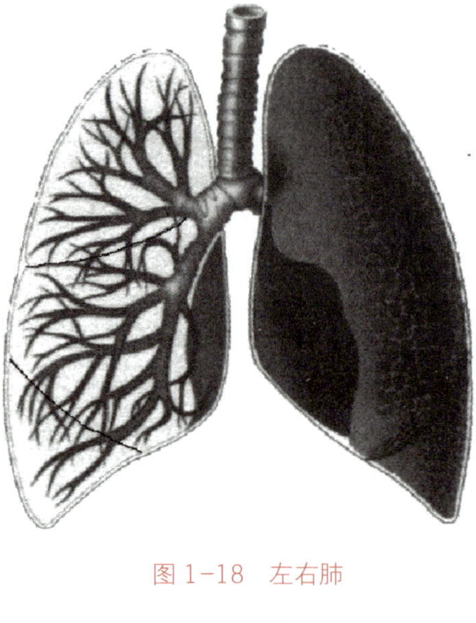

图 1–18　左右肺

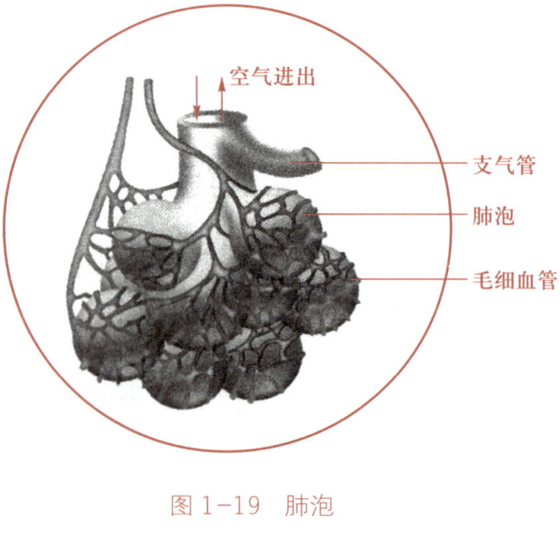

图 1–19　肺泡

组成肺的最小单位叫肺泡，肺泡是半球形的囊泡。成人肺泡有 3 亿～ 4 亿个，总面积约 100 m^2。肺泡是进行气体交换的场所（图 1–19）。肺泡壁由一层上皮细胞构成，外面缠绕着毛细血管和弹性纤维。经呼吸而吸入的氧气，通过肺泡膜和毛细血管壁，由肺泡弥散到血液内；体内的二氧化碳则通过毛细血管壁和肺泡膜，由血液弥散到肺泡内，再经过呼气而排出体外，这就是肺泡内的气体交换。

2. 呼吸运动

呼吸运动是呼吸肌在神经系统控制下，进行有节律地收缩和舒张所形成的。没有呼吸运动，气体既不能吸入，也不能排出。人脑的延髓部分有专门的呼吸中枢，它控制着呼吸肌的节律性活动。人体内主要的呼吸肌有分布在肋骨之间的肋间肌和胸腔底部的膈肌。吸气时，肋间外肌收缩，肋骨和胸骨向上向外移动，同时膈肌也收缩，膈顶部稍下降，结果使胸廓扩大，肺的容积增大，肺内气压下降而低于大气压，外界空气进入肺。呼气时，肋间外肌舒张，肋骨因重力作用而下降，同时膈肌舒张，膈顶部回升，结果使胸廓缩小，肺的容积缩小，肺内压升高而高于大气压，迫使肺内的部分气体排出体外。

呼吸运动在中枢神经调节下有节奏地进行。氧气从外界进入肺泡，然后进入血液，再进入组织；体内的二氧化碳从组织进入血液，再到达肺泡，排出体外。

（三）婴幼儿呼吸系统的特点及保健

1. 婴幼儿呼吸器官的特点及保健

婴幼儿由于面部和颅骨发育未完全，鼻和鼻腔相对较小，鼻黏膜柔软而富有血管，鼻腔较狭窄，因此易受感染，引起充血、流涕，造成鼻腔闭塞，呼吸困难，甚至患鼻炎。日常生活中要注意培养婴幼儿良好的卫生习惯，让婴幼儿学会用鼻子呼吸，教育幼儿不要用手挖鼻孔，不要蒙头睡觉。

婴幼儿的气管、支气管管腔较成人狭窄，软骨柔软，肌肉发育不完善，缺乏弹力组织，黏膜血管丰富，黏液腺分泌不足而较干燥，黏膜纤毛运动差，不能很好地排除微生物及黏液，因而容易引起感染，导致呼吸道狭窄而发生阻塞现象。

婴幼儿耳咽管较宽、短，且平直，上呼吸道感染时易并发中耳炎。婴幼儿鼻腔狭窄，伤风感冒会使鼻子不通气，以致影响睡眠和进食，可按医嘱给病儿用滴鼻药。要教会幼儿正确擤鼻涕的方法：轻轻捂住一侧鼻孔，擤完再擤另一侧。擤时不要太用力，不要把鼻孔全捂上使劲地擤，否则容易引发中耳炎等疾病。

婴幼儿的声带还不够坚韧，如果经常喊叫或扯着嗓子唱歌，金嗓子将变成哑嗓子。幼儿的音域窄，不宜唱大人的歌。唱歌的场所要空气新鲜，避免尘土飞扬。冬天，不要顶着寒风喊叫、唱歌。得了伤风感冒要多喝水、少说话，因为这时最易哑嗓子。

2. 婴幼儿呼吸功能的特点及保健

婴幼儿的生长发育旺盛，在新陈代谢过程中，需要不断地摄入氧气，并排出二氧化碳。为适应代谢的需要，只能以加快呼吸频率来补偿。因此，年龄越小，呼吸频率越快（表 1–3）。婴幼儿支配呼吸运动的中枢神经发育不完善，迷走神经兴奋性占优势，因而容易出现深、浅呼吸交替或呼吸节律不齐、间歇、暂停等现象，这在新生儿期尤为明显。婴幼儿期呼吸肌发育不完全，胸廓活动范围小，呼吸以腹式呼吸为主。

人体呼吸系统

表 1-3　不同年龄人群的呼吸频率

年龄	新生儿	1—3 岁	4—7 岁	10—14 岁	成人
呼吸频率 /(次 /min)	40 ～ 44	25 ～ 30	22 左右	20 左右	16 ～ 18

肺脏在胎儿时期已发育，出生后随年龄的增长而进一步发育，主要是肺泡的分化。肺泡数量在出生时约200万个，8岁时增至1 400万个，从出生到成年，气体交换面积增加了20倍，肺的重量大约增加20倍。

婴幼儿肺的弹力组织发育较差，血管丰富。整个肺脏含血多、含气少，肺间质发育旺盛，肺泡数量较少，因而感染时容易导致黏液阻塞，并易引起肺不张、肺气肿及肺瘀血等。婴幼儿的胸廓短小，呈桶状，其前后径与左右径基本相等，因此胸腔狭小。但肺相对较大，几乎完全充满胸廓，加上呼吸肌不发达，肌张力差，呼吸时胸廓活动范围小，特别是肺的下部受到限制，故吸气时肺扩张有限，换气不够充分。随着婴幼儿开始行走，膈肌逐渐下降，胸廓形状逐渐接近成人，呈扁圆形。膈肌下降，增加了吸入气体的容积。

3. 幼儿呼吸系统的保健要点

（1）用鼻子呼吸，使空气通过鼻腔，可防止灰尘和细菌进入肺部，并可调节空气的温度和湿度，减少感冒。

（2）掌握擤鼻涕的正确方法，防止由于鼻腔内压过大，而使细菌进入耳咽管，引发中耳炎。

（3）注意保护嗓子，不要长时间唱歌、呼喊；防止声带因过度紧张而肿胀、变厚；感冒、咳嗽时要多饮水。

（4）适当进行体育锻炼，尽可能进行户外活动，促进胸廓及肺的正常发育。

（5）儿童活动室、卧室要经常通风换气，保持空气新鲜。寒冷地区或冬季尤其要注意保证让儿童多吸入新鲜空气。

（6）进餐时要小心，不高声谈笑，防止食物误入气管。

四、循环系统

循环系统包括血液循环系统和淋巴系统。血液循环系统由心脏和血管组成，在心脏的泵动作用下，血液在血管内川流不息，将氧气和营养物质运输到全身各组织细胞，还将体内的二氧化碳和代谢废物运输到排泄器官而排出体外。淋巴系统是血液循环系统的辅助部分。

（一）血液

血液是一种黏稠的液体，它在心血管系统中循环往复地流动，把氧和各种营养物质运送到身体各处，同时又把全身各处细胞的代谢产物排出体外。血液由血浆和血细胞组成。血浆占血液总量的一半多一些，其余为血细胞，血细胞包括红细胞、白细胞和血小板，其中红细胞约占血液总量的45%。一个健康成年人的血量占体重的7% ～ 8%。血液按含氧量的多少分为两种，一种叫动脉血，颜色鲜红，含氧量较高；另一种叫静脉血，颜色暗红，含氧量较低。

1. 血浆

血浆由大约90%的水和100多种溶质组成。血浆溶质主要是蛋白质、葡萄糖、磷脂和钾、钠、钙等无机盐类。血浆是血细胞的生存环境，血浆中各种成分的相对恒定，是维持血细胞正常功能的重要条件。

2. 血细胞

血细胞包括红细胞、白细胞和血小板。

红细胞(图 1-20)没有细胞核,呈中央双凹的圆盘状,因含有血红蛋白而呈红色,其主要成分是血红蛋白。红细胞的主要功能是通过血红蛋白为机体运输氧气和二氧化碳。

血红蛋白的特点是:在氧分压高的地方,与氧结合;在氧分压低的地方,容易将氧释放出来供细胞代谢使用。血红蛋白既能与氧气结合又能与二氧化碳结合,还能与一氧化碳结合。血红蛋白与一氧化碳的亲和力高于氧,而且不易分离。如煤气中毒就是因为空气中大量的一氧化碳与血红蛋白结合,取代了血红蛋白中氧的位置,使红细胞失去运输氧的能力,造成组织细胞缺氧,以致危及生命。红细胞的寿命约为 120 天,机体中红细胞的生成和死亡的数量基本保持平衡。血液中的红细胞数和血红蛋白含量,在不同的生长发育时期是不一样的。

白细胞呈圆形,比红细胞大,有细胞核,包括中性粒细胞、嗜酸性粒细胞、嗜碱性粒细胞、淋巴细胞、单核细胞五种类型(图 1-21)。一般成年人的白细胞数在 4 000 ~ 10 000 个 /μL 血液的范围内变动。白细胞的数量随不同生理状态的改变而发生较大波动。例如在运动失血、妊娠及炎症等情况下,白细胞的数量均会增加。0—3 岁的婴幼儿,白细胞计数容易因哭闹、进食、肌肉紧张、疼痛等情况而发生波动。

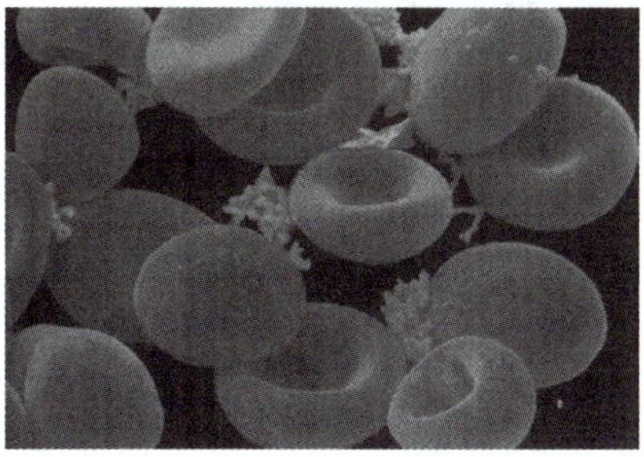
图 1-20　红细胞

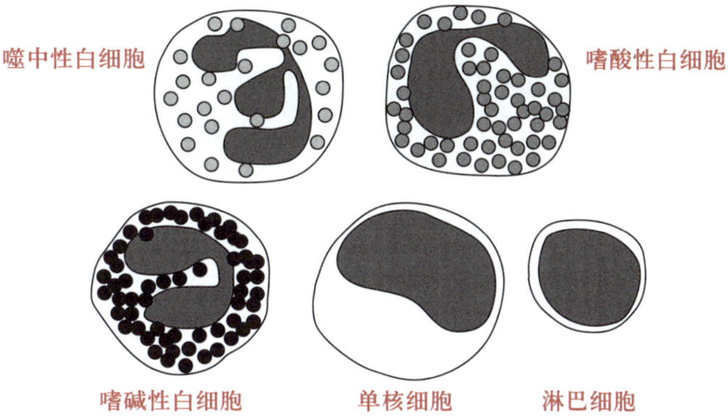

图 1-21　白细胞

白细胞(如中性粒细胞、单核细胞)具有吞噬病原性细菌的能力。当病菌侵入人体时,白细胞急剧增加,并将病菌吞噬、消化。白细胞吞噬了很多病菌后自己也可能死亡。伤口流出的脓就是由死亡的白细胞和病菌组成的。白细胞(如淋巴细胞)参与机体的免疫反应,在抵御病毒、细菌等微生物及毒素和肿瘤细胞等病原体的工作中,发挥着极其重要的作用。

血小板是小块的细胞碎片,形状不规则,无细胞核。正常成人血小板的数量为 15 万～45 万个 /μL 血液。血小板的功能主要是促进止血和加速凝血。当血小板缺少时,血液凝固就会发生障碍,皮肤上会出现瘀点、紫斑。当血小板数量太少时,将导致出血倾向。

(二) 血液循环

血液循环是指血液在心脏和血管系统中周而复始地、不间断地沿一个方向流动。心脏是血液循环的动力器官,血管是血液循环的管道,瓣膜是保证血液按一个方向流动的特有结构。

1. 心脏的特征

心脏位于胸腔内两肺间而偏左（图 1–22）。心脏为一中空的肌性器官，由中膈分为互不相通的左右两半，共有四个腔，分别为左心房、左心室、右心房、右心室（图 1–23）。心脏左右两半不直接相通，但同侧的心房可通过房室口通向心室，房室口附有房室瓣。左心房与肺静脉连通，右心房与上、下腔静脉连通，左心室发出主动脉，右心室发出肺动脉。左右两侧心房、心室口的边缘附有瓣膜，分别为二尖瓣和三尖瓣；主动脉和肺动脉起始部的内侧都有袋状瓣膜，分别称为主动脉瓣和肺动脉瓣。这些瓣膜像门一样，可以开启和关闭，但是只能向一个方向开启，正常情况下血液只向一个方向流动，而不能倒流。心脏主要由心肌构成，有很强的收缩和舒张能力。心脏收缩和舒张的力量是血液流动的动力。

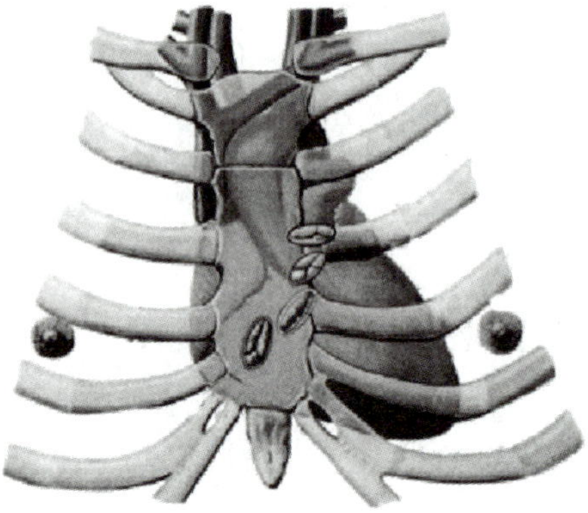

图 1–22　心脏的位置图

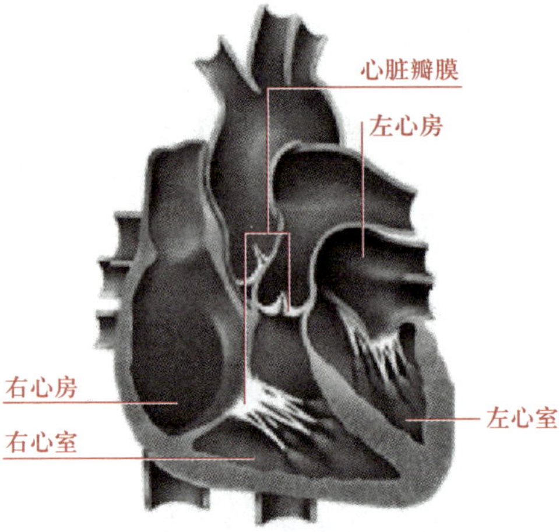

图 1–23　心脏的结构

2. 血管的特征

血管分为动脉、静脉和毛细血管三类。

动脉　动脉是将血液从心脏输送到全身各器官、组织的血管，它的管壁厚，弹性纤维多，弹性大。

静脉　静脉是将血液由各器官、组织送回心脏的血管。静脉管壁的构造与动脉相似，但管壁较薄，弹性纤维和平滑肌较少，弹性小。

毛细血管　毛细血管是连通于最小的动脉和静脉之间的血管。它非常细，差不多只能允许一个红细胞通过。它的管壁非常薄，只由一层扁平上皮细胞构成，具有极大的通透性，是血液与组织液之间进行物质交换的场所。

3. 体循环和肺循环

人体循环系统

人体的血液循环，借助心脏节律性搏动，血液经动脉、毛细血管、静脉，最后返回心脏。根据血液循环的路线不同，将血液循环分为体循环和肺循环两部分（图 1–24）。

（1）体循环　血液由左心室搏出→ 主动脉及各级动脉→ 全身各组织的毛细血管（进行物质、气体交换后）→ 各级静脉→ 上、下腔静脉→ 右心房。血液流经全身各部组织细胞周围的毛细血管网时，一方面将营养物质送给组织细胞，并且带走组织细胞代谢作用所产生的废物；另一方面，红细胞中的血红蛋白把它所结合的氧释放出来，供细胞利用，并带走细胞产生的二氧化碳。这时，含氧较多的鲜红动脉血就变成了含氧少的暗红静脉血。体循环中血液流经全身，流经的路程长，所以又叫大循环。

（2）肺循环　血液由右心室搏出→肺动脉及其分支→肺部毛细血管（释放二氧化碳，携带氧气）→肺静脉→左心房。血液流到肺部的毛细血管后，血液中二氧化碳进入肺泡内，肺泡中的氧则进入血液。经过肺泡内的气体交换，血液中含氧量增多，静脉血又变成了动脉血。应该注意的是：肺动脉中流的血是静脉血，而肺静脉中流的血是动脉血。肺循环中血液只流经两肺，流经的路程短，所以又叫小循环。

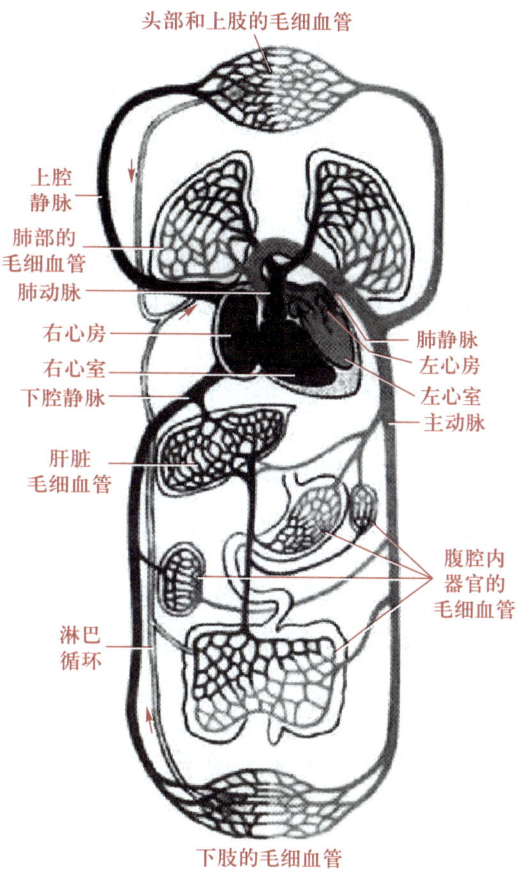

图 1-24　人体血液循环示意图

血液就是这样由体循环到肺循环，由心脏经各级各类血管，再回到心脏，周而复始地流动着。体循环和肺循环这两条循环途径在心脏内相互连通，构成人体内一条完整的循环途径（图 1-25）。

4. 心率、脉搏和血压

（1）心率　心脏的收缩和舒张是交替进行的。心脏收缩时将血液射入动脉；心脏舒张时，上、下腔静脉的血则流入心脏。心脏每收缩和舒张一次，就搏动一次。心脏每分钟搏动的次数叫心搏频率，简称心率。

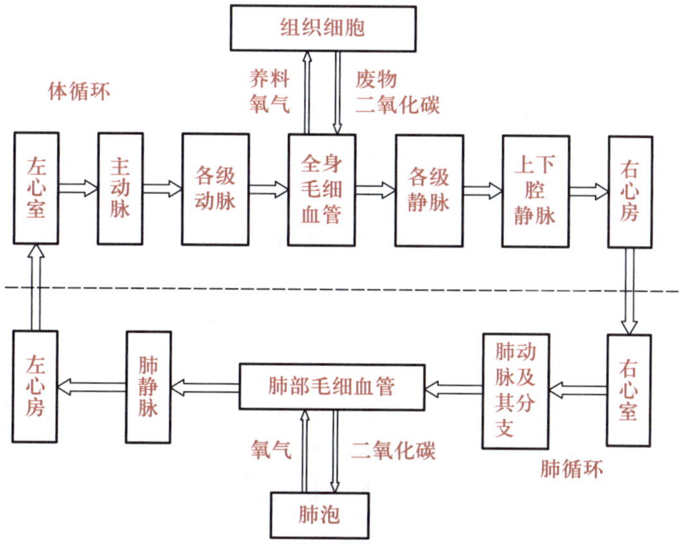

图 1-25　人体的血液循环途径

（2）脉搏　心脏收缩，左心室射血入主动脉，主动脉壁先行扩张。主动脉这种一张一缩的搏动，像波浪一样沿着动脉管壁向远处传播，就形成了脉搏。简单地说，脉搏就是动脉的搏动。正常情况下心率与脉搏是一致的。

（3）血压　血液在血管内向前流动时对血管壁造成的侧压力叫血压。一般所说的血压是指动脉血压。血压是促进血液循环的重要因素。血压的高低与心脏收缩或舒张有关：心脏收缩时血液流动对血管壁的最高压力，称为收缩压；心脏舒张时血液流动对血管壁的最低压力，称为舒张压。我国健康的年轻人在安静状态时的收缩压为 100 ～ 120 mmHg（13.3 ～ 16.0 kPa），舒张压为 60 ～ 80 mmHg（8.0 ～ 10.6 kPa）。

（三）婴幼儿循环系统的保健

1. 婴幼儿循环系统的特点及保健

（1）婴幼儿血液的特点及保健　胎儿期红细胞增生旺盛，初生时红细胞多，血红蛋白含量高。出生后 1 周内血红蛋白逐渐下降，2—3 个月达到最低值，这种下降主要是生理原因造成的，故称为生理性贫血。此后，由于贫血对造血器官的刺激，红细胞数和血红蛋白含量又逐渐增加，7—12 岁时达到成人水平。婴幼儿时期要供给充足的营养，多摄取含铁和蛋白质丰富的食物，如瘦肉、大豆及其制品、动物内脏等，有利于血红蛋白的合成，预防贫血。

出生时白细胞数较高，以后开始下降，5 岁后逐渐达到成人水平。幼儿白细胞中中性粒细胞比例较小，故机体抵抗力相对较差。在发育过程中，中性粒细胞和淋巴细胞的比例发生着变化，6 岁以后淋巴细胞减少，中性粒细胞增多，逐渐达到成人水平。

（2）婴幼儿心脏、血管的特点及保健　婴幼儿的心脏重量占体重的比例大于成人。新生儿的心脏大约占体重的 0.8% ，成人心脏约占体重的 0.5 %。新生儿的心脏约 24 g，1 岁时心脏为出生时的 2 倍，5 岁时为 4 倍，9 岁时为 6 倍，青春期后增长到 12 ～ 14 倍，基本达到成人水平。成人心脏约 300 g。心脏发育过程中有两次增快阶段，即 2 岁以前和青春期后期。婴幼儿心肌纤维束相互交织较松，弹性纤维少，6—7 岁后弹性纤维开始分布到心肌壁内，增强了心脏的收缩功能及心脏的弹性，有利于心脏调节力的增强。

婴幼儿血管内径相对比成人宽，毛细血管非常丰富，尤其是肺、肾、皮肤等处，故血流量大，身体得到的营养物质和氧气十分充足。儿童年龄越小，血管壁越薄，血管弹性也越小。随着年龄的增长，血管壁加厚，弹性纤维增多，弹性加强，到 12 岁时已具有成人动脉的构造。儿童在 6—7 岁以前血管发育程度超过心脏的发育，青春期后心脏的发育程度超过血管的发育程度。

经常组织婴幼儿进行户外活动和体育锻炼，可使心肌收缩力加强，每次心跳可搏出更多的血液，促进循环系统的发育。如果运动量过大，使心动过速，反而会减少每次心跳的血液输出量，表现为婴幼儿面色苍白、心慌、恶心、大汗淋漓。因此，在组织活动和锻炼时，不要让婴幼儿因过度疲劳而影响健康。组织学前儿童活动前应做准备活动，结束时应做整理运动。尤其在剧烈运动时不应立即停止，以防心排出量减少，血压降低，造成暂时性脑缺血。剧烈运动后不宜马上喝大量的开水，水分大量进入血液会增加心脏的负担。

（3）婴幼儿心率、脉搏、血压的特点　婴幼儿新陈代谢旺盛、心脏发育不完全，心肌收缩力较弱，脉搏输出量比成人少。只有增加搏动频率，才能适应机体组织的需要。年龄越小，每分钟心率、脉搏次数就越多。一般来说，支配心脏活动的神经纤维 10 岁左右才发育完全。学前期儿童心搏不稳定，脉搏节律不规则，要到 10 岁以后才基本稳定下来。

儿童血压比成人低得多，年龄越小，血压越低。随着年龄的增长，血压也逐渐升高。目前，学前儿童血压正常值尚无统一标准，一般认为，4 岁前婴幼儿血压与 4 岁时大致相等。4 岁以后的收缩压（mmHg）约为：（年龄 ×2）+8，舒张压为收缩压的 2/3。高血压在婴幼儿中不多见。

2. 婴幼儿循环系统的保健要点

（1）进行适当的运动和锻炼，以改善婴幼儿心肌纤维的收缩性和弹性。运动前要做好准备活动，注意不同体质的婴幼儿在运动中的表现。

（2）合理营养，防止贫血，注意摄入含铁和蛋白质丰富的食物。

（3）避免过度的或突然的神经刺激，以免影响心脏和血管的正常机能。

（4）婴幼儿的衣服和鞋袜不宜过小、过紧，以免影响心脏活动和血液循环。

（5）应有正常的睡眠和适当的休息，以利于保护心脏。

五、神经系统

神经系统是人体结构和功能最为复杂的一个系统，是统帅和管理其他各器官、系统活动的“司令部”。在它的统一协调下，人体各器官、系统才能进行正常的生命活动。

（一）神经系统的组成和结构

神经系统由中枢神经系统和周围神经系统两部分组成。中枢神经系统由脑和脊髓组成，由脑发出的 12 对脑神经和由脊髓发出的 31 对脊神经，组成周围神经系统。

神经系统的组成概括如下：

- 神经系统
  - 中枢神经系统
    - 脑
      - 大脑
      - 小脑
      - 间脑
      - 脑干
        - 中脑
        - 脑桥
        - 延髓
    - 脊髓
  - 周围神经系统
    - 脑神经
    - 脊神经
    - 自主神经
      - 交感神经
      - 副交感神经

1. 中枢神经系统

（1）脑　脑位于颅腔内，由脑干、小脑、间脑和大脑组成（图 1–26）。

脑干　脑干包括延髓、脑桥和中脑。脑干中有一些调节人体基本生命活动的重要中枢，如呼吸中枢、心血管中枢等。如果这一部分中枢受到损伤，会立即引起呼吸、心跳、血压的严重障碍，导致人体死亡，因此脑干有“生命中枢”之称。

小脑　小脑具有调节躯体运动、维持身体平衡、协调肌肉运动的作用。若小脑受到损伤，会出现运动障碍，如站立不稳、

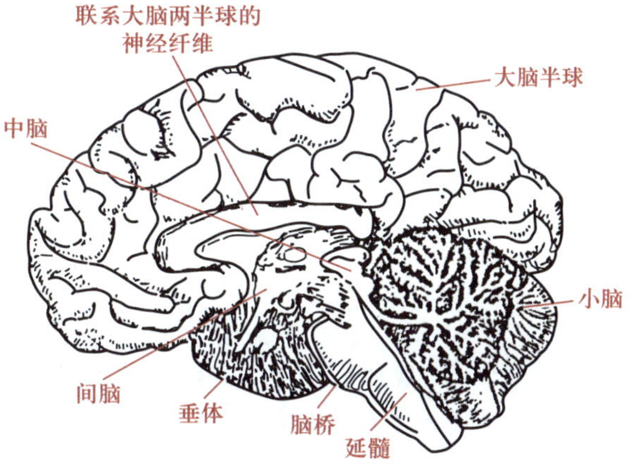

图 1–26　脑的纵剖面

走路摇晃、不能做精细动作等。

间脑 间脑位于中脑之上，尾状核和内囊的内侧。

大脑 大脑是神经系统中最高级的部位，由左右两个半球构成。大脑半球表面凹凸不平，布满许多深浅不同的沟和裂。沟裂之间的隆起称为脑回。这些沟裂将大脑半球分为四叶，即额叶、顶叶、枕叶、颞叶。大脑半球由灰质和白质构成。灰质主要覆盖在半球表面，称为大脑皮层。大脑皮层有许多中枢，如运动中枢、感觉中枢、视觉中枢、听觉中枢、语言中枢等。这些中枢按其生理功能划分为不同的功能区，称为大脑皮层功能定位（图 1–27）。大脑皮层对全身的各项活动具有控制、管理作用，也对神经系统的其他部位具有控制、管理作用。此外，大脑还具有进行思维活动和产生意识的功能。

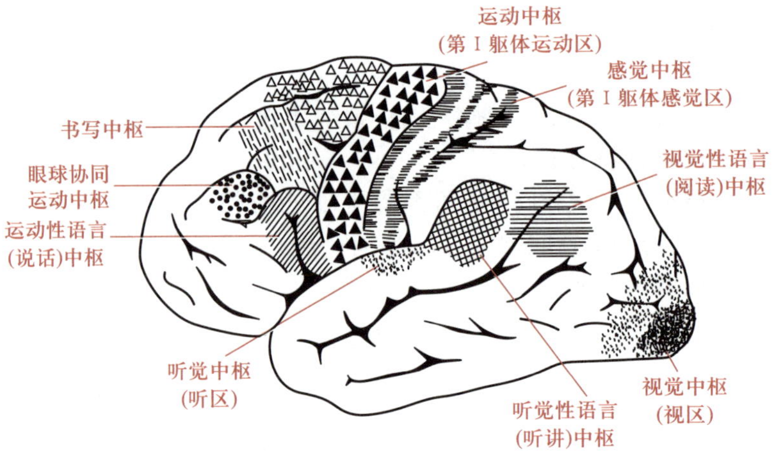

图 1–27 大脑皮层功能区

（2）脊髓 脊髓位于脊柱的椎管内，脊髓比椎管短，呈前后略扁的圆柱形。脊髓是中枢神经系统的低级部位，主要功能是反射和传导。它将接收来的信息刺激传达到脑，再把脑的指令下达到各个器官。当脊髓受到损伤时，上、下行兴奋的传导就会中断，使身体在损伤面以下的感觉和运动发生障碍，成为截瘫。

2. 周围神经系统

周围神经系统由 12 对脑神经、31 对脊神经组成，其中包括支配内脏器官活动的自主性神经（又称植物性神经），它们把中枢神经和全身各器官联系起来。脑神经支配头部各器官的运动，并接受外界的信息，使人产生感觉和表情；脊神经支配躯干和四肢的运动，并感受刺激；自主性神经分交感神经和副交感神经，分布于内脏，体内各个脏器均受这两种神经的双重支配，两者交互抑制，保证了器官的协调作用（表 1–4）。

表 1–4 交感神经和副交感神经作用的区别

系统及器官	交感神经	副交感神经
循环	心跳加快、加强，冠状血管舒张、血流量增多，皮肤及腹腔内脏外周血管收缩	心跳减慢、减弱，冠状血管收缩、血流量减少，部分器官（生殖器）外周血管舒张
呼吸	支气管平滑肌舒张	支气管平滑肌收缩

续表

系统及器官	交感神经	副交感神经
消化	抑制胃肠运动，降低紧张性，促进唾液腺分泌少量黏稠的唾液，抑制胆囊收缩	促进胃肠运动、提高紧张性、促进唾液腺分泌稀薄而量多的唾液，促进胆囊收缩
泌尿	肾脏血管收缩、膀胱逼尿肌松弛	膀胱逼尿肌收缩
眼	瞳孔开大肌收缩、瞳孔放大，睫状肌松弛	瞳孔括约肌收缩、瞳孔缩小，睫状肌收缩，促进泪腺分泌
皮肤	立毛肌收缩，汗腺分泌	—
代谢	促进异化作用，促进肾上腺素分泌，升高血糖	促进同化作用，促进胰岛素分泌，降低血糖

3. 神经元

神经元即神经细胞，是神经系统结构和功能的基本单位。无数的神经元组成神经系统，仅大脑皮层就有约140亿个神经元。每个神经元包括一个细胞体和与其相连的突起（图1–28）。突起有两种：轴突和树突。轴突较长，只有一个，分支少，可将神经冲动从细胞体传出；树突很短，呈树状分枝，能接受刺激。一个神经元的树突可以与多个神经元的轴突相联系，一个神经元的轴突也可以与多个神经元的树突相联系。通过这种联系，构成了四通八达的神经网络。

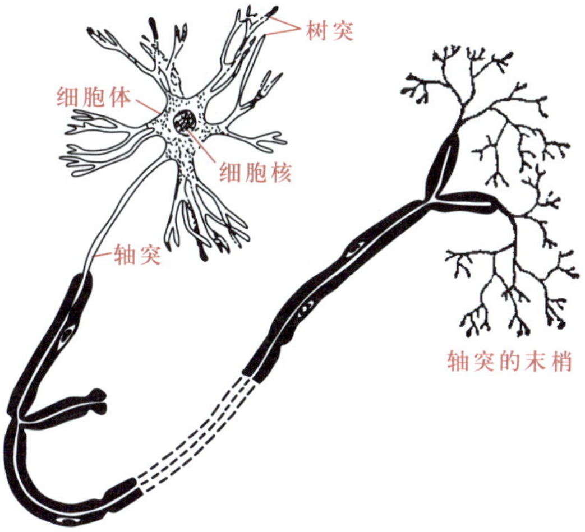

图1–28　神经元的结构模式图

神经元按照它的功能特点可以分为传入神经元、传出神经元和中间神经元三类。传入神经元又叫感觉神经元，主要功能是接受刺激，产生兴奋，并且将兴奋向中枢传导；传出神经元又叫运动神经元，主要功能是将神经中枢的指令传达到它所控制的组织、器官中去；中间神经元的功能是在传入神经元和传出神经元之间起联系作用。

（二）神经系统的调节功能

1. 神经系统的活动方式

神经系统活动的基本方式是反射。反射是人体在神经系统的参与下对外界和内部的刺激做出的反应。反射是神经系统调节人体各种活动的基本方式。参与反射活动的神经结构叫反射弧，机体中的任何反射活动都是在反射弧的基础上实现的。一个完整的反射弧由感受器、传入神经、神经中枢、传出神经、效应器五个部分组成。下面以缩手反射为例来说明反射活动的具体过程（图1–29）：手指皮肤接触到火焰，皮肤内的痛觉感受器受到刺激，产生神经冲动；神经冲动沿着传入神经纤维传到颈部脊髓中的神经中枢，神经中枢发出的神经冲动，沿着传出神经纤维传到臂部肌肉，使臂部肌肉收缩，手就缩回来而躲开了火焰。这是脊髓所控制的简单反射活动。

神经系统

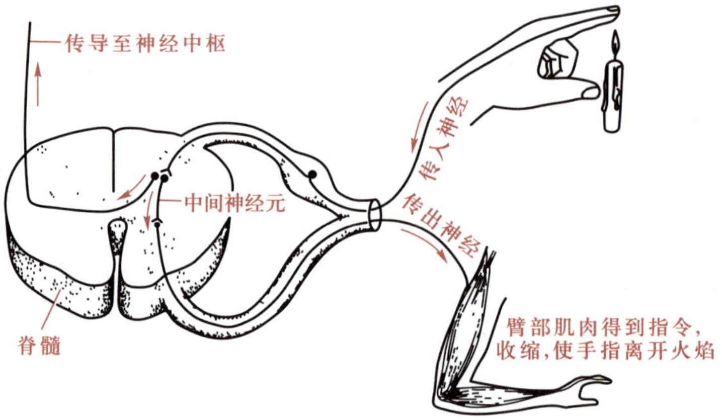

图 1-29　缩手反射示意图

反射分为非条件反射和条件反射两类。非条件反射是先天固有的，是较低级的神经活动，如前面所说的缩手反射就属于非条件反射。条件反射是后天获得的，是在生活过程中逐渐建立起来的一种高级神经活动。比如，“望梅止渴”就是一种条件反射。条件反射的建立提高了人适应环境的能力。一切学习和生活习惯的养成都是建立条件反射的过程。

2. 中枢神经系统的高级功能

中枢神经系统的高级功能主要是指大脑皮质的生理活动。大脑皮质的活动是非常有规律的，了解其中的一些规律对开发智力很有帮助。

（1）优势原则　人们学习和工作的效率与有关的大脑皮层区域是否处于“优势兴奋”状态有关。人能从作用于自身的大量刺激中，选择出最强的或最符合本身目的、愿望和兴趣的少数刺激，这些刺激在皮层所引起的兴奋区域称为优势兴奋灶。优势兴奋区域的兴奋性高于其他区域。优势兴奋灶的形成，使机体具有良好的应激功能，容易形成条件反射，提高学习效率。学前儿童大脑皮层优势兴奋灶的形成与其对活动的兴趣有关，能引起幼儿兴趣的活动，可以使幼儿保持较长时间的注意力，促使“优势兴奋”状态形成。

（2）镶嵌式活动原则　脑是人体的司令部，有着十分细致的分工（大脑皮层被分为 54 个区）。当人在从事某一项活动时，只有相应区域的大脑皮层在工作（兴奋），与这项活动无关的区域则处于休息（抑制）状态。随着工作性质的转换，大脑皮层的工作区与休息区不断轮换。这种“镶嵌”式活动方式，使大脑皮层的神经细胞有劳有逸，以逸待劳，维持高效率。语言中枢在大脑皮层分为 4 个区，分别与读、写、听、说有关。某一区域受损，则相应的功能丧失。

（3）动力定型　当身体内、外部的条件刺激按照一定的顺序，经过不变地重复多次以后，大脑皮层的兴奋和抑制过程在时间上、空间上的关系就固定下来，条件反射的出现越来越恒定和精确，这就是动力定型。大脑皮层动力定型的形成，使神经细胞能以最经济的消耗，发挥最大的工作效率。学前儿童一切技能和习惯的训练和培养，都是动力定型的形成过程。

3. 睡眠

睡眠是大脑维持正常功能的抑制状态，可以促进精力和体力的恢复。睡眠由两个交替出现的不同时相组成，即慢波睡眠（又称非快速动眼睡眠）以及异相睡眠（又称快速动眼睡眠）。慢波睡眠阶段，生理功能发生一系列变化：感觉功能减退，骨骼肌紧张性降低，血压下降，心率减慢，代谢率降低，体温下降等。慢波睡眠有利于促进生长发育以及体力的恢复。异相睡眠为睡眠过程中出现的一种激动状态，生理功能变化表现为：骨骼肌紧张性进一步降低，但血压上升，心率及呼吸加快，脑血流量及耗氧量增加等。在此时相内会出现快速的眼球运动、肌肉抽动等表现。异相睡眠是神经细胞活动增强时期，可能对神经系统发育成熟、新突触的建立以及记忆活动，具有促进作用。慢波睡眠和异相睡眠在整个睡眠期间交替进行。睡眠开始，首先进入慢波睡眠，持续 80 ～ 120 min，然后转入异相睡眠，持续 20 ～ 30 min，然后又转入慢波睡眠，整个睡眠期间相互转换 4 ～ 5 次。慢波睡眠和异相睡眠都可直接转为觉醒状态，但觉醒状态只能转入慢波睡眠，而不能直接转入异相睡眠。在异相睡眠期间，往往出现梦境。人醒后，认为自己是否做了梦，主要是看处在哪种睡眠时相中醒来，如在异相睡眠状态醒来，常会说自己做了梦。

（三）婴幼儿神经系统的特点及保健

1. 婴幼儿神经系统活动的特点

（1）神经系统发育迅速　妊娠 3 个月时，胎儿的神经系统已基本成形。出生前半年至出生后 1 年是脑细胞数目增长的重要阶段。1 岁后虽然脑细胞的数目不再增加了，但是细胞的突起却由短变长，由少到多，脑细胞就像一棵小树苗，逐渐长成枝繁叶茂的大树。细胞的突起就好像自树干长出的枝杈，它们相互搭接，建立起复杂的联系，为儿童智力的发展提供了生理基础。

胎儿神经系统的发育在各系统中处于领先地位，脑重量增长迅速。新生儿脑重约 350 g，1 岁时脑重约 950 g，6 岁时已达 1200 g 左右，已达成人脑重的 85% ～ 90%。婴幼儿大脑皮层功能的发育较形态发育缓慢，出生时存在某些维持生命的生理功能的反射活动，以后随大脑及各感觉器官的发育，在先天性非条件反射的基础上产生后天的条件反射。年龄越小，大脑发育越不成熟，形成的条件反射越少、速度越慢，且较不稳定。3—4 个月后，婴儿大脑皮层有了鉴别功能，开始形成抑制性条件反射，2 岁后的幼儿可逐渐利用第二信号系统形成条件反射。出生时中脑、脑桥、延髓已具备生理功能，保证胎儿出生时有较好的呼吸、血液循环等。小脑是出生时神经系统发育较差的部分。小脑的功能主要与运动有关，可维持身体的平衡和协调。婴儿出生 6 个月时小脑达到生长的高峰，以后逐渐减慢；2—3 岁时小脑尚未发育完善，随意运动仍不准确；6 岁时小脑发育达到成人水平。

（2）神经纤维的髓鞘化　神经纤维外层髓鞘的形成，表明神经传导通路和神经纤维形态发育的成熟。髓鞘包裹在神经突起的外面，好像电线的绝缘外皮。刚出生时，许多神经突起的外面还没有这层绝缘外皮，所以新生儿的动作反应很不精确，碰碰他的手，会引起他全身哆嗦。在发育过程中，随着支配上肢肌、躯干肌和下肢肌的脊神经的进一步髓鞘化，婴幼儿从抬头开始，到翻身、爬、坐、行走和手的各种动作更加精确。总的来说，在婴幼儿时期，由于神经髓鞘的不成熟，当外界刺激作用于神经而传到大脑时，因无髓鞘的隔离，兴奋易于扩散，刺激在无髓鞘神经纤维中传导的速度也较慢，表现为容易兴奋激动，注意力不集中，对外来刺激的反应较慢且易泛化。

（3）高级神经活动的特点　婴幼儿高级神经活动的抑制过程不够完善，兴奋过程强于抑制过程，兴奋占优势，且易扩散，往往形成较大的大脑皮层兴奋区。婴幼儿抑制过程形成较慢，故控制能力比较差。例如，让孩子干什么，他乐于接受；而让他别干什么，往往难以做到，因为“别干什么”是一种抑制过程。随着年龄的增长，大脑皮层的功能日趋完善，兴奋过程和抑制过程也都不断加强。抑制过程的加强，使幼儿学会控制自己的行为和较精细地进行各种活动。一般在 8 岁左右，儿童就能较好地控制活动了。幼儿大脑皮层的神经细胞很脆弱——易疲劳，加之易兴奋，抑制过程发育不完善，所以注意力很难持久。因此，在教孩子干事情或学习知识、本领的时候，要想方设法引起他的兴趣。幼儿园组织活动时需要经常变换活动的内容和方式，使幼儿不会觉得疲劳。较长时间的睡眠可以帮助幼儿进行休整、恢复。不同年龄段人群所需要的睡眠时间是不同的（表 1–5）。

表 1–5　不同年龄所需要的睡眠时间

年龄	新生儿	1 岁	2 岁	4 岁	7—12 岁	成人
睡眠时间 /h	18 ～ 20	14 ～ 15	12 ～ 13	11 ～ 12	9 ～ 10	8

大量实验证明，大脑两半球的功能是不同的。左脑半球具有显意识功能，主要通过语言和逻辑来表达内心世界，负责理解文学语言以及数学计算。右脑半球具有潜意识功能，主要通过情感和形象来表达内心世界，负责鉴赏绘画，欣赏音乐，欣赏自然风光，凭直觉观察事物、把握整体。

开发右脑潜能和协调左右脑是开发智力的重要途径。右脑的信息容量比左脑大很多。人的记忆宛如一盘盘录像带，能把所看到的场景，所听到的事情，以及种种形象录下来。右脑好似一座收藏录像带的巨大仓库。开发右脑是婴幼儿知识积累的基础。类型识别能力是人右脑的功能，它具有处理信息的基本能力。开发右脑，能使儿童的观察力、思维能力加强。

2. 婴幼儿神经系统活动的保健要点

（1）从胎儿期起就应提供充足的营养，为大脑发育奠定良好的基础。

（2）保证婴幼儿有充足的睡眠，合理安排作息时间，动静交替，防止兴奋后产生过度疲劳。

（3）在教育活动过程中，注意为儿童选择生动有趣的教育内容和方法，同一类型的活动时间不宜太长。

（4）培养婴幼儿对事物探究的兴趣，发展敏锐的观察力和积极的思维能力。

（5）有意识地进行左侧肢体的锻炼，促进右脑机能的发展。

六、感觉器官

感觉是人认识世界的最初阶段。感觉器官是感受器中带有辅助装置和附属结构的器官。感觉器官包括视觉器官和听觉器官。

（一）视觉器官

感觉器官：眼睛

1. 视觉器官的结构和功能

视觉器官即眼，是由眼球及其附属结构组成。眼球由眼球壁和内容物构成（图 1–30），结构比较复杂，概括如下：

- 眼球
  - 眼球壁
    - 外膜——角膜、巩膜
    - 中膜——虹膜、睫状体、脉络膜
    - 内膜——视网膜
  - 内容物——房水、晶状体、玻璃体

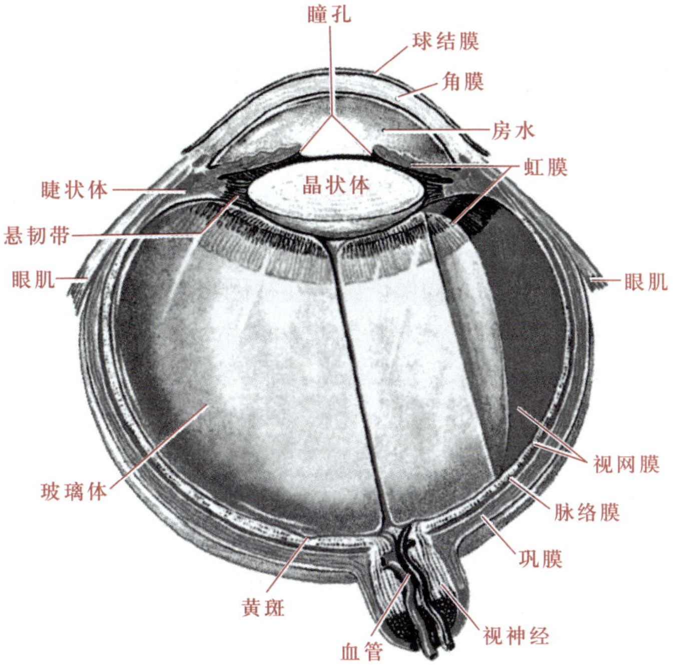

图 1-30　眼球结构

（1）眼球壁　眼球壁分为外膜、中膜、内膜三层。

外膜　外膜分前后两部分，前 1/6 部分是角膜，角膜无色透明，可以透过光线；与角膜相连结的后 5/6 部分叫巩膜，巩膜呈乳白色，坚韧不透明，俗称白眼珠。

中膜　中膜在外膜的内面，可分为三部分。在角膜内面的部分叫虹膜，其颜色就是眼珠的颜色；由虹膜围成瞳孔，光线由此进入眼内。瞳孔的大小可随着光线的强弱自行调节（强光时缩小，弱光时放大）。中膜的后 2/3 部分为脉络膜。虹膜和脉络膜都是不透光的，因而使眼球内部成为一个暗室。脉络膜向前延伸到巩膜前部的内面增厚，形成睫状体，含丰富的平滑肌，借悬韧带与晶状体相连。

内膜　内膜即视网膜，含有许多感光细胞，能感受光的刺激，并形成物像。其中视锥细胞能感受强光和色光的刺激，视杆细胞主要在弱光下起作用。

（2）内容物　内容物是眼内透光的物质，包括房水、晶状体、玻璃体，它们和角膜共同构成眼的折光系统。房水是透明的液体，充满眼房，营养角膜和晶状体，并保持一定的眼内压。晶状体位于瞳孔之后，有弹性，借悬韧带与睫状体相连，形状为双凸透镜形的透明体。由睫状体的收缩与舒张间接调节晶状体的凸度。观察近物时，睫状肌收缩，悬韧带放松，晶状体变凸；而视远物时则相反。玻璃体在晶状体的后面，是充满透明的胶状物，除有折光作用外，还能支撑眼球使其呈球形。

眼的附属部分主要包括眼睑、结膜、泪器、眼外肌等结构，另外还有眉和睫毛。眼睑时开时闭，使泪液润湿眼球表面，保持角膜光泽，保护眼球。结膜是一层黏膜，薄而透明，覆盖在眼睑内面和巩膜上，容易发炎。

2. 视觉的形成

人的眼睛像一架照相机。我们可以将角膜、房水、晶状体、玻璃体看成是一系列的透镜，其中晶状体是可以改变曲度的透镜，它们组成一个折光系统。外界物体发出的光线，通过折光系统而发生折射，在视网膜上形成清晰的物像。瞳孔相当于照相机的光圈，巩膜、虹膜和脉络膜组成了暗箱的外壁，而视网膜则似一张可以反复使用的感光胶片。

物体发出的光线经折光系统折射，在视网膜上形成物像。视网膜上的感光细胞感受到光的刺激以后，产生神经冲动。神经冲动通过视神经传到大脑皮层的视觉中枢，产生视觉，从而感觉到物体的存在。当所形成的物像恰好落在视网膜上时，物像是清晰的，称为正视眼。在视网膜上能够形成清晰的物像，主要是依靠瞳孔和晶状体的调节。当物像没有落到视网膜上时，物像就模糊，视力就不好，称为非正视眼。非正视眼包括近视、远视、散光（视）眼。

近视　有人看远处物体时不清楚，这是因为视物距离过近，睫状肌紧张收缩，晶状体调节过度，导致晶状体曲度增加，物像落在视网膜的前面，这就是近视眼。近视在中、小学生中发生较多，矫正的方法是佩戴合适的凹透镜。

远视　有人看近处物体时不清楚，这是因为物像落在视网膜的后面，这是远视眼。远视眼在老年人中普遍存在，矫正的方法是佩戴合适的凸透镜。

散光　指眼球表面，特别是角膜面上经线或纬线曲度异常，通过角膜不同方位的光线在眼内不能同时聚焦而使物像变形和视物不清。纠正的方法是用适当的柱面镜，使角膜的曲率异常得到纠正。

感觉器官：耳

（二）听觉器官

人耳有双重感觉功能，既是听觉器官，又是机体位置和平衡感觉器官。

1. 耳的结构和功能

耳由外耳、中耳和内耳组成（图 1–31）。

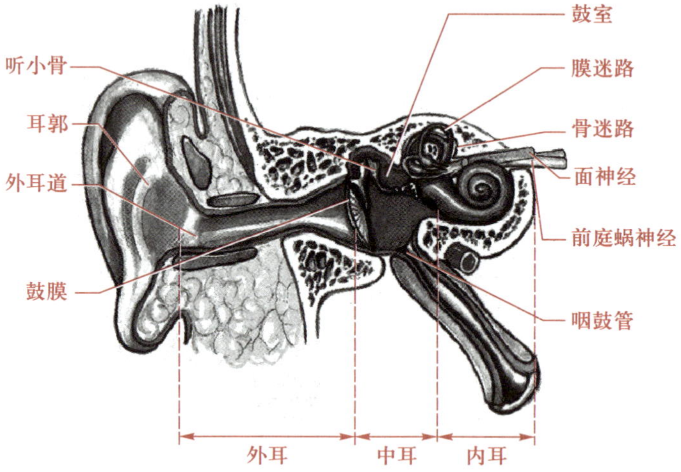

图 1–31　耳的结构

外耳　外耳包括耳郭及外耳道。耳郭的功能是聚集声波。外耳道是外界声波传入中耳的通道，它的内侧端与中耳交界处有一层膜，叫鼓膜。外耳道皮肤耵聍腺的分泌物叫耵聍（俗称耳屎），具有保护作用。

中耳 中耳包括鼓膜、鼓室和听小骨。鼓膜是椭圆形的、中央向内凹陷的薄膜。鼓膜的内侧是一个很小的空腔，称为鼓室。鼓室内有三块相连的听小骨，分别叫锤骨、砧骨和镫骨。中耳的功能是传导声音。鼓室的前下方有条咽鼓管，它与鼻咽腔相通，平时是闭合的，当吞咽或打呵欠时开放，借此调节鼓室内外气压的平衡，保证鼓膜正常振动。

内耳 内耳由耳蜗、前庭和半规管组成。耳蜗形似蜗牛壳，内有听觉感受器。当听小骨振动时，引起内耳淋巴液振动，进一步引起耳蜗神经兴奋，传入大脑听觉中枢，产生听觉。前庭和半规管内有感受头部位置变动的感受器，它们的主要功能是感受头部的位置、人体的姿势和运动状态。它们在人体位置变化的刺激下产生神经冲动，传入大脑，通过一系列调节来保持身体平衡。前庭和半规管过分敏感的人，乘车、船、飞机时，由于颠簸会发生头晕、恶心、呕吐等现象。

2. 听觉的形成

外界的声波经外耳道传到鼓膜，引起鼓膜振动。鼓膜的振动经过三块听小骨传到内耳，刺激耳蜗内听觉感受器发生兴奋。兴奋由前庭蜗神经传导给大脑皮层的听觉中枢，从而使人感知声音。一旦这些传导系统发生障碍，如鼓膜穿孔、中耳炎使听小骨损坏等，听力就会下降，甚至丧失听力。

（三）婴幼儿感觉器官的特点及保健

1. 婴幼儿眼睛的特点及保健

（1）婴幼儿眼睛的特点　婴幼儿眼球前后轴较短，呈生理性远视。随着眼球的发育，眼球前后距离变长，逐渐转为正视。婴幼儿晶状体的弹性好，具有很强的调节能力，所以即使把图画书放在离眼睛很近的地方看，也不觉得眼睛累。但长此以往，就容易形成习惯，如长时间看近距离的东西，会使睫状肌过度疲劳，引发近视。

（2）幼儿眼睛的保健要点

① 养成良好的用眼习惯。 幼儿活动室的光线要适中，光线应来自左上方，以免造成暗影。不要在阳光直射或过暗处看书、画画；不在走路或乘车时看书；看电视要有节制。

② 注意眼的安全和卫生。平时应注意不要让幼儿玩有可能伤害眼睛的危险物品，如竹签、弹弓、小刀、剪子等。远离放鞭炮、沙尘飞扬等场所。教育幼儿不要用手揉眼，保持专用毛巾、手帕的清洁卫生。

③ 定期进行视力检查。定期检查幼儿的视力，以便及时发现视觉异常，及时治疗。幼儿期是视觉发育的关键时期，也是预防和治疗视觉异常的最佳年龄。

2. 婴幼儿耳的特点及保健

（1）婴幼儿耳的特点　婴幼儿耳郭皮下组织很少，血液循环差，易生冻疮。他们的外耳道比较狭窄，皮下组织少，加之骨膜和软骨膜发育尚不完全，若眼泪、脏水流入外耳道，或掏耳屎损伤外耳道，可使外耳道引起炎性肿胀，往往导致剧烈疼痛。幼儿的咽鼓管较成人的短，管腔宽，位置水平。一方面鼻咽部的细菌容易沿咽鼓管侵入鼓室，引发中耳炎；另一方面鼓室内的脓液也容易进入鼻咽腔。另外，幼儿鼓膜血管与硬脑膜血管相连，中耳的炎症可导致脑膜炎。学前儿童基膜纤维的感受力比成人强，所以他们的听觉较成人敏锐，故而对噪声也更敏感，若长期处在噪声环境中，将导致烦躁不安、听觉迟钝。

（2）婴幼儿耳的保健要点

① 禁止用锐利的工具挖耳。重视听觉器官的卫生，不能用锐利的工具给婴幼儿挖耳，

以免划破鼓膜，造成外耳道感染，引起疼痛，严重时会发生听觉障碍。

② 避免噪声的影响。噪声是一种环境污染，婴幼儿经常接触噪声会影响听力的发展。要防止婴幼儿受噪声的影响，平时说话声音要适中，电视、音响音量不要太大。

③ 避免药物的影响。一些耳毒性抗生素，如链霉素、卡那霉素、庆大霉素等会损害耳蜗，可致感音性耳聋。

七、内分泌系统

内分泌系统

人体的一切活动都受神经系统的调节，其中有些活动同时还受内分泌系统的调节。由于内分泌系统的活动也受神经系统的控制，因此，可以将内分泌系统看成是神经系统对全身控制和调节的助手。

内分泌系统由许多内分泌腺、内分泌组织和内分泌细胞组成，释放的化学物质被称为激素。激素直接进入血管、淋巴管内，然后通过血液运送到全身。激素对人体的新陈代谢、生长发育、性的成熟以及免疫的增强，都起着很大作用。

（一）人体内主要的内分泌腺

人体内主要的内分泌腺有脑垂体、甲状腺、胸腺、肾上腺等（图 1–32）。

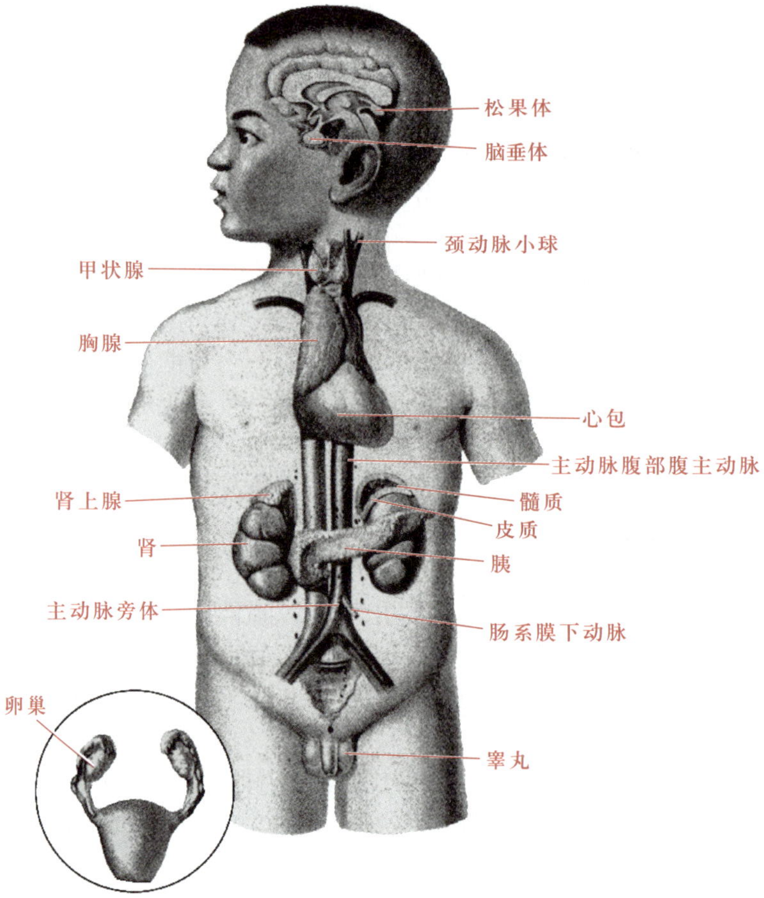

图 1–32 内分泌系统示意图

1. 脑垂体

脑垂体是人体最重要的内分泌器官，出生时已发育很好。一般在4岁以前及青春期生长最为迅速，机能也较活跃。脑垂体受下丘脑控制，能分泌多种激素，支配着甲状腺、肾上腺、性腺的活动，同时维持这些腺体的正常发育。脑垂体分泌的生长素，是从出生到青春期影响生长最重要的激素，能起到控制人体生长、促进蛋白质合成、抑制组织对糖的利用等作用。

儿童时期若缺乏生长素，则生长迟缓、身材矮小，称为“侏儒症”，而智力发育一般正常；若生长素过多则患“巨人症”。在一天中，生长素的分泌量不均匀，婴幼儿入睡后分泌最多。

2. 甲状腺

婴儿出生时甲状腺已经形成，以后逐渐生长，14—15岁时腺体发育最快，机能达到最高峰。甲状腺分泌甲状腺激素。甲状腺激素的主要生理功能是促进新陈代谢，提高神经系统的兴奋性，具有促进组织分化、生长和发育成熟的作用，对维持骨和脑的发育非常重要。

甲状腺功能低下的儿童，会引起“呆小症”（克汀病），表现为智力低下，反应迟钝，身材矮小。甲亢是甲状腺分泌功能过盛引起的。患者基础代谢过于旺盛，中枢神经系统的兴奋性及感受性增强。在影响自主神经系统时，会出现心跳和呼吸加快、出汗较多、情绪易于激动等症状。

3. 胸腺

胸腺位于胸骨的后面，分左、右两叶。胸腺在出生后两年内生长很快，以后随年龄的增长而继续增长，至青春期后逐渐退化，成人胸腺组织被脂肪组织代替。胸腺与机体的免疫功能有密切关系。由骨髓产生的淋巴干细胞不具免疫功能，当这些细胞由血液循环到达胸腺，并在胸腺停留一段时间后，在胸腺的作用下就具有了免疫功能。胸腺具有造血功能，能产生淋巴干细胞，并运送到淋巴结和脾脏等处。幼年时如果胸腺发育不全，会影响机体的免疫功能，以致反复出现呼吸道感染或腹泻等疾病。

4. 肾上腺

肾上腺由皮质和髓质两部分组成。肾上腺皮质分泌的激素主要调节水与电解质的代谢与平衡，调节糖和蛋白质的代谢，调节性器官及第二性征的发育。肾上腺髓质分泌的激素与血压的升高、淋巴系统及心血管系统的兴奋、维持体温都有密切的关系。

（二）婴幼儿内分泌系统的特点及保健

1. 婴幼儿内分泌系统的特点

生长素是由脑垂体分泌的，在一昼夜中生长素的分泌量并不均匀，夜间入睡后生长素才大量分泌。如果婴幼儿睡眠时间不够或睡眠不安，生长素的分泌将减少，会影响身高的增长。

碘是合成甲状腺素的原料。缺碘的最大威胁是影响婴幼儿的智力发育，使婴幼儿的生长受阻等。碘缺乏应在医疗部门的指导下合理补碘。

2. 婴幼儿内分泌系统的保健要点

（1）保证婴幼儿有足够的睡眠，以促进其正常生长发育。

（2）为婴幼儿提供科学合理的膳食，常食含碘丰富的食物，防治碘缺乏症。

（3）不盲目服用营养品，防止婴幼儿性早熟。

八、泌尿生殖系统

(一)泌尿系统

泌尿系统

人体在新陈代谢的过程中,不断地产生二氧化碳、尿素、尿酸、无机盐等代谢产物。这些物质在体内积累多了,对人体有害,必须及时排出。绝大部分的代谢产物是通过泌尿系统,以尿的形式排出体外的。

人体内代谢终产物排出体外的过程叫排泄。泌尿系统包括肾、输尿管、膀胱和尿道(图 1–33),它们的功能分别是泌尿、输尿、贮尿和排尿。

1. 泌尿系统的结构

(1)肾　肾就是平常说的“腰子”,位于腹后脊柱的两侧,左右各一个。肾表面光滑,有结缔组织膜包绕。肾是实质性器官,肾单位是肾的基本功能单位,每个肾有 100 万～ 130 万个肾单位。每个肾单位都由肾小体和肾小管组成。肾脏的主要功能是形成尿液。

(2)输尿管　输尿管是一对肌性管道,上端与肾盂相连,下端与膀胱相通。输尿管壁由平滑肌构成,将尿液从肾盂向下送入膀胱。

(3)膀胱　膀胱位于盆腔内,是暂时贮存尿液的囊状器官,伸缩性很强,成年人的膀胱可贮尿 350 ～ 500 mL。

(4)尿道　尿道是尿从膀胱排出体外的通道。男性尿道细长,长约 20 cm,兼有排精的功能。女性尿道短而粗,长 3 ～ 5 cm。排尿是一个复杂的受意志控制的反射活动。尿液在膀胱内贮存达一定量时,会产生排尿活动。

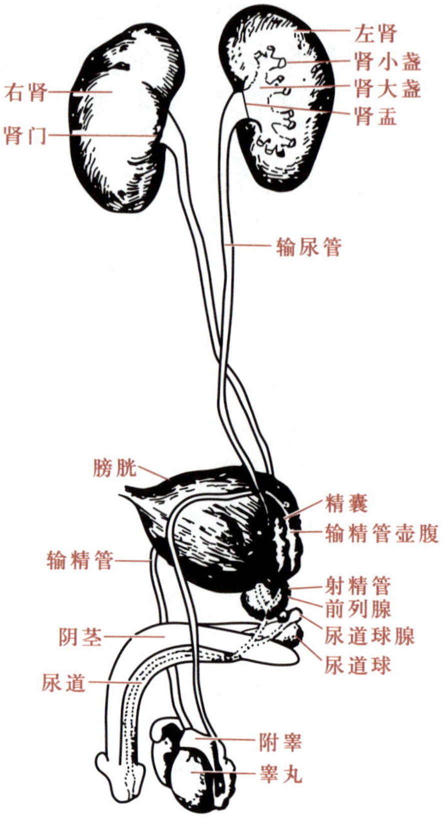

图 1–33　泌尿生殖器模式图(男性)

2. 尿液的生成

当血液流经肾脏时,除血液中的红细胞、白细胞、血小板和大分子蛋白质外,血浆中的部分水分、无机盐类、葡萄糖、尿素、尿酸等物质,都可以通过肾小球的滤过作用形成原尿。原尿流经肾小管和集合管时,通过肾小管和集合管的重吸收作用,人体有用的物质重新吸收入血,而剩下的尿素、尿酸、部分无机盐和水,进入肾盂形成终尿。原尿量很大,大约每天 180 L,而排出的终尿量一般每天仅 1 ～ 2 L。

3. 婴幼儿泌尿系统的特点及保健

(1)婴幼儿泌尿系统的解剖生理特点　肾脏在 1 岁和青春期发育最快。足月儿出生时肾已能发挥一定的生理功能。但是肾储备能力差,调节机制不够成熟,在喂养不当、疾病或应激状态时易出现肾功能紊乱。年龄越小,肾小管越短,其重吸收和排泄功能越差;肾小球滤过率越低,尿浓缩能力越差,大量水负荷时易出现水肿。

婴幼儿膀胱容量较小,黏膜柔软,肌肉层及弹力纤维发育不完善,贮尿功能差,故年龄越小,每日排尿次数越多。随着年龄增大,每次尿量逐渐增多,次数逐渐减少。尿量的个体差异很大,受气温、疾病、运动及饮水量等因素的影响。

婴幼儿尿道较短，新生男婴尿道长 5 ～ 6 cm，女婴 1 ～ 2 cm，并且生长缓慢。尿道黏膜柔嫩，易受损伤，弹性组织发育较差。女孩因尿道外口暴露且接近肛门，易受细菌污染。男孩尿道虽然较长，当包皮积垢时也可引起细菌上行性感染。

（2）排尿　婴幼儿期由于大脑皮质发育未完善，故对排尿尚无约束能力，当膀胱内尿液充盈到一定量时，就会发生不自觉的排尿。出生后半岁左右，可以从“把尿”开始训练婴儿自觉排尿的能力。1 岁左右的幼儿会用动作、语言表示“要撒尿”了，就不要再用尿布，要训练其坐便盆排尿。膀胱受脊髓和大脑控制，一般 1 岁半左右可养成控制排尿的习惯。

4. 婴幼儿泌尿系统的保健要点

婴幼儿尿道短，尤其是女婴，不仅尿道短，而且尿道开口离阴道、肛门很近，容易被粪便等污染。细菌经尿道上行，到达膀胱、肾，所引起的泌尿道感染叫“上行性泌尿道感染”。因此，要注意女婴外阴部的清洁。擦大便应从前往后擦，勤换洗尿布，每天要洗屁股。清洗男婴外阴，可用干净的湿毛巾，按以下顺序擦拭：阴茎、阴茎周围、阴囊下面，最后清洁肛门。尿液形成后从上向下流动，对输尿管、膀胱、尿道起着冲刷作用，可以减少尿道感染。

婴幼儿泌尿系统的保健要点如下：

（1）饮水要充足。每天为婴幼儿供应足够的饮用水，可以减少泌尿系统感染。

（2）培养幼儿定时排尿的习惯，防止尿频和憋尿。

（3）保持外阴清洁。无论男女儿童，尽早穿满裆裤，大便后、睡觉前应清洗，并要注意清洗方式。

（4）要注意观察尿液的颜色、气味，发现异常，及时就医。

（二）生殖系统

1. 生殖系统的结构和功能

生殖系统分内生殖器和外生殖器两部分。男性内生殖器由睾丸、附睾、输精管、精囊、射精管和前列腺等组成，外生殖器包括阴囊和阴茎（图 1–34）。睾丸是男性的主要性器官，有分泌雄性激素和产生精子的功能。

女性内生殖器由卵巢、输卵管、子宫和阴道组成。女性外生殖器官又叫外阴，由阴阜、大阴唇、小阴唇、阴道口等组成。卵巢是女性的主要性器官，位于盆腔内子宫两侧的前上方，左右各一个，呈扁卵圆形，它能够产生卵子和分泌雌性激素、孕激素。子宫位于盆腔内，子宫壁很厚，有丰富的肌肉。妊娠过程中子宫可以逐渐扩展，以利于孕育胎儿（图 1–35）。

婴幼儿出生时已具有基本的生殖器官。在青春期以前，生殖系统的发育非常缓慢，青春期开始迅速发育。

2. 人类的生殖

人类的生命必须依靠生殖过程来延续，生殖过程的实现需要雌、雄个体均具有良好的生殖状态。人类的生殖过程包括受精、着床、妊娠、分娩、授乳等。

受精　受精是精子和卵子结合形成合子的过程。受精的实质是把父本精子的遗传物质引入母本卵子内，使双方的遗传性状在新的生命中得以表现。

着床　精子和卵子的结合标志着妊娠的开始。着床是胚胎植入子宫内膜的过程。受精后的 7 ～ 8 天，子宫内膜在雌激素和黄体酮的作用下处于分泌期，这是胚泡着床的最好时期。

妊娠　受精卵着床成功就意味着胎儿与母体之间已经建立了实质性的联系，这种关系的维系是由妊娠期的临时器官——胎盘来实现的。

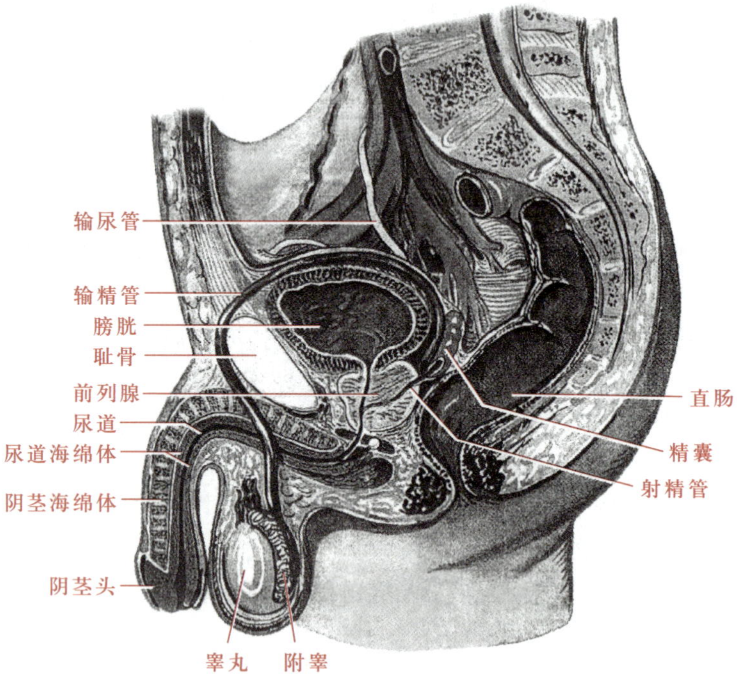

图 1-34 男性生殖系统

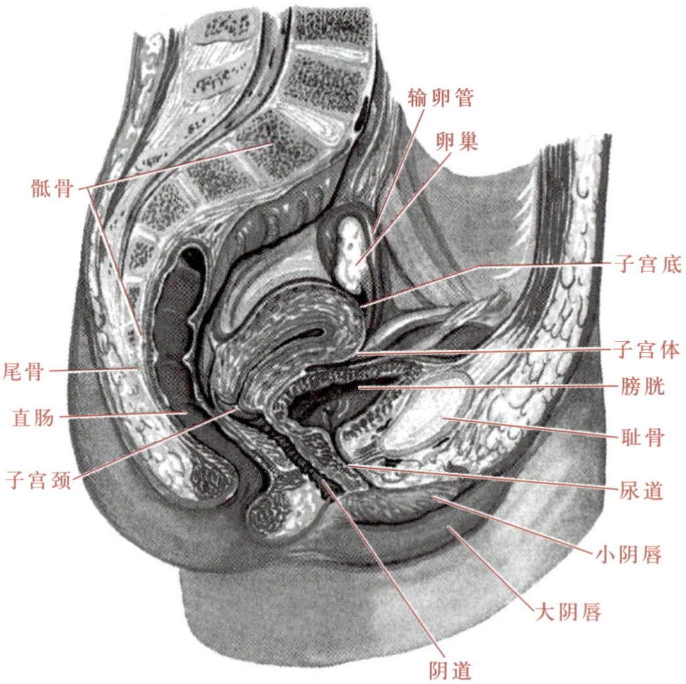

图 1-35 女性生殖系统

分娩　分娩是成熟的胎儿从子宫经阴道排出体外的过程，通常分为三个时期：即子宫颈扩张、娩出胎儿、最后娩出胎盘。整个过程是通过胎儿和母体间的相互作用，调节子宫肌的收缩来完成的。人类的妊娠期约为（270 ± 14）天，一般是从最末次月经的第一天开始计算，严格说应该从受精那一刻开始计算。

授乳　授乳虽然是生殖的最后阶段，但对个体发育具有重要作用。成年女性的乳腺由15 ～ 25 条输乳管构成，与丰富的乳腺腺泡连接。在妊娠期，由于大量激素的作用，乳房的体积可增长约一倍，乳房发育但并不泌乳。分娩后由于胎盘类固醇激素水平下降，启动了泌乳功能，婴儿吸吮乳头刺激乳汁分泌。

九、皮肤

皮肤覆盖在人体的表面，保护机体免受外界环境的直接刺激。身体各部位皮肤的厚度不同：手掌心和足底处的皮肤最厚，约有 4 mm；眼皮等处的皮肤最薄，只有 0.5 mm。

（一）皮肤的构造

皮肤由表皮、真皮和皮下组织构成，皮肤内有毛发、汗腺、皮脂腺、指（趾）甲等附属物（图 1–36）。

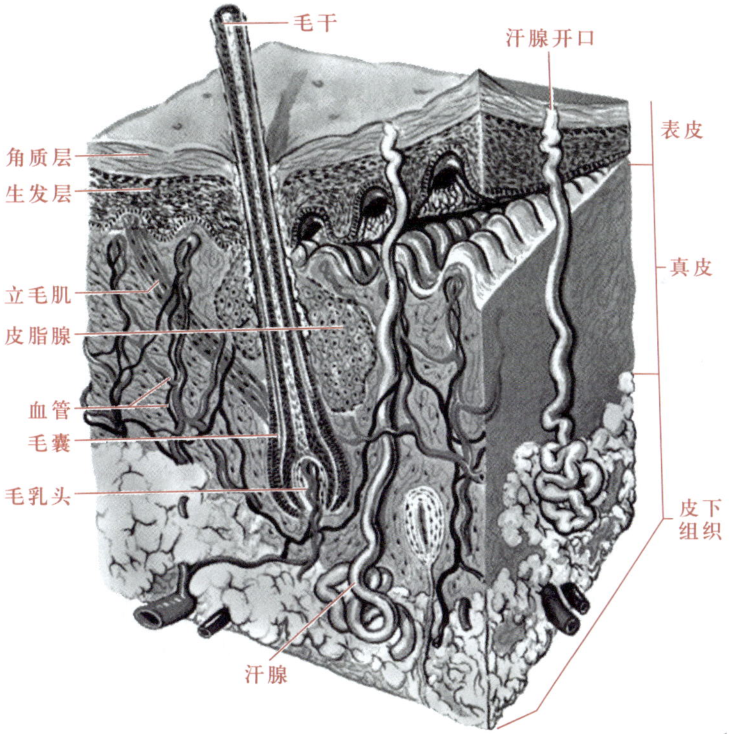

图 1–36　皮肤的结构

1. 表皮

表皮是皮肤的最表层。表皮的最外层是角质层，表皮细胞不断地衰亡、角化和脱落成为皮屑。表皮的最内层是生发层。生发层的细胞具有很强的增殖能力，形成表皮的各层细胞。生发层内还有能产生黑色素的细胞，决定皮肤颜色的深浅。日光照射有助于黑色素的增加。

2. 真皮

真皮位于表皮的下面，由致密结缔组织构成，含有大量弹性纤维和胶原纤维，所以，弹性和韧性都比较强。真皮中含有丰富的血管和神经末梢。

3. 皮下组织

皮下组织在真皮的下面，主要由疏松结缔组织构成，并含有大量的脂肪组织。人体的胖瘦取决于皮下组织的厚薄。皮下组织具有保温和缓冲机械压力的作用，它还是皮下注射时药物进入的部位。

皮肤附属结构主要是毛发、汗腺、皮脂腺和指（趾）甲。毛发包括毛干和毛根两部分，毛干是暴露在皮肤表面的部分，毛根则藏于皮肤内。毛根的周围包着毛囊，最下面是毛乳头，里面有丰富的血管，供给毛发营养。毛囊底部的上皮细胞分裂繁殖，可以使毛发不断生长。毛根的旁边有立毛肌，收缩时可使毛发竖立。如因受冷而出现的鸡皮疙瘩，就是立毛肌收缩的结果。汗腺可以分泌汗液，人体代谢产生的一部分废物、一部分多余的水分和无机盐，就是随汗液排出体外的。汗液排出的多少与气温和人体活动的强度有关。皮脂腺分泌皮脂，开口于毛囊，再沿毛干排到体表，可以滋润皮肤和毛发。指（趾）甲是表皮角质层的变形物，其根部的生发层不断增生，使其不断生长。

（二）皮肤的主要生理功能

1. 保护功能

皮肤的结构坚韧、柔软、富于弹性，能防御和缓冲外力打击、摩擦和挤压等机械性损伤。皮肤可以形成某些具有抗菌作用的物质，抑制和杀死细菌。皮肤中的色素可吸收阳光中的紫外线，从而避免损伤内部组织。

2. 体温调节功能

体温的相对恒定是维持生命活动的重要条件，皮肤在体温调节方面起着重要的作用。皮肤受到冷刺激，血管收缩，减少热量的散失；皮肤受到热刺激，血管舒张，汗液分泌增多，促进体内热量的散发。散热的方式有辐射、传导、对流和蒸发。

3. 分泌与排泄功能

皮脂腺分泌皮脂，能滋润皮肤和毛皮。汗腺分泌汗液，其中大部分是水分，还有少量的无机盐、尿素等废物，有些药物也经过汗液排泄。

4. 感觉功能

真皮中有丰富的感觉神经末梢，能感受冷、痛、热、痒等各种刺激。婴幼儿由于表皮、真皮肌的发育均不够完善，对刺激的反应不够敏感，容易造成皮肤损伤。皮肤还有吸收、分泌、排泄和代谢等功能。

（三）婴幼儿皮肤的特点及保健

1. 婴幼儿皮肤的特点

（1）皮肤的保护功能差　婴幼儿皮肤细嫩，表皮的角质层比较薄，表皮较容易脱落，真皮的结缔组织和弹性纤维发育差，皮下脂肪也较少。随着年龄的增长，表皮和真皮的发育才逐渐完善。因此，婴幼儿皮肤的保护功能较差，对来自外界的冲击、紫外线辐射、细菌侵蚀等的抵抗力远不如成人，容易受到损伤和感染。

(2) 调节体温的功能差　皮肤在体温调节方面起着重要的作用，婴幼儿皮肤的调节功能比成人差，其原因有三个方面。其一，婴幼儿皮肤中的毛细血管丰富，通过皮肤的血量相对比成人多，散热较快；其二，婴幼儿皮肤的表面积相对比成人大，散热多；其三，婴幼儿汗腺的发育不够完善，神经系统对血管运动的调节作用不够稳定。所以，婴幼儿往往不能很好地适应外界环境温度的变化，容易受凉或受热，进而生冻疮或痱子。

(3) 吸收功能强　婴幼儿皮肤薄、嫩，通透性较强，有些物质可以完全通过皮肤吸收，如化妆品、外用药、农药、苯、酒精等都可经皮肤被吸收到体内，引起中毒。若对这些物品使用不当，易对婴幼儿造成伤害。

2. 婴幼儿皮肤的保健要点

(1) 每天用清水洗脸、手、耳、颈等身体裸露部分，经常洗头、洗澡，勤剪指甲，保持皮肤的清洁。

(2) 根据季节、气温的变化以及活动情况，帮助孩子选择合适的衣着并在活动中及时提醒他们增减衣服。婴幼儿的衣服应宽松舒适、简洁大方，内衣最好选择柔软、透气的棉布。

(3) 婴幼儿不宜佩带任何首饰，防止尖锐或坚硬的东西损伤皮肤；不要让婴幼儿使用有刺激性的化妆品及成人用的清洁、护肤用品。

(4) 经常带婴幼儿到户外进行活动锻炼，让孩子多接受阳光和空气的沐浴，可锻炼婴幼儿皮肤对冷热的适应能力，增强抵抗力。

学习要点

学前儿童身体发育特点及卫生保健
- 人体概述
  - 人体形态结构特点
    - 人体的基本形态
    - 人体的基本结构
  - 人体生理活动规律
    - 生命活动的基本特征
    - 生理功能的调节
- 身体各系统特点与保健
  - 运动系统的特点及保健要点
  - 消化系统的特点及保健要点
  - 呼吸系统的特点及保健要点
  - 循环系统的特点及保健要点
  - 神经系统的特点及保健要点
  - 感觉器官的特点及保健要点
  - 内分泌系统的特点及保健要点
  - 泌尿生殖系统的特点及保健要点
  - 皮肤的特点及保健要点

思考练习

1. 简述人体的基本结构及人体形态结构。
2. 婴幼儿脊柱的 4 个生理弯曲是如何形成的?
3. 婴幼儿关节有何特点?在生活中应注意什么?
4. 什么叫消化、吸收?消化系统由哪些器官组成?
5. 乳牙有哪些生理功能?如何促进乳牙的健康?
6. 婴幼儿的呼吸系统有何特点?如何保护婴幼儿的呼吸系统?
7. 血液的成分及主要功能是什么?心脏的结构及功能是什么?
8. 什么是“上行性泌尿道感染”?如何预防?
9. 如何保护婴幼儿的眼和耳?
10. 学前儿童的皮肤有何特点?如何保护学前儿童的皮肤?
11. 一些幼儿园依然存在着“小学化”的问题,比较典型的表现就是在中班甚至小班就教小朋友用笔写字。请运用幼儿肌肉发育特点的相关知识对这一问题进行评述。
12. 某园户外自由活动时间,两名小朋友在滑梯上打起赌来,看谁敢从滑梯上跳下来。老师看见后赶忙制止。请从幼儿骨骼发育的特点对老师的行为进行评述。

岗位任务

任务一　对 3—6 岁年龄段幼儿进行随机观察

要求:1. 在日常生活中选择 3—6 岁年龄段幼儿作为观察对象。
2. 结合本章所学知识,观察他(她)们的身体形态、生理特点。
3. 分析该年龄段幼儿与成年人的区别,为今后做好保育工作奠定基础。

任务二　观看人体解剖生理视频

要求:1. 在理论知识学习的基础上,通过直接观看人体结构和活动规律的视频,促进学生对人体知识的掌握,为本课程学习奠定基础。
2. 教师选择适合学生观看的有关人体解剖生理视频(宜选择简单易懂的视频,如“人体解剖生理动画”“解剖生理小视频”“[3D 演示]解剖生理学动画”等)。
3. 教师组织学生集体观看,也可指导学生自行下载观看。

相关链接

链接一　新生儿的生理特点

从出生到生后28天，为新生儿期。新生儿期虽然短暂，却是人生重大的转折时期。呱呱坠地的哭声，宣告小生命的诞生。但在降生的瞬间，无论生活方式还是生活环境都发生了巨变。断脐宣告胎内寄生生活的结束，新生儿的机体内随之发生一系列形态结构和生理功能的调整。新生儿期保健，重要的是帮助娇嫩的小生命度过“营养关”“温度关”和“感染关”。科学的喂养和护理，亲人的爱和呵护，以及新生儿生机勃勃和惊人的适应能力，是新生儿健康成长的基本保证。

新生儿可谓“麻雀虽小，五脏俱全”，但是新生儿不是“小大人”，而是有其独特的生理解剖特点。掌握新生儿的生理特点是科学育儿的基础。

一、新生儿期解剖生理特点

（一）体格发育的特点

1. 出生体重、身长

出生体重反映了新生儿营养状况。胎龄满37 ~ 42周，体重等于或大于2 500 g的新生儿，为“足月正常体重儿”。足月新生儿适应环境的能力较强。

出生体重不足2 500 g的，属于“低体重儿”。低体重儿多为早产儿，需要特殊护理。出生体重等于或大于4 000 g的，为巨大儿。“巨大”并非成熟，也是需要特殊护理的新生儿。出生体重并非越重越好。

身长，指卧位时头顶到足跟的距离。足月新生儿平均身长为50 cm，男婴略长于女婴。

2. 出生头围、胸围

新生儿的头围平均为34 cm。头围可以间接地反映脑的发育状况。但是在正常范围内，并非头围大些就比头围小些的聪明。头围过大或过小均为病态。出生时胸围比头围小1 ~ 2 cm。

3. 身体各部分的比例

胎儿时期，中枢神经系统尤其是脑优先发育，其次是躯干，发育最慢的是四肢。所以，新生儿的体型是：头大，占去身长的1/4；较长的躯干；短小的四肢。

由于新生儿头沉、脊柱支撑无力，因此，抱新生儿时应托住他的头和腰。

（二）各系统的特点

1. 骨骼、肌肉

（1）骨骼　出生后，新生儿有不少骨头还是软骨。比如8块腕骨就全是软骨。上下肢的长骨也没有完全钙化，骨头的两端还是软骨。新生儿颅骨骨化尚未完成，有些骨的边缘彼此尚未连接起来，有些地方仅以结缔组织膜相连，这些膜就是囟门。前囟大小约2 cm×2 cm，后囟较小。由于脊柱的生理弯曲尚未形成，脊柱的负重、支撑能力很差，因此新生儿无力抬头。

（2）肌肉　新生儿刚出世，四肢屈肌的力量大于伸肌，四肢呈蜷曲状态。随着月龄增加，屈肌和伸肌的力量逐渐协调，四肢就会伸展开来。不要硬把新生儿的胳膊、腿拉直，裹紧，这样就限制了新生儿的运动。最好给新生儿穿上合身的上衣，包被自腋下包裹，松而不散即可，这样可使新生儿的下肢呈自然的“蛙式”，上肢自由活动。

（3）关节　新生儿的关节还没有发育好，关节不够牢固，在受到强力作用下，容易发生脱臼。

新生儿的衣服要宽松，易于穿脱。若衣袖太紧，穿脱时猛力牵拉或提拎了新生儿的手臂，容易造成脱臼。

2. 皮肤

新生儿的皮肤薄、嫩，保护功能差。若皮肤被擦伤、抠烂，细菌就可乘虚而入，使“病从皮入”。由于皮下脂肪较少，容易使体热散失，环境温度低时，新生儿很容易受凉。因汗腺未发育完善，环境温度高时，体热散发受阻，容易受热。因皮脂腺分泌旺盛，新生儿鼻子上可有一些黄白色的小点，头发上也可有厚厚的痂皮。

3. 呼吸

（1）呼吸道　新生儿面骨的发育尚未完善，鼻小，鼻腔狭窄，一旦感冒会出现鼻塞，可导致吸吮困难和睡眠不安。由于气管、支气管的管腔狭窄，发生炎症时容易造成呼吸困难。

（2）呼吸运动　新生儿的胸腔狭窄，吸气时胸廓扩大的程度有限，因此新生儿在呼吸时几乎看不出胸廓的起伏。新生儿呼吸时，腹部可见明显起伏，称为腹式呼吸。正常新生儿每分钟呼吸约 40 次，呼吸的快慢常不均匀。

4. 心脏和血液

（1）心脏　新生儿新陈代谢旺盛，但心肌力量薄弱、心腔小，每次搏出的血量少，因此必须以增加每分钟心跳的次数来补偿。一般，新生儿每分钟心跳的次数为 140 次左右。哭闹、吃奶后或发烧，都可使心率加快。

（2）血液　新生儿全身血液总量约 300 mL。血流多集中于躯干和内脏，四肢较少，所以四肢容易发凉或青紫。

5. 消化

由于新生儿的唾液腺还未充分发育，唾液分泌量少，口腔较干燥，口腔黏膜又特别薄、嫩，因此，不要用布擦口腔。在两次喂奶之间喂点温开水，可达到清洁口腔的目的。新生儿胃容量为 30 ~ 60 mL。胃的入口（贲门）和出口（幽门）几乎在一个水平上，贲门又比较松，幽门比较紧，所以在吃饱以后容易漾奶。漾奶和呕吐不一样，漾奶时不感到恶心，毫不费劲奶即从口中漾出，一般量较少；呕吐是疾病症状，呕吐前常躁动不安，呕吐时有痛苦的表情，呕吐量较多。

新生儿多于出生后 12 h 排出胎便。胎便黏稠，呈棕褐色或黑绿色，无臭味。喂母乳后，2 ~ 3 日内粪便逐渐变成金黄色。若喂牛奶，粪便为黄色，较硬，常混有灰白色的“奶瓣”。

6. 泌尿和生殖器

新生儿的肾脏尚未发育完善，对钠盐的排泄能力有限，如果喂菜水，不要加盐。由于肾脏的功能较弱，对某些药物的排泄较慢，新生儿用药应慎重，不要把大人的药减量给新生儿服用。

绝大多数新生儿在生后第一天就排尿，少数在第二天排尿。最初几天，每天仅排尿 4 ~ 5 次，生后一周可增至 20 次左右。新生儿尿道短。女婴尿道仅 1 cm 左右，尿道口靠近肛门，容易被粪便污染。要注意外阴的清洁护理，擦粪便时要由前向后，以免污染尿道口。

男婴出生时睾丸已降至阴囊内。出生后，一侧或两侧睾丸未降至阴囊，称为“隐睾”。隐睾在未满一岁时仍有自然下降的可能。女婴小阴唇和阴蒂相对较大，使大阴唇遮不住小阴唇。

7. 免疫系统

新生儿的皮肤和黏膜薄、嫩，屏障作用差，一小块皮肤或黏膜破损，都可能引起严重的败血症。

新生儿自身产生的抗体还很少，不足以抵抗病原体的侵袭。但是胎儿时期，母体给予胎儿的抗体，对新生儿防御一些传染病仍然有效。

新生儿还可以从初乳中获得抗体，使初乳更显可贵。

8. 神经系统

新生儿的脑重约 350 g，相当于成人脑重的 1/4 左右。脑细胞处于增殖阶段，其数量在生后一年内仍在增加。新生儿神经细胞的突起短而且数量少，比起成熟的神经细胞，就像根小树苗。有的神经细胞，轴突的外面尚无髓鞘（髓鞘有绝缘作用），所以刺激传导容易“泛化”。比如，只碰一下新生儿的手，便会引起他全身运动。随着新生儿的生长发育，神经细胞的突起由短到长、由稀到密，形成越来越复杂的神经结构。

新生儿期大脑皮层兴奋性低，外界的刺激容易引起疲劳，使其兴奋性更低下，从而进入睡眠状态。所以，新生儿几乎整天处于保护性的抑制——睡眠之中，每天睡眠时间长达 20 h 左右。

新生儿与周围环境的联系，最初是依靠一些本能。比如，将奶头放入新生儿口中，立即引起吸吮动作，称为“吸吮反射”。类似的本能还有觅食反射、握持反射、踏步反射等。由于非条件反射过于简单，数量也有限，单靠这些本能无法适应千变万化的外界环境，因此新生儿在成长过程中，会逐渐建立起各种条件反射。

9. 感觉器官

（1）视觉　新生儿刚出生就有光感。适宜的刺激可促进视觉的发育。比如，母亲每次护理婴儿时，面对宝宝的脸，向他眨眨眼、说说话，宝宝会注视妈妈的嘴和眼睛，因为这两个器官会活动，特别能引起宝宝的注意。

新生儿在眼球运动时，可能出现两只眼睛不同步的现象，即一只向左，另一只向右，这只是暂时的现象，待神经肌肉更加协调，眼球的运动也更趋完善。

（2）听觉　新生儿已有听觉，突发的声音可引起惊战或闭眼。生后两周左右，新生儿就会把头转向声源。新生儿特别喜欢听心跳的声音。当他哭闹时，母亲把他搂在怀里，就会停止哭闹。如能定时播放优美的音乐（如摇篮曲等），新生儿的睡眠会更有规律。

（3）触觉　新生儿的触觉灵敏，特别是嘴唇、手心、脚心、前额等部位。新生儿特别需要温暖、爱抚，以解除“皮肤饥渴”。

（4）温度觉　新生儿的温度觉已很敏锐。如果奶瓶里的水或奶太凉太烫，洗澡的水过冷过热，新生儿都会以哭叫表示抗议。

（5）味觉　对甜的液体，新生儿吸吮的次数多。尝到苦味、酸味，就皱眉闭眼、紧闭小嘴。新生儿尝过有甜味的牛奶，往往就不肯再吃母乳。

（6）嗅觉　新生儿生后一周左右，就能区别生母与她人乳汁的气味。用生母乳汁浸过的奶垫，与她人乳汁浸过的奶垫，分别放在新生儿面颊的两侧，新生儿会把头转向用生母乳汁浸过的奶垫。

二、新生儿的特殊生理现象

新生儿期有一些特殊的生理现象，看上去好像是病态，其实是生理现象，不需要治疗，也不能随意处理，否则原本不是病却招来疾病。例如，生理性体重下降、生理性黄疸等，需要认真观察，应与疾病引起的体重下降、黄疸相鉴别，以便有病能早发现、早治疗。

（一）生理性体重下降

新生儿在出生后一周左右，由于吃奶量少，又排出胎便、尿，及皮肤蒸发，使机体丢失一些水分，使新生儿体重下降，比出生体重减少 100 ～ 300 g，人们称这种现象为“掉水膘”。

在正常情况下，在生后 7 ～ 10 天，体重可恢复到出生时的水平，以后体重明显增加。

（二）生理性黄疸

在胎儿时期，胎儿处在低氧的环境中，为了获得生长发育所需要的氧气，造血器官就制造出大量的红细胞，以携带氧气。出生后，建立了肺循环，氧气多了，就不再需要那么多的红细胞，多余的红细胞分解成胆红素。胆红素好比是一种黄色的“染料”，“染料”产生过多就将皮肤、巩膜（白眼球）染黄，形成黄疸。

约有半数的新生儿，于出生后 2 ～ 3 天，皮肤、巩膜出现轻度的黄疸，一般经过 7 ～ 10 天，黄疸消退。除了轻度的黄疸，别的都正常，这是生理性黄疸，不需要治疗。如果黄疸出现过早，或消退过晚，或消退后又出现黄疸，就是疾病引起的黄疸了，应尽早诊治。

（三）螳螂嘴和板牙

新生儿口腔两侧颊部有较厚的脂肪层，使颊部隆起，俗称“螳螂嘴”，又称“吸奶垫”。有人在新生儿不肯吃奶时，去挑割“吸奶垫”，而引起口腔炎，甚至发展成败血症。

在新生儿的牙龈上有一些灰白色的小颗粒，称上皮珠（俗称板牙或马牙）。板牙不妨碍新生儿吸吮，日后也不会影响出牙，切勿挑、刺，以免发生感染。板牙会自然消失，不需要处理。

（四）乳房肿大

有的男婴或女婴，于出生后数日出现乳房肿胀，甚至还有乳汁分泌，这种现象一般经两三周消退。这是因为出生时体内有来自母体的雌激素、孕激素和生乳素。雌激素和孕激素有抑制生乳素的作用。出生后，这类激素的来源中断，雌激素和孕激素很快消失，生乳素却维持较长时间，所以使新生儿出现乳房肿大的现象。注意不要按摩、挤压乳房，以免使乳腺发生感染。听其自然，不必处理。

（五）女婴阴道流血

有的女婴出生后 2 ～ 3 天阴道排出少量血性分泌物，持续一两天。这是因为胎儿受母亲雌激素的影响，生殖道细胞增殖、充血。出生后体内雌激素来源中断，原来增殖、充血的细胞脱落，使新生儿有“假月经”出现。若血性分泌物较多，可用棉花蘸淡淡的高锰酸钾水清洗外阴。

链接二　新生儿护理

一、新生儿护理要点

（一）居室保持适宜的温度

新生儿居室的适宜温度为 20 ～ 22℃。早产儿居室温度以 24 ～ 25℃为宜。若居室温度较低，要注意保暖，同时注意避免居室太干燥。

（二）选择合适的衣物

（1）衣服　新生儿内衣的衣料要用柔软、易于吸水、颜色浅的棉织品。上衣、棉衣可做成斜襟式，不要领子，前襟长些，后襟短些，衣服的下摆不必缝边，衣服不要用纽扣，用带子系在身侧。

（2）尿布　尿布也要用柔软吸水的旧布做成，颜色宜浅，便于观察大便的颜色。晚上若用“尿不湿”可以减少换尿布的次数，但是白天用“尿不湿”就不能只换 1 ～ 2 次，不勤换容易发生“尿布皮炎”。

(3)清洗　新生儿的内衣与外衣应分开洗。应多漂洗几次,以免衣服上残留洗衣液。新生儿的衣服不要与大人的混洗,以免将大人衣物上的病菌传染给新生儿。

(三)清洁护理

(1)眼部护理　准备一杯温开水和一些消毒的脱脂棉,用于眼部护理。

方法:用脱脂棉蘸温开水,从新生儿内眼角向外眼角的方向擦拭。换一块脱脂棉擦拭另一只眼。若眼睛红,眼睛分泌物多,要用医生给新生儿开的眼药水,因为有些大人用的眼药水不适合新生儿用。

(2)囟门部位护理　囟门处只有头皮和脑膜,没有骨质,所以要注意保护。

方法:用手指平置在头皮上,轻轻地揉洗,不要搔抓、按压。

(3)头上厚痂的清除　由头皮皮脂腺分泌的皮脂与污垢积成黄褐色的厚痂,俗称“脑门泥”。

方法:可将少许食用植物油加热,晾凉后备用。将植物油涂在硬痂上,过一会儿待痂皮闷软,再用棉杆棍或较软的稀齿梳子将痂皮慢慢清除。

(4)洗澡　新生儿出生后一周左右就可以在家洗澡了。夏天要天天洗,冬天可每周洗 1 ~ 2 次。冬天,洗澡时室温不宜低于 23℃,要比平时暖和些,水温在 40℃(用手试一试,感到比温水稍热一些)。

(四)预防感染

细菌、病毒主要经呼吸道、消化道、皮肤、脐部等侵入新生儿体内,引起疾病。

(1)预防呼吸道感染　新生儿居室应保持空气新鲜。要经常开窗通风,开窗时不要让风直接吹着新生儿。冬季,可利用大窗上的风斗式小窗通风,室外新鲜冷空气经风斗小窗流经屋顶然后下降,不会使室温骤降。也可以把新生儿先抱到别的房间,通风后再抱回来。如果房间密不透风,空气污浊,产妇和新生儿都容易生病。另外,要避免室内尘土飞扬。家里人感冒、咳嗽,要防止传染给新生儿。

(2)预防病从口入　母亲喂奶前要洗手,洗乳头。用奶瓶喂牛奶、喂水后,将奶瓶洗净,放入冷水中煮沸,再放入奶头煮 5 min,取出奶瓶和奶头,放在干净带盖的锅中备用。试瓶内牛奶的温度时,大人可以把奶滴在自己手腕内侧试,不要用嘴试。

(3)预防脐部感染　包脐部的纱布要保持清洁,湿了要及时更换干净的。若接生时对脐部消毒不严,破伤风杆菌从断脐处侵入人体,可导致新生儿破伤风。因其多在第 4 ~ 6 天发病,因此俗称“四六风”。如果包脐带的纱布被大小便、水浸湿了,很容易使脐部发炎,又容易转成败血症等严重疾病。若脐部潮湿,可用消毒棉签蘸 75% 酒精涂擦,然后覆盖消毒纱布。若脐眼和周围皮肤红肿、流脓血,应及时请医生诊治。

二、婴儿抚触

(一)“婴儿抚触”的作用

“婴儿抚触”是用双手对婴儿进行有顺序、有手法技巧的抚触,以达到保健的目的。

皮肤覆盖全身,是人体重要的感受器。良好的刺激,通过皮肤感受器传到大脑,再通过神经、体液的调节,对机体起着保健的作用。

“婴儿抚触”产生的生理和心理效用,可以用解除“皮肤饥渴”来概括。“皮肤饥渴”不解除,新生儿会有烦躁不安、睡眠不稳、体重增长缓慢等现象。解除“皮肤饥渴”的有效方法之一,就是

"婴儿抚触"。

(二)抚触的注意事项

(1)选择适当的时间　抚触宜安排在喂奶后 1 h 左右。饥饿或刚吃完奶时,不宜安排抚触。

(2)调节好室温　若在冬季,抚触时室温与洗澡时的室温应相近,以免受凉。

(3)抚触者的准备　去掉手表、饰物,剪短指甲,手上擦少许婴儿润肤霜。手要温暖。

(4)体现爱抚　婴儿抚触不是机械的操作,而是亲情的交流。一边抚触,一边轻轻地和婴儿说说话,得到满足的不仅是婴儿,还有对婴儿进行抚触的亲人。

(5)视婴儿的月龄　抚触时间可从每次 5 min 开始,逐渐延长到每次 15 ~ 20 min,每日 2 ~ 3 次。

(三)抚触的手法(可重复若干次)

(1)头部抚触　婴儿仰卧,大人站在婴儿头侧。用两手拇指从婴儿前额中央向两侧按摩。用手掌从前额发际向上、向后按摩至后发际。

(2)面部抚触　两手拇指自鼻向两侧按摩,再自下颌中央向外、向上按摩。

(3)胸部抚触　用双手环抱婴儿胸背,用两手拇指沿肋间自中央向两侧按摩。

(4)腹部抚触　从肚脐开始,做腹部环形按摩,由里到外。

(5)背部抚触　婴儿俯卧。用双手掌按摩婴儿背部,自颈部到臀部,再从臀部到颈部。婴儿未满月前,俯卧的时间不宜长。

(6)四肢抚触　婴儿仰卧。按摩上肢:让婴儿的左手握住大人的右手拇指,顺势将婴儿的左臂抬起,大人用左手按摩婴儿的左臂,自手掌至肩;再按摩另一侧手臂。按摩下肢:大人用右手托住婴儿的右腿,用左手自脚掌至大腿根部按摩;再按摩另一侧下肢。

(7)手、足抚触　用拇指自掌根向指(趾)按摩。

三、预防意外

(一)预防窒息

窒息是新生儿期常见的意外伤害。新生儿的头大而沉,颈部无力支撑起头部,当新生儿的口鼻被松软的东西堵住时,新生儿往往无法挣脱,以致发生窒息。比如,母亲把新生儿搂在怀里睡觉,图喂奶方便,新生儿一哭就把奶头塞到新生儿嘴里,母亲睡着了,松软的乳房堵住新生儿的口鼻;家长带新生儿外出,为了保暖,用厚毯子把新生儿的头也盖上了;新生儿的枕头太松软,捂住了脸。以上种种极容易发生意外。

(二)不要猛力摇晃新生儿

通过多年的研究,儿科专家提醒人们:不要猛力摇晃新生儿,以免使脑部受损伤。

新生儿的头部约占身长的 1/4。虽然脑组织外面有脑脊液和脑膜的保护,但在受到猛力摇晃时,脑组织仍然可以因振荡而受到损伤,甚至发生脑部毛细血管破裂出血。无论脑震荡还是脑血管出血,都可危及生命。轻度的脑血管出血,也许在婴儿时期不出现身心发育的异常,但是它是学龄儿童发生"多动症"的诱因之一。

(三)拍照不宜用闪光灯

出生前,胎儿在子宫这一暗室里度过了漫长的 10 个月。出生后,对光的刺激非常敏感。

成人的眼睛受到强光刺激时,可通过瞬目、缩瞳、流泪等生理反应进行调整,保护视网膜。而新生儿这些生理反应还不完善,受到强光的刺激,可能引起角膜和视网膜的灼伤。

为新生儿拍照宜利用自然光源，或采用侧光、逆光，不要用闪光灯直接照在新生儿脸上。同样，不宜让阳光直射新生儿的脸部。

链接三　初乳的特殊作用

初乳是母亲分娩后最初几天内乳房分泌的乳汁，一般认为是7天内产生的特殊母乳。母乳喂养的重大意义，其大半包含在这“初乳”中。初乳之所以对新生儿如此重要，是因为初乳营养非常丰富，更重要的是初乳中含有许多保护新生儿抵抗疾病的物质，也叫“免疫物质”。

从营养方面来看，初乳中含有较成熟乳更为丰富的蛋白质，有利于新生儿的迅速生长；初乳中含脂肪量较成熟乳少，适合新生儿吸收脂肪能力较弱的特点；初乳中还含有大量的β－胡萝卜素，与维生素A有相似的作用，不仅有利于新生儿视觉的发育，更具有抗感染的作用；初乳中含有较成熟乳更多的微量元素锌，有利于新生儿的生长发育。

从增强新生儿抵御疾病能力方面来看，初乳的作用更为重要，因为初乳中含有大量免疫物质，如由蛋白质构成的抗体，尤其是分泌型的免疫球蛋白A。这种免疫物质在新生儿的肠道中不会被消化也不会被吸收和分解，而是覆盖在新生儿的呼吸道和消化道的黏膜表面，可避免细菌和病毒对新生儿的伤害。初乳中还有一种由铁和蛋白质相结合的免疫物质，叫做乳铁蛋白，它可减弱细菌或病毒的活动并消灭它们；在初乳中还含有各种酶，具有阻止细菌或病毒侵入新生儿体内的功能。这些免疫物质在牛奶、奶粉等人工营养品中是绝对没有的。新生儿吃到的初乳是一生中的第一次免疫。

第二章 学前儿童的生长发育及健康评价

本章导读

在了解学前儿童生长发育基本规律的基础上，掌握学前儿童身体健康的评价标准及方法，学会对幼儿进行常规健康检查的技能。依据所学的儿童身体健康的评价标准及方法，对学前儿童个体或群体生长发育状况做正确的评价。

知识目标

1. 了解人体生长、发育、成熟的含义，熟知学前儿童生长发育的基本规律。
2. 基本掌握学前儿童年龄阶段的划分及其特点。
3. 掌握学前儿童生长发育的规律，以及影响生长发育的因素。
4. 初步掌握学前儿童健康评价的标准以及评价的方法。

技能目标

1. 掌握学前儿童身心发育的指标，并学会进行测定及评估的技能。
2. 学会对学前儿童进行常规健康检查的技能。
3. 初步掌握学前儿童身体发育的常用评价方法，并能进行健康评价。

素养目标

1. 观察及分析学前儿童个体或群体生长发育状况，并能做出判断。
2. 关爱儿童，学会学前儿童健康评价的标准，并能做出比较正确的评价。

学习本章之前共同讨论

1. 如何判断学前儿童是否健康？从哪些方面观察、分析？
2. 怎样才能对学前儿童的健康做出比较正确的评价？

学前儿童生长发育的规律是指群体儿童在生长发育过程中的一般现象。在生长发育过程中，受到环境、营养、体育锻炼、疾病等因素的影响，虽然会出现个体差异，但一般的规律还是存在的。儿童生长发育状况，是反映其健康状况的一面镜子。了解学前儿童生长发育的共同规律，有助于正确认识和评价学前儿童身体的发展。

第一节　学前儿童的生长发育

生长是指身体各个器官以及全身的大小和重量的增加与变化，是机体在量的方面的变化，是能观测到的，如个子变高、手脚变大等。发育是指细胞、组织、器官和系统功能的成熟与完善，是机体在质的方面的变化，如小脑平衡功能的完善、肾功能的增强。成熟是指机体的生长、发育达到一种完备状态，如淋巴系统在出生后迅速发育，在 12 岁时已发育成熟，以后逐渐退化。

幼儿生长发育的量变和质变常常是同时进行的。这种变化不仅表现在身高、体重的增加，还表现在全身各个器官逐渐分化，机能逐渐成熟等方面。如随着大脑体积的增大、重量的增加，大脑皮层的记忆、思维、分析等功能也在不断发展和完善。

一、学前儿童生长发育的特点

人体从卵子受精到发育成熟是一个长达 20 年左右的连续、统一的过程。人的一生要经历不同的发育阶段。根据解剖、生理及心理发育等特点，一般将学前儿童的生长发育划分为胎儿期、新生儿期、婴儿期、幼儿前期、幼儿期五个阶段。

（一）胎儿期

从受孕到娩出前的 280 天（约 40 周），称为胎儿期。这一时期的特点是胎儿完全依赖母体生存，组织器官正在形成，母体的身体状况和生活活动对胎儿健康影响较大。胎内前 3 个月称胚胎期，各系统器官在这个时期末几乎都已基本分化形成；中间 3 个月为内脏器官发育更趋完善时期；后 3 个月为四肢发育更加迅速的时期。

（二）新生儿期

从胎儿娩出到刚满 28 天称为新生儿期。这一时期的主要特点是：从胎内依赖母体生活转到胎外独立生活，面临着内外环境的巨变。刚出世的新生儿，体内器官的生理功能尚不完善，要经过一系列的调整，才能适应新的环境，需要特别护理。

（三）婴儿期

从出生 29 天到 1 岁称为婴儿期，亦称乳儿期。婴儿期是出生后生长发育最迅速的时期，身长在一年中增长 50%，体重增长 2 倍。脑发育也很快，1 周岁时已基本会走，能主动接触周围事物，能听懂一些简单的话，能有意识地发几个音。营养以母乳为主，并逐渐添加辅助食品。由于生长迅速，婴儿对营养素和能量的需求相对较大，但消化功能尚不完善，容易发生腹泻和营养不良。至 5～6 个月以后，来自母体的抗体逐渐消失，免疫力降低，易患传染病，应按时进行各种免疫接种。

（四）幼儿前期

1—3 岁为幼儿前期，亦称托儿所年龄期。这一时期的主要特点是身高、体重的增长减慢，中枢神经系统的发育加快。此时期，幼儿生活范围扩大，接触周围事物增多，促进了其动作、语言、思维和交往能力的发展，智能发育较快；对外界危险事物识别能力不足，容易发生意外创伤和事故；免疫力仍然较低，容易患传染性疾病。幼儿乳牙已出齐，其膳食也从母乳转换到普通饭菜。

（五）幼儿期

三至六七岁为幼儿期，亦称幼儿园年龄期。这一时期幼儿生长发育减慢，但四肢生长较快，神经系统发育仍然较快，智能发育进一步增强，有很强的求知欲，喜欢发问，好模仿；运动的协调能力不断完善，能从事一些较精细的手工操作，也能学习简单的图画和歌谣。

二、学前儿童身体生长发育规律

人体从孩童到成人经历了极其复杂的变化过程。0—6 岁是人体快速生长发育的阶段。了解学前儿童身体生长发育的共同规律，有助于我们正确认识和评价其身体的生长发育状况。

（一）生长发育的阶段性和程序性

儿童的生长发育，无论是总的生长速度，还是各器官系统的发育顺序，都遵循特有的规律。

1. 生长发育的阶段性

生长发育是一个连续的过程。这一过程中，有量的变化，也有质的变化，因而形成了不同的发育阶段。各年龄期按顺序衔接，不能跳跃，前一年龄期的发育为后一年龄期的发育奠定必要的基础，任何一个阶段的发育受到阻碍都会对后一阶段的发育起着不良影响。例如，出生时只能吃流质，只会躺卧和啼哭，到 1 岁时便能吃多种食物，会走路和说单词，这是很明显的变化。在会说单词之前必先学会发音，同时要学会听懂单词；能吃固体食物之前必须先吃半流质食物；会走路之前必先经过抬头、转头、翻身、直坐、站立等发育步骤。其中任何一个环节产生障碍，都会影响整个婴儿期的发育，并使幼儿前期的发育延迟。

2. 生长发育的程序性

身体各部的生长发育有一定的顺序，一般遵循由上到下、由远到近、由粗到细、由低级到高级、由简单到复杂的规律。例如胎儿期有一个特大的头颅、较长的躯干、短小的两腿，儿童时期各部较匀称。婴儿期动作的发展顺序：首先是头部的运动（抬头），以后发展到上肢（取物），再发展到躯干的活动（翻转或直坐），最后发展到下肢的活动，达到两腿站立与行走，遵循“头尾发展规律”，即首先会抬头、转头，然后能翻身、直坐，最后才会站立、行走。

（二）生长发育速度呈现波浪式的变化

儿童身体的生长发育是快慢交替的，因此生长发育速度曲线不是随年龄呈直线上升，而是波浪式上升。在整个生长发育期间，全身和大多数器官、系统有两次生长突增高峰，第一次在胎儿期，第二次在青春发育期初期，而且女比男大约早两年出现。

1. 身高、体重

儿童出生后第一年，无论身长、体重都是增长最快的一年，这一年中身长增长 20 ～ 25 cm，比出生时增长 50%，体重增加 6 ～ 7 kg，为出生时的 2 倍。第二年增长速度也较快。2 岁以后，增长速度逐渐缓慢下来，并保持相对稳定，平均每年身高增加 4 ～ 5 cm，体重增加 1.5 ～ 2 kg。直至青春期再出现第二次生长发育高峰（图 2-1）。

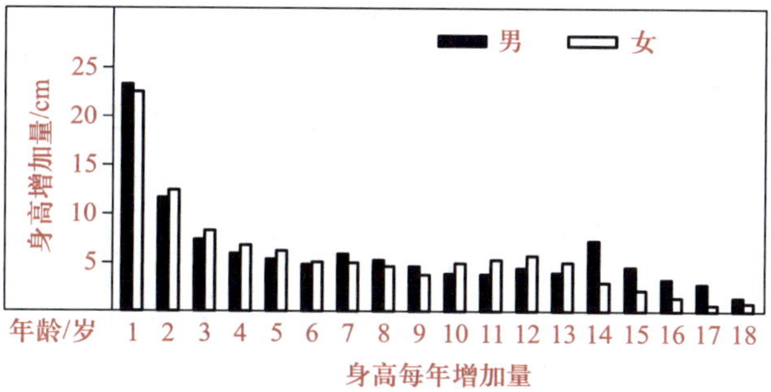

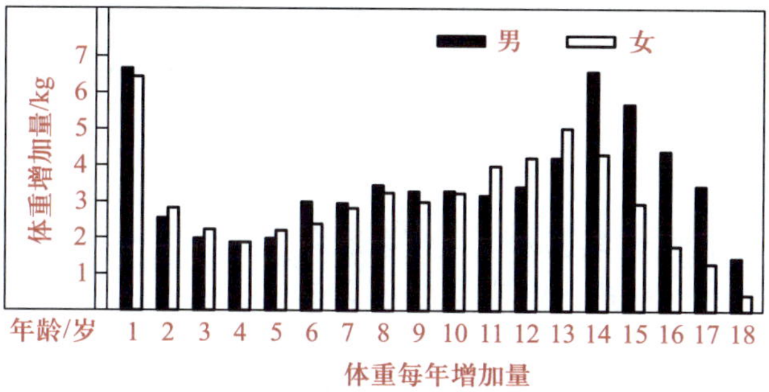

图 2-1　儿童身高、体重每年增加量

2. 身体各部分的生长

身体各部分的生长速度不完全相同，因此身体各部分的增长幅度也不一样。一个人从出生到发育成熟，头部增大了 1 倍，躯干增长了 2 倍，上肢增长了 3 倍，下肢增长了 4 倍（图 2–2）。从人体整个形态上看，从新生儿时期的较大头颅占比、较长躯干占比和短小双腿占比，逐步发展为成人时的较小头颅占比、较短躯干占比和较长双腿占比（图 2–3）。

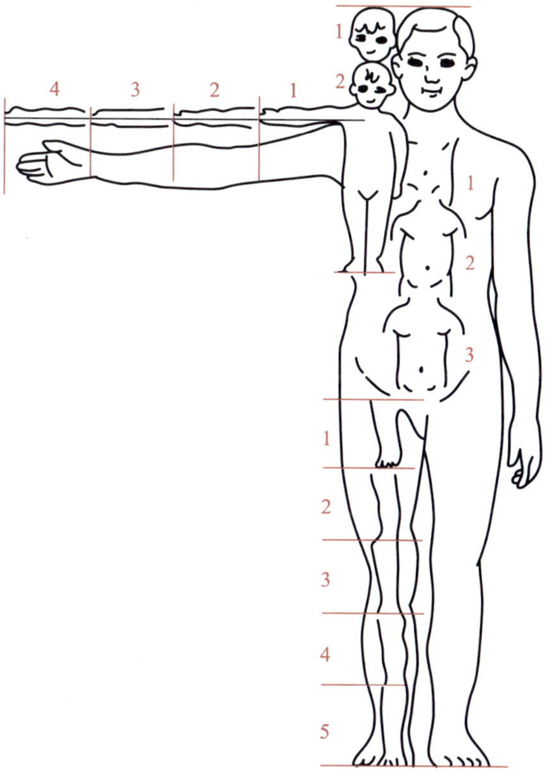

图 2–2　胎儿时期至成人身体各部分发育的比例

（三）生长发育不均衡但统一协调

人体各个系统的发育并不是同时进行的，表现为有的系统发育较早，有的系统发育较晚。同一系统在不同时期的生长发育速度也是不一样的。

全身的肌肉、骨骼、心脏、血管、肾、脾、呼吸器官、消化器官等，它们的生长规律与身高、体重一样，即出生后第一年最快，以后逐渐减慢，到青春期出现第二次生长突增高峰，再后又生长缓慢，直到成熟。淋巴系统的发育比较早，10—12 岁达到高峰，

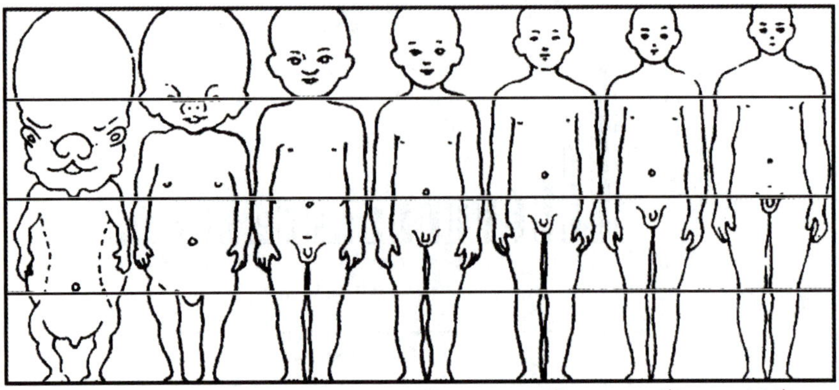

图 2–3　胎儿时期至成人身体各部比例

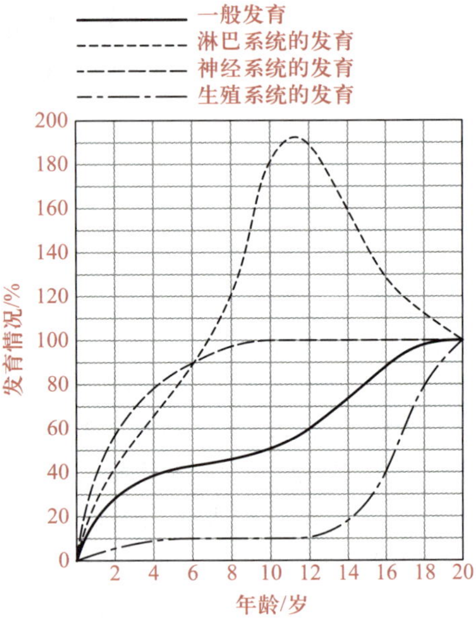

图 2–4　身体各系统发育的情况

之后淋巴系统中的个别器官逐渐退缩。生殖系统在童年时期几乎没有什么发育,进入青春期后才会迅速发育(图 2–4)。

脑、脊髓、视觉器官以及反映脑大小的头围等,只有一个生长突增,而没有青春期第二次生长突增。大脑在胎儿期和出生后的发育一直是领先的。胎儿出生时脑重约 350 g,相当于成人的 25%;幼儿六岁时,脑重量已达到成人的 90%。在这五六年中,由于大脑发育迅速,各种身体机能、语言发展和动作发展也是比较快的。各系统的发育是不均衡的,但是协调的。各个系统的生长发育并非孤立地进行,而是互相影响、互相适应的。因此任何一种对机体作用的因素,都可能影响到多个系统。如体育锻炼能增强心肺功能,促进消化吸收,并有益于骨骼的生长。

另外,生理的发育和心理的发展也是相互关联的。生理的发育是心理发展的基础,而心理发展也同样影响生理功能。如情绪会影响生理机能的正常发挥,情绪差时会影响食欲,从而造成营养不良或生长发育迟缓;不良心态还会引起支气管、消化道等疾病。

(四)个体发育存在差异

儿童的生长发育遵循一般规律。在一定范围内,由于遗传、性别、环境、教养等因素的影响,每个儿童无论身体的形态还是机体的功能都存在着广泛的个体差异,呈现出高矮、胖瘦、强弱、智愚的不同。体格上的个体差异,一般随着年龄的增长而越来越显著,生长发育的个体差异在生长突增期间增长幅度最大。即使是同性别、同年龄的群体中,每个儿童的发育水平、速度及发育到成熟的时间等方面也各不相同,即使是同卵双生子之间也有差别。

三、学前儿童生长发育的影响因素

影响学前儿童生长发育的因素可以分为两大类,即内在的遗传因素和外在的环境因素。

环境因素主要指营养、体育锻炼、疾病、生活制度等。遗传基因一般是不会改变的，而环境条件是可以改变的。遗传基因决定了生长发育的潜力，而潜力的发挥取决于环境条件。如身高既与父母的遗传基因有关，也与生活、环境条件有关。

（一）遗传因素的影响

遗传对学前儿童的生长发育起着决定性作用。儿童生长发育的特征、潜力、趋向、限度都受父母双方遗传因素的影响，遗传性疾病对生长发育也有影响。研究表明，同卵双生子身高的差别很小，头围测量值也很接近，这说明骨骼系统的发育受遗传因素的影响较大；相反，体重却易受环境因素的影响。

（二）环境因素的影响

1. 营养的影响

合理而充足的营养是学前儿童生长发育的物质基础，也是保证儿童生长发育极其重要的条件。儿童年龄越小，受营养的影响越大。营养缺乏或不合理的膳食不仅会影响生长发育，而且会导致各种营养缺乏症。许多研究表明，儿童早期尤其是妊娠后 3 个月至出生后 6 个月的营养，对智力发育有着决定性的影响，出生后严重的营养不良可影响大脑的正常发育，还可能影响以后的学习能力。而营养过剩或不平衡会导致肥胖，同样会影响儿童的生长发育。营养对生长发育中的学前儿童都会产生暂时的或永久的影响。

2. 疾病的影响

儿童生长发育过程中会受各种疾病的直接影响，影响程度取决于病变涉及的部位、病程长短和疾病的严重程度。疾病可干扰正常的能量代谢，尤其当体温过高时，代谢率升高，会增加各种营养物质的消耗。有些疾病还能严重影响器官和系统的正常功能，如急性胃肠道疾病对消化吸收能力就有明显的干扰。有些传染病，不仅威胁儿童的生命，还可造成严重的后遗症，如流行性脑脊髓膜炎（简称流脑）、流行性乙型脑炎等。严重的慢性病对儿童的生长发育也有明显影响。积极防治儿童常见病、传染病和寄生虫病，对保证儿童正常生长发育是十分重要的。

3. 体育锻炼的影响

体育运动是促进学前儿童身体发育和增强体质的有效手段。体育运动可以全面加强各器官、系统的功能，改善大脑的控制和指挥能力，促进新陈代谢，使学前儿童长得更健壮。锻炼可使人精神饱满、心情愉快、食欲增加，促进消化吸收，从而减少疾病，增强儿童体质。

4. 生活制度的影响

有规律的生活作息，能够促进儿童神经系统的发育。在神经系统的调节下，身体各个器官、系统才能有规律地、协调地工作，进而有利于儿童身体健康发育成长。因此，要科学地制订学前儿童的生活制度，使其能有足够的户外活动、适当的学习、丰富的营养和充足的睡眠，以促进其生长发育。

除此以外，还有一些其他因素，如环境污染、气候、季节、药物等因素对儿童的生长发育也有一定影响。各种环境污染会损害学前儿童的身心健康，如噪声不仅影响听觉功能，而且会使神经中枢的调节功能紊乱。季节对生长发育也有一定影响，一般来说，春季（3—5 月）学前儿童的身高增长较快，秋季（9—11 月）体重增长较快。

第二节　学前儿童生长发育的评价

一个人的健康是指身体、心理和社会适应等方面的健全。学前儿童身体的生长发育是衡量其健康状况的一个重要指标。研究表明，学前儿童身体的生长发育受到遗传、环境、营养、锻炼、疾病等因素的影响，且个体之间存在很大差异。因此，了解学前儿童身体生长发育的规律，掌握正确的测量方法，通过与发育正常标准数的分析比较，能对学前儿童的生长发育状况做出正确的评价，并以此作为改善儿童健康的依据。

一、学前儿童生长发育的评价指标

评价学前儿童生长发育的指标包括形态指标、生理功能指标、生化指标以及素质指标等。本书重点介绍形态指标和生理功能指标。

（一）生长发育的形态指标

生长发育的形态指标是指身体及其各部分在形态上可测出的各种量度（如长、宽、围度以及质量等），常用的形态指标是体重和身高。此外，代表长度的还有坐高、手长、足长、上肢长、下肢长；代表宽度的有肩宽、骨盆宽、胸廓横径和前后径；代表围度的有头围、胸围、上臂围、大腿围、小腿围；代表营养状况的有皮褶厚度。

1. 体重

体重是指人体各器官、系统、体液的总质量，在一定程度上反映儿童的骨骼、肌肉、皮下脂肪和内脏重量及其增长的综合情况。体重易于测量，结果也比较准确，是最易获得的反映学前儿童生长与营养状况的指标。体重与身高相结合可用以评价机体的营养状况和体型特点。

正常足月新生儿出生体重平均为 3 kg 左右，出生后 3 个月的体重是出生时的 2 倍，0—6 个月平均每月增加 0.7 ～ 0.8 kg，7—12 个月增长量减少，平均每月 0.25 kg。满 1 岁时体重大约是出生时的 3 倍，满 2 岁时达 4 倍。儿童的体重可用以下公式估算：

（1）1 岁以内

1—6 个月　体重（kg）＝出生体重 + 月龄 $\times 0.6$

7—12 个月　体重（kg）＝出生体重 $+ 6 \times 0.5$

（2）1—10 岁

体重（kg）＝年龄 $\times 2+8$（或 +7）

用体重评价儿童的营养状况时一般用两种方法：① 按年龄的体重。按儿童年龄分组，用体重的均值作为标准，以均值 ±10% 作为正常范围，大于 10% 为超重，大于 20% 以上为肥胖；相反，小于 10% 为轻度营养不良，少于 20% ～ 40% 为中度营养不良，小于 40% 以上为重度营养不良。② 按身高（身长）的体重。根据世界卫生组织的标准，用不同数值的身高（身长）所应有的体重为基准，不分年龄和性别，用百分位数法列表，使用时按照儿童的身高（身长）值查出标准体重。如果所测儿童的体重位于第 20 百分位数到第 80 百分位数之间，说明该儿童的体重属正常范围。

2. 身高（身长）

身高是指人体站立时颅顶到脚跟的垂直高度，是基本的形态指标，常用以表示全身生长的水平和速度。身高方面表现的个体差异，比体重所表现的更大。

出生时身长平均为 50 cm，生后第一年增长最快，前半年平均每月增长 2.5 cm，后半年平均每月增长 1 ～ 1.5 cm，全年共增长 25 cm，1 岁时，约为出生时身长的 1.5 倍，即 75 cm。第二年增长速度减慢，平均每年增长 10 cm，2 岁时身长约为 85 cm。

婴儿期和青少期是身高增长的两个高峰，幼儿期身高进入稳步增长阶段。

2—12 岁儿童的身高可按下面公式估算：身高（cm）= 年龄 ×5+80（或 +75）。

3. 头围

头围能反映颅和脑的大小以及发育情况，是反映学前儿童脑发育的重要指标，也是脑积水、小头畸形等的主要诊断依据。儿童出生时，头围已达到成人头围的 65% 左右，10 岁时则达到成人头围的 95% 以上。新生儿头围平均值为 34 cm，1 周岁时为 45 cm，2 周岁时为 47 cm，3 周岁时头围平均为 48 cm，以后增长得更少，15 岁时接近成人头围 54 ～ 58 cm。所以对头围的监测在出生后头两年尤为重要。

4. 胸围

胸围表示胸廓的容积以及胸部骨骼、胸肌、背肌和脂肪层的发育情况，是人体宽度和厚度最具代表性的指标，在一定程度上表明身体形态及呼吸器官的发育状况，也可反映体育锻炼的效果。新生儿胸围平均为 32 cm 左右，比头围小 1 ～ 2 cm，1 岁左右胸围与头围大致相等，1 岁后胸围超过头围，超过的差数约等于儿童年龄数。营养物质摄入不够，缺乏体育活动以及疾病造成的胸廓畸形（如佝偻病）均会影响胸围的增长。

5. 坐高（顶臀长）

坐高是坐位时从颅顶点至臀部接触底座平面的垂直高度，可表示躯干的生长情况，与身高比较时，可说明下肢与躯干的比例关系。儿童随年龄的增加，下肢的生长速度不断加快，故坐高占身高的比率随年龄而降低，由出生时的 0.67 下降到 14 岁时的 0.53。

（二）生长发育的生理功能指标

生长发育的生理功能指标是指身体各系统、各器官在生理功能上可测出的各种量度。如反映骨骼肌肉系统的基本指标有握力、拉力、背肌力；反映呼吸系统机能的基本指标为肺活量、呼吸频率；反映心血管系统机能的基本指标是心率、脉搏和血压；最大耗氧量则为心血管和呼吸机能的综合指标。还可检测血液中红细胞和血红蛋白等生化指标。生理功能指标有助于对学前儿童生长发育状况进行全面评价。

1. 心率与脉搏

心率是心脏搏动的频率，脉搏就是动脉的搏动。正常情况下心率与脉搏是一致的，其测定值可反映心脏和血管的功能。婴幼儿年龄越小，每分钟心率、脉搏次数就越多，且易加速。脉搏受年龄和性别的影响，婴儿平均 120 ～ 140 次 /min，幼儿平均 90 ～ 120 次 /min，成年人 70 ～ 80 次 /min。

测量：在安静状态下，将食指、中指和无名指并拢轻轻放在婴幼儿手腕侧的桡动脉上，计数 1 min。

2. 血压

血压是反映心血管功能的重要指标。血压容易受活动、情绪等外因的影响。儿童血压比成人低得多，年龄越小，血压越低。目前，学前儿童血压正常值尚无统一标准，一般认为 4 岁以后的收缩压（mmHg）约为（年龄 ×2）+8，舒张压为收缩压的 2/3。高血压在婴幼儿中不多见。

血压采用血压计测量。

3. 肺活量

肺活量是指受测者在深吸气后能够呼出的最大空气量。它在一定程度上代表着呼吸肌的力量和肺的容量及其发育状况。 肺功能的检测在儿童慢性支气管及肺部疾病(如哮喘)的诊断和疗效评估中,起着重要作用。

肺活量的测量一般采用肺活量计。

(三)生长发育的其他体格评价指标

1. 视力

对 3 岁以下婴幼儿的视力可用客观观察的方法粗略地测知。3 岁以上幼儿能配合做一定的视力检查,可用辨认形象的儿童视力表来测查。一般可用国际标准视力表或对数视力表、儿童图形视力表等测查视力。

2. 听力

听力检查或称测听,是通过测查声刺激所引起的反应来了解儿童的听觉功能状态。分为主观测听法和客观测听法,婴幼儿一般采用客观测听法。

3. 微量元素

微量元素一般指含量小于体重 0.01% 的矿物质,对孩子的生长发育起着不可缺少的作用。我国儿童比较容易缺乏铁、碘、锌。目前比较常见的检测法包括血液检测和头发检测两种。

4. 血红蛋白

血红蛋白(Hb)是红细胞的主要成分,主要功能是将肺部吸进的氧气运送到全身各组织器官供其所需,测定 Hb 能较好地反映贫血的类型和程度。血红蛋白正常值随年龄变化而有所不同,各年龄段 Hb 的平均正常值:出生后 2 周为 150 g/L,3 个月为 111 g/L,6 个月为 123 g/L,1—2 岁为 118 g/L,4—5 岁为 134 g/L,8—14 岁为 139 g/L。如在新生儿期低于 145 g/L、4 个月时低于 90 g/L、4—6 个月时低于 100 g/L、6 个月—6 岁时低于 110 g/L、6—12 岁时低于 120 g/L 者为贫血。

二、学前儿童生长发育的标准与评价方法

(一)生长发育标准

生长发育标准是评价个体或集体儿童生长发育状况的统一尺度。一般通过一次大数量(横剖面)的发育调查,搜集发育指标的测量数值,经过统计学处理,所获得的资料即可成为该地区个体和集体儿童发育的评价标准。

在生长发育标准中,常用的形态指标有身高、体重、胸围、坐高、头围(5 岁以内)、臂围等。常用的生理功能指标有脉搏、血压、肺活量等。常用的心理功能指标一般通过感觉、知觉、语言、记忆、思维、情感、意志、能力和性格等进行观察。

一般而言,生长发育标准是相对的、暂时的,只能在一定地区和一定时间内使用。这是因为儿童生长发育过程始终受遗传和环境的影响,致使不同地区儿童的生长发育水平有一定差异,应根据各地区内不同年龄组的生长发育调查资料制定各自相应的标准。在各个不同的历史时期,各地区卫生事业的状况及人群的平均营养水平不同,因此,每过若干年,儿童的生长发育水平会有显著的不同,因而,生长发育标准只能在一定时期内使用。

（二）生长发育的评价方法

儿童身体生长发育的评价应包括发育水平、发育速度及发育匀称程度三个方面。为此而建立的评价方法多种多样，有发育等级评价法、发育曲线图评价法、三项指标综合评价法、百分位数评价法、身体指数评价法、发育年龄评价法、相关回归评价法等。这些方法有简有繁，所说明的问题各有侧重，但是任何一种方法都不能完全满足对儿童生长发育进行全面评价的要求。因此，在运用这些方法时，一方面应结合评价目的选择适当的方法，另一方面还须将评价结果与身体检查等情况结合起来进行综合分析。几种常用的评价方法如下。

1. 发育等级评价法

发育等级评价法是将个体儿童的发育数值和作为标准的均值及标准差进行比较，以评价个体儿童发育状况的方法。根据与该均值差异的大小和高低来评定该儿童的发育状况。五等级评价法是某项评价指标（如身高）以均值（$\overline{X}$）为基准值，以其标准差（S）为离散距，将发育水平划分为五个等级，制定出五等级评价标准表（表 2–1）。

发育等级评价法

表 2–1　发育等级评价法

等级	标准
上等	$\overline{X}+2S$ 以上
中上等	$\overline{X}+2S$ 至 $\overline{X}+S$
中等	$\overline{X}+S$ 至 $\overline{X}-S$
中下等	$\overline{X}-S$ 至 $\overline{X}-2S$
下等	$\overline{X}-2S$ 以下

五等级评价法以均值加减一个标准差为中等，均值加一个标准差至两个标准差为中上等，加两个标准差以上为上等，均值减一个标准差至两个标准差为中下等，减两个标准差以下为下等。

发育等级评价法常用的指标是身高和体重（见《中国 7 岁以下儿童生长发育参照标准》）。个体儿童的身高、体重数值为“中等”“中上等”“中下等”均为正常范围，大约 95% 的儿童均属此列。评价为“上等”“下等”也不能一概肯定为异常，需定期连续观察，并结合体格检查再作出结论。

这种评价法的优点是简单易行，缺点是只能用于单项指标评价，不能对儿童体型作评价，也不能对生长发育动态进行评价。此评价方法易形成与同龄儿童比胖瘦、比高矮的问题。

2. 发育曲线图评价法

发育曲线图评价法的原理与五等级评价法一样，只是将等级法中的五个等级用曲线来表示（图 2–5）。发育曲线图可以根据某项发育的均值、均值加减一个标准差（均值 ±1S）、均值加减两个标准差（均值 ±2S），分别标在坐标图上绘出五条曲线，作为评定儿童生长发育的标准。目前较为常用的生长发育标准是世界卫生组织（WHO）推荐的参考值。

发育曲线图评价法

用此方法进行评价很方便，只要将个体儿童在该年龄的实测值标在图上，就能了解该儿童当时的发育水平。若将个体儿童在不同时期的连续实测值分别标在图上并连成曲线，就既能看出该儿童各个时期的发育水平，又能了解其发育速度和趋势。

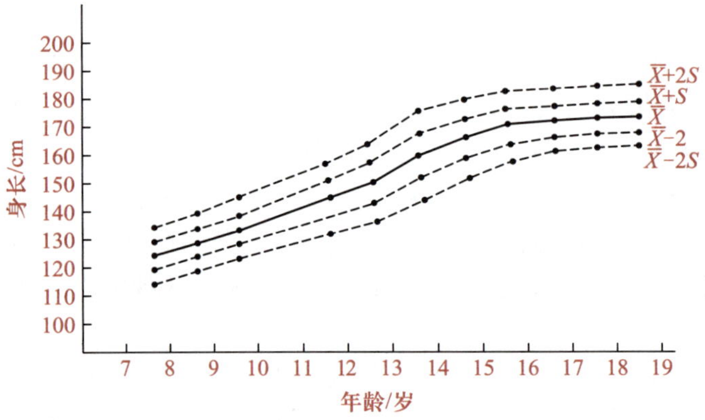

图 2-5　身高发育曲线图示例

发育曲线图评价法使用比较广泛，具有以下优点：

（1）评价方法简单、直观，使用方便。

（2）能清楚地说明儿童发育处于哪一个等级。

（3）可用以追踪观察儿童某项发育指标的发展趋势和发展速度。

（4）能比较两个或更多儿童的发育水平。

其缺点是不能同时评价几项指标来说明儿童发育的匀称情况。

上述两种评价方法可用于对群体儿童的评价。例如，可把幼儿园一个班或整个幼儿园儿童的实测资料，先对照发育等级评价标准确定各个儿童的发育等级，然后统计在每项指标中处于各发育等级的人数和所占的百分比，从而了解某个班或整个幼儿园处于不同发育水平儿童的比率。利用发育曲线图评价法对群体儿童进行评价也很方便，只要将某个群体儿童各年龄的均值连成一条曲线，就能看出该群体的发育水平。

3. 三项指标综合评价法

三项指标综合评价法是世界卫生组织近年来推荐的儿童营养状况的判断方法，按年龄别体重、按年龄别身高以及按身高别体重三项指标全面评价儿童的生长发育状况（表 2-2）。这种评价方法既要称体重又要量身高，然后再分别查按年龄别体重、按年龄别身高、按身高别体重的标准，将这三项指标结合起来对儿童的身体生长发育和营养状况进行综合评价。

表 2-2　三项指标综合评价法

按身高别体重	按年龄别身高	按年龄别体重	评价
高	低	高	肥胖 ++
高	中	高	目前营养过剩
高	低	中	目前营养好，既往营养不良
高	高	高	高个子，近期营养过剩
中	高	高	高个子，体型匀称，营养正常
中	中	中	营养正常
中	中	高	营养正常

续表

按身高别体重	按年龄别身高	按年龄别体重	评价
中	中	低	营养尚可
低	高	中	瘦高体型，目前轻度营养不良
低	中	低	目前营养不良 +
低	高	低	目前营养不良 ++
低	低	低	近期营养不良，过去营养不良

这种评价方法的优点是可以对营养状况作出判断，有的儿童长得矮而壮，有的儿童长得高而瘦，可能其生长发育均属正常。它的缺点是比较烦琐。

第三节　学前儿童健康检查及体格测量

一、儿童健康检查

儿童体检重在监测孩子的生长发育情况，及时发现生理和智力发育上的异常。3 岁以前的孩子以保健为主，到了幼儿期，还有不少问题需要通过体格检查才能发现。特别是对 3—6 岁的儿童，每年进行一次全面的体格检查十分重要。

（一）学前儿童健康检查的要求

对健康的儿童定期或不定期进行的体格检查，称为“健康检查”。通过系统的检查，可以了解儿童的生长发育和健康状况，早期发现疾病或身体发育缺点，以便及早采取矫治措施。健康检查是保护儿童健康成长的重要方法之一。

我国卫生部门对学前儿童定期健康检查有明确规定。

（1）出生后第一年检查 4 次，分别在 3 个月、6 个月、9 个月、12 个月时进行，1 周岁时作一次总的健康评价。

（2）出生后第二年检查 2 次，分别在 18 个月、24 个月时进行。

（3）出生后第三年检查 2 次，分别在 30 个月、36 个月时进行。

（4）3 岁以后每年检查 1 次，每半年测身高、体重一次。

如果发现异常，应随时增加检查次数。测量要准确，并做好记录，便于进行健康分析、评价、疾病统计，及时发现问题，加以矫治。幼儿园应为每个儿童建立健康卡片或健康档案。

（二）学前儿童健康检查的种类

儿童的健康检查一般包括两种：入园（所）前的健康检查、定期健康检查。

1. 儿童入园（所）前的健康检查

通过对儿童入园（所）前进行健康检查，可了解儿童的生长发育情况及健康状况，以鉴定儿童是否适合过集体生活，并预防将传染病带入托幼机构。

（1）入园（所）体检的要求

儿童入园（所）前健康检查应由具有相应资格并接受相关专业技术培训的医疗卫生机构的专业人员进行，检查必须按《托儿所幼儿园卫生保健管理办法》的规定项目进行，并规范填写《儿童入园(所)健康检查表》(表 2-3),儿童入园(所)时需查验健康检查表。儿童入园(所)体检率应达 100% 。

表 2-3 儿童入园(所)健康检查表

<table>
<tr><td colspan="2">姓名</td><td></td><td>性别</td><td></td><td>年龄</td><td></td><td>出生日期</td><td colspan="3">年 月 日</td></tr>
<tr><td colspan="2">既往病史</td><td colspan="2">1. 先天性心脏病</td><td colspan="2">2. 癫痫</td><td>3. 高热惊厥</td><td colspan="2">4. 哮喘</td><td colspan="2">5. 其他</td></tr>
<tr><td colspan="2">过敏史</td><td colspan="5"></td><td>儿童家长确认签名</td><td colspan="3"></td></tr>
<tr><td rowspan="6">体格检查</td><td>体重</td><td>kg</td><td>评价</td><td></td><td>身长(高)</td><td>cm</td><td>评价</td><td></td><td>皮肤</td><td></td></tr>
<tr><td rowspan="2">眼</td><td>左</td><td rowspan="2">视力</td><td>左</td><td rowspan="2">耳</td><td rowspan="2">左
右</td><td rowspan="2">口腔</td><td rowspan="2">牙齿数
龋齿数</td><td rowspan="2" colspan="2"></td></tr>
<tr><td>右</td><td>右</td></tr>
<tr><td>头颅</td><td></td><td>胸廓</td><td></td><td>脊柱四肢</td><td></td><td>咽部</td><td colspan="3"></td></tr>
<tr><td>心肺</td><td></td><td>肝脾</td><td></td><td>外生殖器</td><td></td><td>其他</td><td colspan="3"></td></tr>
<tr><td colspan="10"></td></tr>
<tr><td rowspan="2">辅助检查</td><td colspan="2">血红蛋白(Hb)</td><td colspan="3"></td><td colspan="3">丙氨酸氨基转移酶(ALT)</td><td colspan="2"></td></tr>
<tr><td colspan="2">其他</td><td colspan="8"></td></tr>
<tr><td colspan="2">检查结果</td><td colspan="3"></td><td colspan="2">医生意见</td><td colspan="4"></td></tr>
</table>

医生签名: 检查单位:

体检日期: 年 月 日 (检查单位盖章)

(2)入园(所)体检的主要项目

入园(所)体检应掌握儿童的一般健康情况,包括既往病史、传染病接触史、过敏史的调查,预防接种完成情况等。如有特殊情况需在《儿童入园(所)健康检查表》注明,家长须签字确认。

入园(所)体检的项目主要包括:

① 体重身高测量评价。

② 皮肤:有无黄疸、苍白、皮疹、出血点、瘀斑、血管瘤等。

③ 淋巴结:全身浅表淋巴结的大小、质地、活动度及有无压痛感。

④ 眼与视力:外观有无异常,有无结膜充血和分泌物,眼球有无震颤。4 岁以上儿童须使用标准对数视力表检测视力。

⑤ 耳:外观有无异常,耳道有无异常分泌物。

⑥ 口腔与咽部:有无唇腭裂,口腔黏膜有无异常。扁桃体是否肿大。乳牙数、有无龋齿及龋齿数。

⑦ 头颈部:有无颈部活动受限或颈部包块,有无特殊面容。

⑧ 胸腔、脊柱、四肢:胸腔外形是否对称,有无漏斗胸、鸡胸等。脊柱有无侧弯或后突;四肢是否对称,有无畸形。

⑨ 心肺:心脏听诊有无杂音及心律不齐,肺部呼吸音有无异常。

⑩ 腹部:有无腹胀、疝气、包块、触痛,检查肝脾大小。

⑪ 外生殖器:检查男童外生殖器有无畸形、包块,检查睾丸位置及大小。检查女童有无外生殖器畸形、阴唇粘连等。

入园(所)还需要进行血红蛋白、血常规、肝功能等项的检查,如有需要,可增加拍 X 光片、其他血液项目检查。

儿童入园(所)前的检查只在一个月内有效。幼儿转园(所)时,应凭原在园(所)的健康检查表,证明无传染病接触史。幼儿离园(所)三个月以上,需要重新体检后方可再入园(所)。

2. 儿童定期健康检查

儿童入园(所)后应定期进行健康检查及评估,以便全面了解在园(所)儿童的生长发育情况,及时发现患病儿、体弱儿,给予科学合理的矫治与干预。

(1)定期健康检查次数

一般 1 岁以内的婴儿,每 3 个月检查一次,1 周岁时做一次总的健康评价。1 至 3 岁,每半年检查一次,3 岁时做一次总的健康评价。3 至 6 岁(或 7 岁)儿童应每年全面体检一次,每半年测身高、体重、视力一次,按世界卫生组织体格发育评价标准对幼儿身高、体重进行评价。6 岁(或 7 岁)时做一次总的健康评价。

(2)定期健康检查内容

定期健康检查内容基本与入园健康检查内容相同,主要测量评价儿童身高、体重,检查皮肤、口腔、心肺、肝脾、脊柱、四肢等,检测血红蛋白或血常规,测查视力等。幼儿园还可同时开展膳食营养分析、儿童心理行为发育筛查。

体检时测量要准确并做好记录,要保证幼儿体检质量,要确保幼儿参检率达 100%。体检结束后,应及时向家长反馈幼儿体检情况,写出分析报告,相关资料汇入幼儿健康档案。定期体检后要依据测量数据进行健康状况分析、评价和疾病统计,发现疾病或发育缺点应及时矫治,同时建立健康档案。

对在儿童定期体检、生长监测中发现的特殊儿童,包括低体重、生长迟缓、消瘦、肥胖、营养性缺铁性贫血、维生素 D 缺乏性佝偻病等儿童进行登记,并进行专案管理。一般将维生素 D 缺乏性佝偻病、小儿营养性缺铁性贫血、体重增长不良(包括营养不良、反复感染)的病儿,称为体弱儿。对体弱儿要进行精心照顾和管理,并采取相应防治措施,以保证他们的正常生长发育。对体弱儿的管理,凡患中度以上贫血、活动期佝偻病者均应建立体弱儿管理卡片。体重增长不良及低出生体重儿,须使用生长监测图进行专案管理。

(3)晨检及全日观察

日托幼儿每天早晨进班前,由保健员做晨检,检查步骤包括一问、二摸、三看、四查,检查内容除观察婴幼儿精神、脸色,摸体温,询问在家健康状况外,还应根据婴幼儿的年龄、健康状况作重点检查,无异常幼儿方可进班。

发现异常情况要及时处理并记录,对有传染病或其他疾病可疑者,可由家长带婴幼儿去医院就诊或留在观察室进行临时隔离观察。对患病幼儿,由保健员收下家长带来的药,核对姓名、药名、剂量、用药时间和方法,做好记录,按时给幼儿用药。

对幼儿全日观察也很重要,保健员应每日上午、下午巡视各班级,向班上老师、保育员了解幼儿的健康状况，如有可疑或异常应及时处理。班内的保教人员应全日注意观察幼儿的精神、饮食、睡眠、大小便等情况，对有病和体弱的幼儿加强生活护理，作好全日观察记录，发现异常情况立即与保健员联系。

二、儿童体格测量方法

（一）生长发育形态的测量方法

1. 体重测量方法

幼儿体重测量

幼儿体重测量应使用杠杆体重秤或电子体重秤。这类秤的最大称量为 50 kg，最小分度值为 50 g。幼儿园称量幼儿体重最好用杠杆型体重秤，按年龄段选择相应类型，如盘式、坐式、立式。婴儿用盘式体重秤，年龄小的幼儿可用坐式杠杆秤，稍大的幼儿用立式杠杆秤。使用杠杆体重秤前需检验其准确度和灵敏度，并校正零点。测量时幼儿先排便，不要大量喝水，脱去外衣、鞋、袜、帽，仅穿内衣裤，冬季注意室内保暖，可穿单衣裤。测量时幼儿不能接触其他物体。准确称量后将读数减去衣服质量。使用杠杆式体重秤，砝码应略低于儿童体重，调整游锤，使杠杆呈正中水平，将砝码及游锤所示读数相加。使用电子体重秤，数字稳定后读数。体重记录以千克（kg）为单位，至小数点后 1 位。

2. 身高（身长）测量方法

幼儿身高测量

3 岁以下婴幼儿可用量床测身长（卧位时颅顶点到脚跟的垂直长度）；3 岁以上儿童可用身高计测身高（站立时，颅顶点到脚跟的垂直高度）。

量床使用法　婴儿取卧位，脱去鞋袜，卧于量床底板中线上。测量者扶住婴儿头部，使婴儿面向上，两耳在一水平线上，颅顶接触头板。另一位测量者位于婴儿右侧，左手握住婴儿双膝，使其下肢伸直并紧贴量床底板，右手移动足板，使足板接触婴儿足跟。读量床上的刻度数，以厘米为单位。

身高计使用法　受测者脱去鞋帽，取立正姿势站在身高计的底板上，上肢自然下垂，足跟并拢，足尖分开。足跟、骶骨部和肩胛间三点靠在身高尺上，躯干自然挺直，两眼平视前方，头部保持正直。测量者将滑测板轻压受测者头顶，测量者的眼睛与滑测板呈水平位，读数以厘米为单位。

3. 坐高测量方法

3 岁以下婴幼儿应卧位测量顶臀长。婴幼儿平卧于量板上，使之身体伸直、两腿并拢，用两手将其头贴紧固定于正中位置。测量者左手将婴幼儿两脚提起，使小腿与大腿成直角，右手将活动板贴住臀部，测得值即为顶臀长。

3 岁以上儿童坐位测量，称坐高。受测儿童坐于高度相宜的矮凳上，先令其身躯前倾，骶部紧贴至尺或墙壁，然后坐直，对头、肩的位置与测身高时相同，两大腿伸面与身躯成直角与地面平行，且两腿靠拢，两足平放在地面，足尖向前。测量者以手移动滑测板轻压颅顶点后进行读数。读数以厘米为单位，至小数点后 1 位。

4. 头围测量方法

可用布尺，以儿童额部眉间为起点，将尺从右侧经过枕骨最突起处，绕至左侧，然后回至原起点，该距离即为头围。测量时布尺须紧贴头皮，左右对称。测量女孩应将头发向上、下分开。头围测量误差不得超过 ±0.1 cm。

5. 胸围测量方法

胸围是指经过乳头点或胸中点的胸部水平围度，也称胸中围。

胸围可用最小刻度为毫米的软尺来测。儿童安静站立，两手自然下垂，两足分开与肩同宽，双肩放松，呼吸均匀。测量者立于儿童正前方，将胸围尺置于背侧左右肩胛下角下缘，沿胸两侧至前面乳头的中心点测量。胸围测量误差不得超过 ±0.1 cm。

（二）生长发育生理功能的检测方法

1. 测心率的方法

婴幼儿体力活动、哭闹或精神紧张时，心率明显增加，测定心率最好在睡眠或安静时进行。检查心率采用的听诊器置于心尖部听诊，一般可同时听心律、杂音等。

2. 测脉搏的方法

一般情况下，脉搏与心率是一致的，但在某些心律失常时，如期前收缩等，可由于心排血量过少，使周围血管不能出现脉搏，此时脉搏少于心率。

由于脉搏的个体差异较大，易受体力活动和情绪变化的影响，故应在安静时进行测量。

测量方法　可以选择左臂，静数 1 min，记录 1 分钟内脉搏跳动的次数。测量时应注意脉搏的变化。检查脉搏时一般触摸桡动脉，通常用食指、中指和无名指的指腹（互相并拢），平放于桡动脉近手腕处触摸脉搏、脉律等。

3. 测血压的方法

血压易受活动、情绪紧张、体位变动等因素的影响。在测量前，应使受测者静坐休息 10 min，测其安静时的血压，一般测右臂血压。测量时所用的袖带宽度，应根据年龄不同而异，7 岁以下儿童常用 8 cm 宽的袖带。

4. 测肺活量的方法

测量肺活量时，常使用湿式肺活量计。测量时，受测者取立位，做一两次扩胸动作或深呼吸后尽力深吸气，吸满后再向肺活量计的吹嘴尽力深呼气，直到不能再呼气为止。此时立即关闭进气管开关，待浮筒平稳后读数。对每位受测儿童测量 3 次，按最大数记录，单位为毫升。

（三）其他体格检查方法

1. 视力检查

视力在眼的检查中占重要地位。对 3 岁以下婴幼儿的视力可用客观观察的方法粗略地测知（表 2-4）。3 岁以上幼儿能配合做一定的视力检查，可用辨认形象的儿童视力表来测查。一般可用国际标准视力表或对数视力表、儿童图形视力表等测查视力。

表 2-4　3 岁以下婴幼儿视力观察表

新生儿	出生后数小时即有光觉：对强光有闭脸反应，瞳孔遇光先缩小，过两三秒钟后散大；有不协调无目的的眼球运动；出生后半个月，用手电光从半米处移近，可引起少量辐辏反应，并有保护性瞬目反射（突然用手指指近眼部，则瞬目）
2 月	眼可追随人或手，很容易引起辐辏反应
4 月	能看自己的手，有时用手接触物体
6 月	哺乳时，婴儿双眼盯住母亲的脸；眼球运动协调，不再有生理性的斜视

续表

8 月	可伸手去抓他想要的东西,有稳定的固视
1 岁	能拣出细棉线
2 岁	对飞机、飞鸟,以及电视有较强兴趣,走路时能躲开障碍物

国际标准视力表分两种:远视力检查表及近视力检查表。一般先测远视力,对远视力低下的,应做近视力检查。

检查前要向儿童讲解识别视标的方法,要求儿童不眯着眼看视标;不要用被罩的眼偷看;在遮盖眼睛时不可加压;如视力一时模糊,可休息 1 ~ 2 min 再查。

远视力检查应做到:

(1)视力表悬挂高度应以其 1.0 行视标与大多数受检者的眼同高。

(2)应在采光良好的房间内进行检查。最好能用人工照明的视力表箱(即在视力表的两旁装上 20 W 荧光灯各一支),照度要均匀,不产生耀眼现象。如利用自然光线进行检查时,一般应在上午 9 时到下午 4 时之间,避免阳光直射受检者的头部。

(3)受检者与视力表的距离为 5 m。

(4)检查时一般采用坐姿,头部正直,身体端正,先查右眼再查左眼。

远视力检查时,为节省时间可先指 1.0 行视标,根据受检者辨认情况适当地向上移或向下移。指点棒应点在每个视标正下方 0.5 ~ 1.0 cm 处。辨认每个视标平均用 3 ~ 5 s,应将 4 个不同方向的视标都检查到。如被检眼能看清 1.0 行的全部视标,视力已达正常标准,不足 1.0 者为非正常视力。

近视力检查的方法是:把近视力表放在眼前 30 cm 处,如能看到 1.0 或 1.0 以上的视标,则为近视力正常。其他具体要求同远视力检查。

2. 听力检查

听力检查或称测听,是通过测查声刺激所引起的反应来了解儿童的听觉功能状态。这里介绍主观测听法中的耳语检查和秒表检查。

(1)耳语检查　耳语检查是以听语音为主的简单易行测听方法,但只能测知听力的一般情况,而不能准确鉴别听力减退的程度。

方法　在无隔音条件下,选择环境安静、长于 6 m 的房屋或走廊,在地上划出 1 ~ 6 m 的刻度,使受检者立于 6 m 处,身体不靠近墙壁,以免受声音反射的影响。受检耳朝向检查者,用食指紧塞对侧外耳道口,闭上两眼,使受检者看不到检查者发音时的口唇动作。检查者立于距受检者 6 m 处,以简单字句发出耳语声,让受检者复诵。如不能复诵,则可重复一两次,但不能提高语音。如仍听不到,检查者可逐渐走近受检者,直到其能听清并复诵无误为止,而后记下距离。耳语检查一般以 6 m 为正常听距,记录时以 6 m 为分母,以受检耳的耳语听距为分子,如用 4/6 等表示听力减退的程度。受检耳的听觉敏度,可以此分数的平方值表示之,例如耳语检查结果为 3/6,听觉敏度为 $(3/6)^2=1/4$,听力缺损为 3/4。

(2)秒表检查　秒表检查为测验听力的一种简便方法,可用以估计听力减退程度。检查时以能听到表声的距离作为判断听力的依据。事先应测定正常耳能听到表声的距离。作为正常听力标准,一般以不大于 1 m 距离能听到声音的表为佳。检查时环境必须安静。

方法 受检者取坐位，闭目，用手指塞紧非检查侧的外耳道口。检查者立于受检者背后，手持秒表于受检耳 1 m 外的外耳道平面延长线上，将表逐渐移近，直至受检者确实听到表声时为止，然后记录该耳与表间距离。反复试验数次，如每次结果相同，则该距离即为受检耳的表声听距。用同样方法检查另一只耳。记录方法以正常耳的表声听距为分母（假设为 100 cm），以受检耳的表声听距为分子（假设为 50 cm），则以 50/100 表示受检耳听力减退程度。

（3）听力计　听力计为测试听觉功能的电子仪器。纯音听力计是目前应用最广的听力计，它是应用电声学原理设计而成的，能产生各种频率纯音，并经耳机传输，以测试人耳的听觉功能。它靠受检者的主观感受作出反应，故属主观测听范畴。

用于体检和婴幼儿筛选测听的纯音听力计叫筛选听力计，其中最简单的只有四个音频（500 Hz、1 000 Hz、2 000 Hz、4 000 Hz），三档听力级（25 dB、40 dB、60 dB）。

近十余年来，还有各种玩具听力计，如玩具熊听力计、熊猫听力计等，都是手提开放声场式的纯音听力计，装有扬声器，分档为 20 dB、40 dB、60 dB、70 dB（指距玩具前 60 cm 处的声压级）。

学习要点

- 学前儿童的生长发育及健康评价
  - 学前儿童的生长发育
    - 学前儿童生长发育的特点
    - 学前儿童身体生长发育规律
    - 学前儿童生长发育的影响因素
  - 学前儿童生长发育的评价
    - 学前儿童生长发育的评价指标
      - 生长发育的形态指标
      - 生长发育的生理功能指标
      - 生长发育的其他体格指标
    - 学前儿童生长发育的评价
      - 生长发育标准
      - 生长发育的评价方法
  - 学前儿童健康检查及体格测量
    - 儿童健康检查
      - 学前儿童健康检查的要求
      - 学前儿童健康检查的种类
    - 儿童体格测量方法
      - 生长发育形态指标的测量方法
      - 生长发育生理功能指标的检测方法
      - 其他体格检查方法

思考练习

1. 学前儿童年龄段划分及各年龄段的特点是什么？
2. 学前儿童生长发育有哪些主要规律？

3. 影响学前儿童生长发育的因素有哪些？
4. 学前儿童生长发育的指标有哪些？各有什么意义？

岗位任务

任务一　儿童入园（所）前健康检查

冬冬今年 3 岁了，准备上幼儿园。按照幼儿园规定，必须进行入园（所）前健康检查，检查合格方可入园。请回答：

1. 冬冬需做哪些健康检查的项目，入园（所）前做健康检查的意义是什么。
2. 冬冬入园后在 3—6 岁期间至少还要做几次常规检查？为什么？

任务二　儿童生长发育状况评价

一个刚满 5 岁的男孩，其身高 103 cm，体重 28 kg。要求：

1. 用发育等级评价法评价该儿童的身高、体重发育状况。
2. 根据该儿童的发育现状，你有哪些教育建议？

相关链接

我国第五次儿童体格发育调查结果

2016 年 6 月 8 日，原国家卫生计生委妇幼司发布了我国第五次儿童体格发育调查结果。

原卫生部自 1975 年开始，每隔 10 年组织对北京、哈尔滨、西安、上海、南京、武汉、福州、广州、昆明 9 个城市及其郊区农村的儿童开展一次定时间、定地点、定人群的大样本连续性儿童体格发育调查。此项调查不仅掌握了我国儿童生长发育和营养状况的变化规律及长期发展趋势，也为制定国家相关政策、标准提供了重要科学依据。2015 年，原国家卫生计生委委托首都儿科研究所开展了第五次儿童体格发育调查，共调查九市 7 岁以下健康儿童 161774 人。

10 年来我国儿童体格发育水平进一步提高

我国九市 7 岁以下儿童的体格发育水平较 10 年前有不同程度的提高。以 5—5.5 岁年龄组为例，2015 年男童体重、身高分别为 20.17 kg、113.6 cm，较 10 年前分别增长 0.99 kg、1.7 cm；女童体重、身高分别为 19.29 kg、112.5 cm，较 10 年前分别增长 0.89 kg 和 1.8 cm。

40 年来我国儿童体格发育水平显著提高

除出生组和 1 月组外，其他各年龄组均有明显增长。以 5—5.5 岁年龄组为例，男童和女童体重分别增长了 3.70 kg 和 3.28 kg，身高分别增长了 8.0 cm 和 8.2 cm。

城乡儿童身高体重差别逐渐缩小

以 4—5 岁年龄组为例，从 1975 年到 2015 年，男童身高的城乡差由 4.0 cm 缩小到 0.6 cm，女童身高的城乡差由 4.3 cm 缩小到 0.4 cm。

我国儿童体格发育水平超过世界卫生组织颁布的儿童生长标准

我国九市城乡 7 岁以下各年龄组儿童体格发育平均水平均已明显超过了世界卫生组织颁布的儿童生长标准。其中，城区儿童体重超出 0.1—1.2 kg，身高超出 0.5—2.1 cm。农村儿童体重超出 0.3—0.9 kg，身高超出 0.3—2.1 cm。

资料来源：国家卫生健康委员会网站.

第三章
学前儿童心理健康与保健

本章导读

学习学前儿童的心理健康及保健，可以较为深刻地认识心理健康对学前儿童全面发展的重要意义，了解学前儿童心理健康的概念及影响因素，掌握学前儿童心理发展特点与心理健康的标志，认识儿童生理和心理之间相互影响的关系，掌握维护和改善学前儿童心理健康的具体措施，促进学前儿童心理健康发展。

知识目标

1. 了解心理健康的概念，熟知心理健康的标准。
2. 基本掌握影响学前儿童心理健康的因素，以及各种因素之间的关系。
3. 掌握学前儿童心理发展特点与心理健康的标准。

技能目标

1. 掌握维护和改善学前儿童心理健康的途径及具体措施。
2. 掌握学前儿童不同年龄段的心理需求，并能依据年龄特征给予支持策略。

素养目标

1. 深刻认识到心理健康对学前儿童全面发展的重要意义。
2. 树立爱岗敬业精神，努力为学前儿童身心健康的发展创造条件。
3. 学会关注学前儿童心理行为问题，并采用合适的方法和手段促进身心健康发展。

学习本章之前共同讨论

1. 你认为什么是心理健康？
2. 学前儿童会有心理健康问题吗？
3. 为什么要关注学前儿童的心理健康？

学前儿童的心理健康是学前儿童身心健康不可或缺的重要组成部分。精神分析大师弗洛伊德(Freud,1856—1939)告诫我们:“早期的心理健全,对一个人未来的发展很重要。”了解有关学前儿童心理健康教育的理论知识,学习并初步掌握促进学前儿童心理健康的教育措施,是每一位幼教工作者完成教育教学任务所必须具备的专业知识和技能。

第一节 心理健康概述

随着社会文明的不断发展,科学技术的不断进步,人们对幸福和健康的不断追求,心理健康已成为现代人健康概念中不可或缺的重要方面。了解和掌握心理健康的内涵、衡量心理健康的具体标准以及如何健全自己的心理等方面的知识,可以帮助人们自觉提高、增强维护心理健康的意识和能力。以健康的心理标准为依据对照自己,进行心理健康的自我诊断,发现问题,及时采取有效的方法、措施进行调整和完善,可以实现健康人生的终极目标。

一、心理健康的概念

什么是心理健康？心理健康反映的是人的心理状态。人类心理具有复杂性、多样性和善变性,加之社会文化、自然环境、经济实力等的不同,很难用一句话、一段文字描述出心理健康的定义。

心理学家英格里士认为:“心理健康是指一种持续的心理情况,当事者在那种情况下能做出良好适应,具有生命的活力,且能充分发展其身心潜能,这乃是一种积极的丰富情况。不仅是免于心理疾病而已。”英国心理学家麦灵格尔认为:“心理健康是指人们对于环境及相互间具有最高效率及快乐的适应情况。不仅是要有效率,也不仅是要能有满足之感,或是能愉快地接受生活的规范,而是需要三者俱备。心理健康的人应能保持平静的情绪,敏锐的智能,适于社会环境的行为和愉快的气质。”《简明不列颠百科全书》的解释为:“心理健康是指个体心理在本身及环境条件许可范围内所能达到的最佳功能状态,但不是指绝对的十全十美的状态。”虽然这些表述对心理健康的界定不是完全一致,但我们仍然可以找到其中共同的地方,即心理健康是指一种持续的积极发展的心理状态,在这种状态下主体能做出良好的反应,能充分发挥身心潜能,而不仅仅是没有心理疾病。

二、心理健康的标准

人的心理健康和生理健康一样也是有标准的,尽管无法做到像人的生理健康的标准那样具体与客观,但对照心理健康的标准,对自己的心理状态有个初步的了解和认识,也是很有必要的。

(1)美国心理学家马斯洛和米特尔曼提出了心理健康的10条标准。

① 有足够的安全感,有自尊心,对自我的成就有价值感。

② 能充分了解自己,有自知之明,并能对自己的能力做出适当的估计。

③ 生活的理想切合实际。

④ 理智、现实、客观,不脱离周围的生活环境。

⑤ 能保持人格的完整与和谐。

⑥ 善于从经验中学习，能根据环境的需要改变自己。

⑦ 能建立良好的人际关系。

⑧ 能适度地发泄和控制情绪。

⑨ 在符合集体要求的前提下，能有限度地保持、发挥自己的个性。

⑩ 在不违背社会法律和道德的前提下，能恰当满足个人的基本需求。

（2）世界卫生组织对人体健康制定了新的标准。

躯体健康“五快”：

① 吃得快：说明内脏功能正常。

② 走得快：说明精力充沛，身体状态良好。

③ 说得快：表示头脑敏捷，心肺功能正常。

④ 睡得快且睡得好：说明中枢神经系统兴奋，内脏无病理信息干扰。

⑤ 便得快：能很快排泄完大小便，且感觉良好，说明胃肠肾功能良好。

心理健康“三良好”：

① 良好的个性：情绪稳定、胸怀坦荡、豁达乐观。

② 良好的处事能力：观察问题客观现实，具有较好的自控能力，能适应复杂的社会环境。

③ 良好的人际关系：有积极主动的交往态度，学习并掌握人际交流的规范。

综合各家观点，参照现实社会生活及人们的心理和行为表现，青少年学生的心理健康标准应从以下 7 个方面来考虑。

1. 智力正常

智力是以思维能力为核心的各种认识能力和操作能力的总和。它是衡量一个人心理健康的重要标志。正常的智力水平是人们生活、学习、工作最基本的心理条件。智力落后的人较难适应社会生活，很难完成学习或工作任务。衡量一个人的智力发展水平要与同龄人的智力发展水平相比较，应及早发现和防止智力的畸形发展。例如，对外界刺激的反应过于敏感或迟滞、知觉出现幻觉、思维出现妄想等，都是智力不正常的表现。

2. 情绪适中

情绪适中是指情绪的产生是由适当的原因所引起的；情绪的持续时间是随着客观情况的变化而变化的；情绪活动的主流是愉快的、欢乐的和稳定的。有人认为，用快乐表示心理健康如同用体温表示身体健康一样准确。一个人的情绪适中，就会使整个身心处于积极向上的状态，对一切充满信心和希望。

3. 意志健全

一个人的意志是否健全主要表现在其意志品质上，意志品质是衡量心理健康的主要意志标准，其中行动的自觉性、果断性和顽强性是意志健全的重要标志。行动的自觉性是对自己的行动目的有正确的认识，能主动支配自己的行动以达到预期的目标；行动的果断性是善于明辨是非，适当而又当机立断地采取决定并执行决定；行动的顽强性是在做出决定、执行决定的过程中，具有克服困难、排除干扰、坚持不懈的奋斗精神。

反应适度是意志健全的主要组成部分，也是心理健康的外在表现之一。反应适度说明人的行为表现协调有度。主要表现为：意识和行为一致，即言行一致；为人处世，合情合理，灵活变通；在相同或相类似情境下，行为反应符合情境，既不过分，也不突然。

4. 人格统一

人格是具有一定倾向性的心理特征的总和，反映的是一个人的整体精神面貌。人格的各种特征不是孤立存在的，而是有机结合成一个具有联系和关系的整体，对人的行为进行调节和控制。如果各种特征之间的关系协调，人的行为就是正常的；如果失调，就会造成人格分裂，产生不正常的行为。一个人的人格一经形成，就具有相对稳定的特点，因此，形成一个统一协调的人格和形成一个残缺失调的人格，对心理发展和精神表现的影响是截然不同的。

5. 人际关系和谐

人际关系和谐是心理健康的重要标准，也是维持心理健康的重要条件之一。人际关系和谐具体表现为：在人际交往中，心理相容，互相接纳、尊重，而不是心理相克，相互排斥、贬低；对人情感真诚、善良，而不是冷漠无情，施虐、害人；以集体利益为重，关心、奉献，而不是私字当头，损人利己等。

6. 与社会协调一致

心理健康的人，应与社会保持良好的接触，认识社会，了解社会，使自己的思想、信念、目标和行动，跟上时代发展的步伐，与社会的进步与发展协调一致。如果与社会的进步和发展产生了矛盾和冲突，应及时调节，修正或放弃自己的计划和行动，顺历史潮流而动，与时俱进，而不是逃避现实、悲观失望，或妄自尊大、一意孤行、逆历史潮流而动。

7. 心理特点符合年龄特征

人的一生包括不同年龄阶段，每一年龄阶段的心理发展都表现出相应的质的特征，称为心理年龄特征。一个人心理行为的发展，总是随着年龄的增长而发展变化的。如果一个人的认识、情感和言语举止等心理、行为表现基本符合他的年龄特征，是心理健康的表现；如果严重偏离相应的年龄特征，心理发展严重滞后或超前，则是行为异常、心理不健康的表现。

也许大家会认为以上心理健康的标准过于严格，难以符合。其实，心理健康的标准和生理健康的标准一样，既是衡量的标准，又是努力的方向。

三、心理健康与身体健康

丘脑下部是大脑皮层下调节自主神经活动的较高级中枢，也是人体对环境刺激发生情绪性反应的高级调节部位。它还控制脑垂体的内分泌活动，并通过脑垂体影响其他内分泌腺的分泌活动。也就是说，人的情绪调节、内脏器官的活动和内分泌腺的分泌是由同一个部位来掌控的，它们之间存在着相互关联、相互影响的密切关系。精神状态不佳会扰乱身体的正常机能，减弱人体对各种病原体的抵抗力，甚至能使人的器官发生变化。如在约翰·霍金斯医院，医生对 50 例患恶心或胃痛的病人进行检查，发现真正由于器官原因引起的只有 6 例，其余的人，也就是 88% 的患者全是“愁病”的。胃溃疡是最能显示心理和身体密切关系的一种疾病，情绪紊乱会使胃溃疡恶化。当某种情绪体验伴随紧张状态出现时，尤其是消极和负面的情绪体验，机体会处于应激状态，动员全身力量应付。紧张程度越强，或者持续时间越长，越有可能导致相应的内脏器官产生器质性的病变，垂体分泌的激素成分发生改变，降低免疫功能，使机体抵抗细菌、病毒等有害生物体的能力下降，破坏身体的正常机能而产生疾病。

早在古代，我国医学经典《黄帝内经》就已揭示心理对身体健康的影响。近代医学更明确提出心身疾病（psychosomatic disease）的概念。它是指心理因素在其发生、发展、治疗和预防方面起着重要作用的一类躯体疾病，主要包括冠心病、原发性高血压、支气管哮喘、溃疡性肠胃病、神经性皮炎、类风湿关节炎以及疼痛综合征等。现代研究证明，长期情绪不良会导致人体免疫功能下降，感冒、肝炎甚至癌症等疾病都与心理因素有关。可见，心理健康与身体健康密切相关，互为影响。心理健康可促进身体健康，身体健康又能促进心理健康。只有两者都得到健康发展，才是高水平的全面健康，才有可能激发自身其他的潜在能力。

第二节　学前儿童心理发展

学前儿童处于身心迅速发展的关键期，他们的心理健康与否，关系重大。研究发现，有些人在成年时期罹患的心因性疾病多是其幼年时心理需求没有得到重视和满足所致，所以学前儿童的心理健康和身体健康同样重要，同样特别需要成人的精心呵护和全方位照料，为孩子一生的心理健康打下良好的基础。

教育工作者不仅要掌握儿童生理发展的特点与规律，还必须掌握儿童心理发展的过程、特点及规律。只有这样，对儿童实施健康保健工作时才能有理有据，从而真正促进学前儿童身心全面和谐地发展。

一、儿童心理发展特点与健康标志

（一）儿童心理发展的特点

学前儿童心理健康的标准及发展特点

学前儿童的心理发展主要包括动作、认知、语言、情绪情感、个性、社会性等方面，它们相辅相成，并共同受到生理发展水平的制约。学前儿童生理发展具有明显的年龄特点，与成人在成熟水平上有较大差异，学前儿童的心理发展特点也表现出相应的特殊性。

1. 动作发展的特点

儿童的动作发展依赖于大脑、视觉和肌肉的发育与成熟。在儿童早期，动作常常作为评价其心理发展水平的重要指标。儿童智力检查中，粗大动作和精细动作的发展是检查的重要内容。动作水平不仅一定程度上代表着儿童的发展水平，动作的发展也促进着儿童认知、情绪、个性等心理的发展。儿童动作的发展和身体的发展是紧密相连的，二者发展的规律类似。儿童的动作发展遵循头尾法则，是自上而下发展的；儿童的动作发展遵循近远法则，是自中心向边缘发展的。越是接近身体中部，接近躯干的部位，动作发展得越早。儿童的动作发展遵循粗细法则，是由大肌肉往小肌肉发展的，随着生理的成熟和活动的增加，儿童的动作渐渐分化，慢慢地开始控制身体各部位的小肌肉，完成摆弄、涂鸦、书写等需要手眼协调的精细动作。

2. 认知发展的特点

认知包括感知、记忆、想象、思维等，它是个体从外界获取丰富信息，并加工使之系统化的过程。随着儿童年龄的增长，他们加工处理信息的内部系统也在不断发展变化。

对早期儿童来说，感、知觉是他们认识周围环境和自我的主要手段，特别是触觉，在儿童的认知中起着重要作用。3 岁以后，触觉在儿童认知中的地位逐渐让位于视觉、听觉。记忆是在感知的基础上发展而来的。婴儿出生后 1 个月就有了记忆能力，两岁后能运用符号，掌握语言。3 岁后，儿童记忆的持久性有了一定发展，但记忆的精确性比较差。整个学前期，儿童的记忆以无意记忆为主，有意记忆逐渐发展。

儿童的想象是伴随着记忆和思维的发展而逐渐出现的。3 岁前的儿童已经具备了初步想象能力。随着生活经验的不断积累，儿童的想象也逐渐由低级走向高级。学前期儿童想象的发展以无意想象为主，有意想象开始发展 。

儿童的思维发展整体上经历了从直觉行动思维到具体形象思维再到抽象逻辑思维三个阶段。3 岁以前的儿童，思维离不开动作和实物；3 岁以后，儿童的思维开始逐渐摆脱动作的束缚。到学前末期，儿童开始出现抽象思维的萌芽，能够初步地使用概念、判断、推理等形式进行思维。

3. 语言发展的特点

语言在儿童心理发展的过程中起着重要作用。语言的发展是学前儿童全面发展的标志之一。语言能力分为理解和表达两个方面，学前儿童语言的发展是先理解后表达，先学发音，后掌握词法和句法。学前期是完整口头言语发展的关键时期，由 1 岁左右单词句阶段到 1 岁半的双词句阶段，再到两岁左右的简单句阶段，最终发展出结构完整、层次分明的复合句。3 岁左右的儿童已能掌握本民族的基本语音，词汇量也迅速增加。六岁左右则能基本掌握本民族的口头语言。

学前阶段，儿童的言语发展还呈现出一些独特的特点，如他们的言语往往带有情境性，经常表现出自我中心言语，还常常自言自语，这些言语特点既伴随着思维发生发展，同时也作为思维的外化，促进着儿童思维的发展。

4. 情绪情感发展的特点

情绪是个体对客观事物是否符合自身需要而产生的内心体验。情绪较多地与个体的生理需要相联系，属于相对低级和简单的体验，而情感则更多的是个体对社会需要是否得到满足而产生的内心体验。

学前期儿童的神经系统还在发育之中，兴奋和抑制不平衡，他们的情绪不稳定，缺乏控制能力，容易冲动，同时具有明显的外显性，很容易通过面部读懂他们的心情。随着年龄的增长，儿童对情绪的自我调节能力逐渐增强，情绪的冲动性开始减少，稳定性逐步提高，情绪情感的表现也从外显向内隐发展了。

儿童的情绪情感的发展对其个性形成具有重要影响。长期的压抑及不恰当的表达都会使儿童产生负面心理体验，从而影响其生理和心理的正常发展，甚至诱发各类疾病。

5. 个性发展的特点

个性是指个体比较稳定、经常、具有一定倾向性的各种心理特征或品质的独特组合，它既不是先天的，也不是一出生便立即形成的，而是在心理发展到一定水平后逐渐形成的。学前期个性的健康发展，对儿童健全人格的形成具有极为重要的作用。

儿童 2 岁左右，个性逐渐萌芽，各种心理特点和品质有了某种倾向性的表现，但还未能形成稳定的个性系统。3 到 6 岁的儿童，性格、能力等个性心理特征已经逐步发展起来了。儿童在学前期形成的个性是个人个性的核心成分。一般来说，儿童的个性是在一定的社会文化环境中逐渐形成的。创造良好环境，尤其是心理环境，从小注重对儿童个性的培养，是保证儿童身心健康发展的重要前提。

6. 社会性发展的特点

儿童从一个自然人成长为一个社会人，必须要掌握基本的社会道德行为规范与社会行为技能。儿童社会性的发展主要包括人际关系的发展、性别角色发展和亲社会行为的发展。

在儿童的人际关系中，亲子关系是最先形成的。良好的亲子关系维系着人的终身发展，为个体获得良好的社会适应开辟了一条健康道路。对父母亲的早期依恋对儿童认知、情感和社会性行为都起着重要作用。

学龄前期是儿童发展性别认同和形成性别社会规范行为的关键时期，儿童的性别角色在学前期主要经历了三个阶段的发展。

亲社会行为是儿童社会化的重要指标，包括分享、合作、援助等。儿童亲社会行为受到社会生活环境（社会文化、电视媒体等）和家庭、同伴的示范影响。

总之，学前儿童的心理发展同生理发展相似，个体间既存在共同的发育模式，又表现出较大差异性。在总趋势上，学前儿童的心理发展既是稳定性和可变性的统一，又是连续性和阶段性的统一，同时也是顺序性和方向性的统一，它总是从低级向高级发展的。个体差异上，学前儿童的心理发展主要体现在发育速度、成熟类型和性别等方面。如与正常发育儿童的心理发展相比，某些个体儿童差异过大，表现为心理发展的某些障碍、异常或超常。

（二）学前儿童心理健康的标志

对于儿童来说，健康是第一重要的。健康，当然不仅仅只是身体健康，还应包括心理健康。学前儿童心理健康的标志应包括以下五方面。

1. 正常发展的智力

正常的智力水平是儿童与周围环境取得平衡和协调的基本心理条件。一般包括：认知能力、语言能力、社会能力等。智力发展正常与否是衡量儿童心理是否健康的重要标志。学前期是智力发展极为迅速的时期，因各种原因造成的脑损伤或早期的环境剥夺，都会阻碍儿童的智力发展，从而导致其心理的不健康。

2. 稳定、反应适度的情绪

良好的情绪状态反映中枢神经系统功能活动的协调性，表示人的身心处于积极的平衡状态。心理健康的儿童，在乐观、愉悦、满意等积极情绪体验方面占优势。尽管也会有悲哀、困惑、挫折等消极情绪出现，但不会持续长久，他们能够适当表达和控制自己的情绪，对待环境中的各种刺激能表现出与其年龄相符的适度反应，并能合理疏泄消极情绪，使整体的情绪状态保持相对稳定。

3. 乐于与人交往，有良好的人际关系

心理健康的儿童乐于与人交往，能用友善、宽容的态度与别人相处，也希望通过交往而获得别人对自己的理解、信任和尊重，并建立起融洽的人际关系。

4. 思想和行为协调一致

随着年龄的增长，儿童的思维逐渐变得有条理，主动注意的时间逐渐增加，情绪情感的表达方式日趋合理和成熟，其思想和行为是协调一致的。如果与同龄儿童相比，过分地表现出注意力不集中和做事有头无尾，就是问题行为，应予以矫正。

5. 良好的性格特征

性格是个性最核心、最本质的表现，性格良好的幼儿在对待现实的态度和日常的行为中表现出积极、稳定的心理特征。具体表现为：对新鲜事物感兴趣，勤奋好学；具有一定的自我意识，寻求独立；精力充沛、心情愉快、开朗合群、睡眠良好、坏毛病少等。

二、各年龄段儿童心理需求及支持策略

学前儿童的生长发育是一个承上启下，不断发展的过程，因而既具有连续性，又表现出各年龄段不同的特点。学前阶段可划分为新生儿期、婴儿期、幼儿前期和幼儿期。在这四个不同的年龄阶段里，儿童有着不同的心理需求。幼教工作者需采取相应的支持策略，给予满足，以促进儿童的心理健康。

（一）新生儿期的心理需求及支持策略

出生至满月的时期称为新生儿期。现代医学证明，新生儿具有令人惊奇的行为能力，并有神秘多变的心灵世界。有专家研究证实，通过视、听、触觉给新生儿以亲情的爱抚，有助于培养新生儿的良好情绪，促进其心理健康、良好发育。

1. 多与新生儿对视

眼睛是心灵的窗户。宝宝大脑上有千亿的神经细胞渴望着从窗户进入信息。你可以发现，他们最喜欢看妈妈的脸。资料表明，被母亲多加关注的孩子安静、易笑，这为形成好的性格打下基础。

2. 多与新生儿对话

耳朵是新生儿心灵的第二扇窗户。当新生儿醒来时，妈妈可以在他的耳边轻轻呼唤他的名字，并温柔地与其说话，新生儿听到妈妈柔和的声音，会把头转向妈妈，脸上露出舒畅和安慰的神态，这就是新生儿对妈妈声音的回报。经常听到妈妈亲切的声音使新生儿感到安全、宁静，也为日后良好的心理发展打下基础。

3. 多给新生儿温柔的抚摸

新生儿的皮肤是他的第三扇心灵的窗户。皮肤是最大的体表感觉器官，是大脑的外感受器。温柔的抚摸会使关爱的暖流通过爸爸妈妈的手传到孩子的身体、大脑和心里。这种抚摸能滋养新生儿的皮肤，并可在大脑中产生安全、甜蜜的信息刺激，对新生儿的智力及健康的心理发育起催化作用。在平时，你可以发现，常常被妈妈抚摸及拥抱的孩子，性格温和，既安静又听话。

（二）婴儿期的心理需求及支持策略

从出生到 1 岁称为婴儿期，也称乳儿期。婴儿从 6 个月起到一周岁，是心理活动急剧发展的时期，同时也是建立“母子联结”的关键时期，这个时期让孩子多和母亲接触，容易培养孩子良好的情绪。

从心理卫生的角度说，孩子对情感的需要与吃奶的需要同等重要。因为婴儿期正是情绪急剧分化、丰富、发展的重要时期，这时如能多加关照，对培养健康的情绪具有重要的意义。所以，孩子生活的环境要优美，经常更换不同色彩的纸带、气球或其他玩具，经常听优雅轻快的乐曲，经常逗逗孩子，抱抱他们。因为经常抱抱孩子，不仅可以通过体肤接触，让孩子享受爱抚，以利于发展良好的情绪，而且对促进孩子的智力发展也有重要意义。

断奶对孩子来说是件大事，处理不当会对他幼小的心灵造成重大的精神刺激。母亲为孩子断奶要有计划，慢慢来，不要搞“突然袭击”。在断奶之前的两三个月里，就应供给孩子蛋糕、稀粥等食物，供应量要逐渐增加，使断奶“水到渠成”。

（三）幼儿前期的心理需求及支持策略

1—3 岁称为幼儿前期。幼儿前期的孩子开始懂事了，自我意识也开始发展起来，心理

卫生的问题开始增多、变复杂。值得高度重视的有如下几点：

1. 耐心细致地培养良好的生活习惯

如在对孩子进行大小便的控制训练过程中，要耐心、和蔼，不要埋怨、斥责，以免造成孩子的心理创伤。

2. 不要随意吓唬孩子

成人以吓唬的方式来管教孩子，是不利于他们的心理健康的。据研究，孩子先天性的惧怕很少，怕这怕那大都是后天学来的。如果孩子从小这也怕、那也怕，谨小慎微，就会造成人格缺陷，影响心理发展。

（四）幼儿期的心理需求及支持策略

三至六七岁的孩子处于幼儿期，也叫学龄前期。

幼儿期的儿童神经系统发育迅速，大脑功能逐步完善，心理需求的层次不断提高，内容越来越丰富，家庭和幼儿园都应高度重视幼儿的心理卫生问题。

1. 帮助孩子摆正在家庭中的地位

幼儿正处于性格形成的时期，也是打基础的时期，家庭成员对他的态度，尤其是把他摆在什么位置上，让他担当什么角色，都对他性格的形成起着不可低估的作用。娇生惯养的孩子往往缺乏独立性、缺乏克服困难的毅力和顽强精神，不利于他们长大成才。

2. 让孩子多多感受和睦家庭的温暖

这对培养孩子良好的情绪和性格有重要意义。在一个和睦的家庭里，家人敬老爱幼，互相关心，互相爱护，这种和谐而又温暖的气氛，有利于幼儿的心理健康成长。有人甚至认为，这对形成其终生的道德情操都有重要意义。

3. 正确对待孩子的过失和错误

孩子年龄小，知识经验少，能力不强，是非分辨不清，因而出现过失和犯错误是不足为奇的。可以这样说，孩子是在过失和错误中不断学习、增长见识的。基于这个道理，对于孩子的过失和错误要心平气和，教育要耐心细致，尤其要讲清道理，不要让孩子心里感到委屈。批评教育孩子的目的不是让成人出气，或是让孩子服软，而是要积极引导孩子认识错误，鼓励孩子心情舒畅地改正错误。

4. 支持孩子多做游戏

游戏是幼儿的主导活动，是幼儿的天职，也是其身心健康发展的重要途径。要让孩子多玩自己爱玩的游戏，要支持孩子们在一起玩。孩子们多在一起玩，就是学习，就是交际。对于孩子们在游戏中出现的争吵、矛盾，成人不应多加干涉，应放手让他们自己去解决。充分饱尝、体验游戏的乐趣，对他们身心健康发展是非常有益的。

5. 不要无视孩子的独立愿望

幼儿在心理发展上有个自我中心时期，两三岁就可表现出独立的愿望。常听有的父母说："才三四岁的孩子就有主意，不听话了！"其实，这正是孩子心理发展的一个明显标志，是其独立性开始发展的表现，是儿童心理发展的客观规律，有人称之为孩子的"第一个反抗期"。这时的孩子要求独立，有时不太听话。成人对此要因势利导，切不可违背规律硬去制服孩子的"犟劲"。否则，不仅影响孩子的心理健康，甚至会留下精神创伤，等其长大成人后易罹患某些心理疾病。

三、影响学前儿童心理健康的因素

在学前儿童成长过程中，心理健康是诸多相互交叉、渗透、影响和制约的因素交互作用的结果，归纳起来可以分为生物、环境、生活方式和主观，四大方面的因素。

（一）生物因素

影响学前儿童心理健康的生物因素主要包括遗传和妈妈在孕期的健康、情绪、药物和营养等因素，以及分娩后机体损伤、疾病等因素。

1. 遗传

大量研究表明，婴儿孤独症、儿童精神分裂症和儿童多动综合征等儿童期精神疾患和发育障碍的发生、发展都与遗传有关。个体的高级神经活动过程具有强度、平衡性和灵活性三个基本特征。强度是指神经系统所能承担的工作能力。强的神经系统能承受较繁重的、较长时间的负荷，而弱的神经系统却不能，在同样的负荷下，易发生心理障碍。平衡是指神经系统过程的兴奋与抑制的力量对比，若双方力量相当，是平衡的；若一方占优势，则是不平衡的。如若不平衡，易发生过度兴奋或抑制方面的障碍。灵活性是指兴奋与抑制的变换速度。变换快为灵活的，反之为不灵活的。如若不灵活，易发生刻板、固执等心理障碍。

2. 母亲的孕期状况

孕妇的患病用药、营养、情绪、生活方式及生活环境，都会直接或间接影响儿童的心理健康。如孕妇妊娠早期患风疹可引起胎儿畸形、智力低下；孕妇缺碘引起甲状腺功能低下，可使儿童患呆小症；孕妇自身吸烟或者是长期被动吸烟，烟中的一氧化碳、尼古丁等有害化合物可造成胎儿缺氧，阻碍其正常的生长发育，甚至导致畸形；孕妇长期大量饮酒，可引起胎儿患"酒精中毒综合征"，导致胎儿生长发育迟缓、中枢神经系统发育障碍等。

当孕妇的情绪活动时，体内分泌的激素也会随之产生，并作用于身体相应的部位和器官。不同的情绪会导致不同种类和数量的激素产生，所作用的部位和功能自然也不尽相同。追踪研究发现，孕妇在怀孕期间长期高度情绪紊乱，胎儿出生后适应环境比其他儿童困难。

另外，儿童出生时的非正常状况，如分娩过程中的难产、脐带过长绕颈，会导致其缺氧，损伤脑组织，使孩子的智力和动作的发展明显落后于同龄儿童。

3. 意外伤害和疾病

在生长发育的过程中，如果儿童不幸遭受了意外伤害势必会对其心理健康产生不利影响。受影响的程度取决于受损伤的部位、范围、程度以及抢救治疗的效果等方面的因素。

疾病对儿童心理健康的影响取决于疾病的种类、病情和治疗效果，以及成人对待疾病的态度等方面的因素。

（二）环境因素

环境是指所有可以影响儿童成长的外部因素，主要包括家庭环境、托幼机构、社会环境、自然环境和其他方面。

1. 家庭环境

家庭是儿童生活和初级社会化的场所，是对儿童心理健康影响最大的环境因素。父母是儿童的第一任老师，其中父母对待儿童的态度是最为关键的。所以父母不仅要护理、照料好孩子的日常生活，还要有意识地浇灌孩子的心灵，培养其健康的心理。有专家指出，如果儿童个体没有得到父母的细心关怀，而遭受忽视、抛弃、敌视，他们长大后会不信任别人，不信任周围环境，尤其是不相信自己的能力，会感受到持续不断的焦虑并产生神经官能症的精神防御症状。如果儿童被父母多年错误对待,他们将变得虚弱;长大成人后将变得焦虑和脾气变化无常,其结果就形成神经官能症的性格结构。

总之,父母性格良好、家庭气氛和睦愉悦、教养方式得当,让孩子感到安全、舒适,易于培养孩子的独立性、自信心以及较强的社会适应能力,有利于孩子心理的健康成长;反之,孩子倘若长期生活在感情不和睦的家庭,父母性情暴烈、心理素质差、争吵不断,把过多的恐惧、悲观等负面情绪带给孩子,使之置身于冷落、训斥和体罚的环境中,易使孩子形成孤僻、冷漠、焦虑的性格特征,影响其心理健康。

2. 托幼机构

托幼机构是儿童最早加入的集体教育机构,是对学前儿童进行保育、教养的社会场所,是儿童成长的第二环境,对儿童的社会适应性行为的形成具有深远的影响。所以托幼机构必须具备严格的行业规范要求,教养人员不仅需要掌握专业的知识和技能,还必须具有较高的职业道德和职业素养,只有具备了这样的条件,才有可能促进儿童的身体尤其是心理全面、健康的发展。

儿童年龄小,生活能力弱,对教师会产生很大的依赖性。儿童与教师之间关系密切、融洽和协调,儿童能够得到教师的尊重、关心、爱抚和认可,儿童就有安全感、满足感,心理易平衡,并得以健康地发展。同时,教师的人格特征也影响儿童的心理健康。教师的情绪不稳定,不够友善,偏心,冷漠,缺乏爱心和同情心,脾气暴躁等,都会导致儿童心理紧张,使其对周围环境无所适从。

除了教师方面的因素外,托幼机构的文化氛围、物质环境、人员素质、教育教养的方法和措施都不可避免地在儿童的心理上打上烙印,成为影响儿童心理健康的重要因素。

3. 社会环境

社会是每一个人生活的大环境,因而社会的政治制度、经济关系、大众传媒、伦理道德等都会通过种种途径影响人们生活的方方面面。当今社会竞争意识增强、生活节奏加快,人们的心理压力也逐渐加大,这对生活在这一时期的人们是个不小的挑战。据统计,心理障碍的发生率,发达国家比发展中国家高,发达地区比欠发达地区高,城市比农村高。美国未来学家威廉斯(Williams)曾说,今后 30 年的变化在规模上可能等于过去 2 至 3 个世纪的变化,这种情况对所有的人提出更严峻的挑战,学前儿童也同样如此。

从表面上看,孩子没有参与社会分工,是游离于社会之外的群体,但他们绝不是生活在真空里,在儿童社会化的过程中,除亲身感受社会的影响外,最主要的是通过父母及成人的教育来获得对社会的了解和认同。从父母及成人的言行中,他们同样能接受到来自社会的信息,不可避免地被打上社会的烙印,因而成人心理发生的各种变化,必定会影响儿童。而且由于儿童缺乏判断是非的能力,往往会全盘接受成人释放出来的信息,更易于形成矛盾、纠结和无所适从的心理。

4. 自然环境

自然环境因素包括化学因素、物理因素和生物学因素等。有些是自然界固有的,如气候、地形和温度等;有些是人为的,如水源污染、辐射和噪声等,这些都会对学前儿童的心理健康产生影响。

据英国儿童心理健康专家的一项研究显示:住宅的高低会影响孩子的性格。比如,居住在底楼或生活在有围墙院落的孩子,看到事物的距离和范围有限,因此他们常要走出去到现场观察。而且，由于居住在底楼进出方便，有更多的机会与外界接触，久而久之，儿童就会养成活动、参与的性格，比较容易与人相处，遇到陌生人也不会腼腆。而住在高层楼房里的孩子，因视线开阔，加之上楼下楼需要时间和体力，所以孩子会养成只习惯于看而不习惯于动的个性，常以旁观者的角色对待周围所发生的事情，其性格常表现为观察力强，行动缓慢，怕接触陌生人等。

（三）生活方式

生活方式是指在一定历史时期和社会条件下，不同人群的生活模式，包括衣、食、住、行、休闲娱乐和社会交往等方面。我们可以看到，现代化的生活大大提高了人们的生活质量和水平，但也像一把双刃剑，在让人们尽情享受美好生活的同时，也在向我们的健康发起挑战。如进食过量高脂肪、高热量的食物，患电视、手机依赖症，缺乏体力活动等。人类的主要死亡原因也由数十年前的呼吸系统疾病、急性传染病、消化系统疾病等转变为心血管系统疾病、恶性肿瘤、意外事故等。

学前儿童正处于逐步形成自己生活方式的阶段，形成良好生活方式、养成良好行为习惯将会获益终生。所以成人要充分利用现代生活方式中具有的科学、文明来保护和增进学前儿童的心理健康，尽可能避免或削弱现代生活方式中的消极因素对学前儿童心理健康的负面影响。现在的孩子个个都是“小人精”，让父母感到既欣慰又担忧，欣慰的是比自己小时候聪明，担忧的是难以教养。

（四）主观因素

影响学前儿童心理健康的主观因素有动机、自我意识、情绪和气质。

1. 动机

动机是直接推动一个人进行行为活动的内部动力。引起动机的内在条件是需要，引起动机的外在条件是诱因。如果儿童的食物、睡眠、阳光、饮水、衣着、活动、游戏、安全感、爱抚、被赞赏等物质或心理的需要不能得到满足，甚至是完全缺乏，就容易造成他们的动机需求受挫，从而产生消极、紧张的情绪和恐惧、冷漠、孤独的心态。所以，成人一方面要照顾好孩子的生活，满足其基本的生理需求，另一方面，要有意识地提高儿童的心理承受能力，教给幼儿简单的处理动机冲突的技巧，学会协调需求与现实的反差，保持平衡、良好的心态。

2. 自我意识

自我意识是指人对自己的认识。学前儿童对自己的认识和看法主要从成人的评价和态度中获得。成人的看法往往比较武断、主观性强，这样容易让儿童形成片面的、有可能是错误的自我意识，使之缺乏对挫折、冲突的预测能力和处理技巧，不能协调好与同伴之间发生的矛盾和冲突，表现出任性、执拗和攻击性行为。所以成人应该多组织孩子与同伴在一起玩耍、游戏，让孩子在与同伴的交往过程中，从同辈的言行中看见自己，获得较为客观的自我意识，正确认识自己、评价自己，从而有效调节自己的行为和情绪。

3. 情绪

情绪是最基本的感情现象，它对心理健康起着至关重要的作用。积极的情绪会使儿童充满信心、乐观开朗、热情友好、落落大方；消极的情绪则会使儿童处于紧张与不安之中，甚至会影响其正常的生理和心理功能，如心跳加速或断续，记忆、思维、知觉发生障碍，行为失调，这无疑是有害于儿童的心理健康的。所以成人要尽量避免将焦虑、恐惧和痛苦等消极的情绪带给儿童，要保护好儿童的心理健康。

4. 气质

气质是一个人稳定的心理活动的动力特征。尽管气质具有一定的稳定性，但并非一成不变。了解、掌握儿童的气质类型，一方面可以因材施教，根据其气质的特点采取相应的教育教养措施，取得事半功倍的效果；另一方面也可以更好地发挥其气质的优势，尽量改善其气质的不足，完善儿童的性格特征，为其心理健康打下基础。

第三节　学前儿童常见心理行为问题及干预

学前儿童正处于心理发展期，易受各种不良因素的影响，出现心理障碍。心理障碍不仅会阻碍幼儿正常的心理发展，还会影响他们的学习和生活，若不及时干预，往往会导致成年时期的各种心理问题甚至精神疾病。

一、学前儿童常见的心理行为问题

儿童常见心理行为问题与干预（一）

学前儿童在身心成长过程中，会受各种因素的影响，并非像成人认为的那样无忧无虑。他们同样也会产生不良的情绪，这些消极的情绪可能会造成儿童心理上的不健全，导致有些儿童会在某一阶段出现情绪、行为和人际交往等方面的问题或者障碍，如遗尿、口吃、攻击性行为、咬指甲等，即所谓的“坏毛病”“不正常行为”。这些现象和行为有些会随着儿童年龄的增长而自然消失，有的则需要经过矫治才能纠正，也有的即便保留终身也不会引起其他方面的问题。尽管这些偏差不能被看成是心理疾病，但却与儿童的心理状态有着密切联系。为了更好地促进学前儿童身心的健康发展，成人应该对之加以了解，在教育过程中，采用符合儿童心理需要的方法和手段，尽可能避免上述行为的发生。学前儿童常见的行为问题主要有睡眠障碍、语言障碍、情绪障碍、行为障碍、多动症等几类。

（一）睡眠障碍

1. 遗尿症

在能有意识控制排尿的年龄段，白天或者夜晚仍不能主动控制，以至于夜间、午睡时经常尿湿床铺，白天有时也尿裤子，称为“遗尿症”。

（1）原因　引起遗尿的原因较多，主要有以下几种。

① 心理因素。主要指精神方面受到创伤，如突然受惊、大病一场、对生活环境的改变不能适应等。研究发现，有精神创伤儿童遗尿症的发生率是无精神创伤儿童的两倍。

② 训练不当。排尿过程的自主控制既需要大脑发育成熟到一定的程度，也需要学习和训练。一般两三岁的幼儿就可以开始自行控制排尿，如训练方法不当，儿童没有形成良好的排尿习惯，也可能发生遗尿。

③ 遗传因素。研究发现，遗尿与遗传的关系密切，约有 70% 的遗尿患儿的一级亲属中有遗尿历史。

④ 器质性遗尿症。因疾病所引起的遗尿症称为“器质性遗尿症”，如蛲虫病、膀胱炎等，均可使儿童不能主动控制排尿。

（2）预防和矫治　了解儿童遗尿的真正原因，采取有针对性的措施。消除引起儿童情绪不安的各种因素，执行合理的生活制度，避免过度疲劳和临睡前的过度兴奋，及早诊断和治疗引起儿童遗尿的各种身体疾病。

2. 夜惊

夜惊的主要表现为，儿童入睡不久，在没有任何外界环境变化的情况下，突然哭喊出声，两眼直视，并从床上坐起，表情恐惧；若叫唤他，则不易唤醒；对他人的安抚不予理睬；发作常持续数分钟，醒后完全遗忘。

（1）原因　夜惊的发生与白天情绪紧张有密切关系，多由心理因素所致，父母离异、亲人伤亡、受到严厉惩罚等，都会使儿童受惊和紧张不安。睡前精神紧张，如看惊险电影、听情节紧张的故事，或被威吓后入睡，以及卧室空气污浊、室温过高、被盖过厚、手压迫前胸、晚餐过饱等均可引起发作。鼻咽部疾病导致睡眠时呼吸不畅，肠寄生虫等，也可导致夜惊。

（2）预防和矫治　对于夜惊的儿童，一般不需要药物治疗，主要从解除产生夜惊的心理诱因和改变不良环境因素入手，注意其生活的规律性。随着儿童年龄的增长，大多数儿童的夜惊会自行消失。

少数儿童的夜惊不属于睡眠障碍，而是癫痫发作的一种形式，在白天精神和行为也有异常，应去医院诊治。

3. 梦魇

梦魇指从噩梦中惊醒，能生动地回忆梦里的内容，是孩子处于极度焦虑状态的一种睡眠障碍，多发生在后半夜，多见于学前儿童。梦魇是一种睡眠障碍，表现为儿童的睡眠不踏实，常做噩梦，并伴有呼吸急迫，心跳加快，自觉全身不能动弹，惊醒后，仍有短暂情绪失常，脸色苍白，表现出紧张、害怕、出冷汗等症状。

（1）原因　引起梦魇的原因较多，有的儿童是因白天受到惊吓，导致精神紧张、焦虑不安；有的儿童是因患有肠道寄生虫、呼吸道感染等器质性疾病；有的儿童是因临睡前吃了较多的食物；还有的儿童是因睡觉姿势不正确，导致胸口压迫等。

（2）预防和矫治　白天应避免儿童在精神上受到强烈刺激，尤其在临睡前，情绪要保持轻松、愉快的状态，遵守有规律的作息制度，不可过度疲劳，及时治疗身体上的疾病。

（二）语言障碍

1. 口吃

口吃为常见的语言障碍。现在普遍认为，口吃的发生并非因发音器官或神经系统的缺陷，多是因幼儿模仿或精神突然紧张造成的，表现为正常的语言节奏受阻，不自觉地重复某些字音或字句，发音延长或停顿，伴跺脚、摇头、挤眼、歪嘴等动作才能费力地将字迸出。口吃看起来是件“小事”，可对孩子的心理挫伤很严重，往往可形成孤独、退缩、羞怯、自卑等不良性格特征。

（1）原因

① 儿童在学习语言之初，因发音不准、吐字不清楚，受到家长指责，使儿童一说话就紧张、焦虑，出现口吃。出于对口吃的恐惧心理及高度注意，终成心理痼疾，越怕说话越口吃。发病率占儿童的 1% ～ 2%，多起始于 2—5 岁，男多于女。

② 不良语言环境的影响，如儿童在学习语言过程中，周围有口吃的人，儿童出于好奇，模仿成人或同伴的口吃现象所致。

（2）预防和矫治　应从解除幼儿的心理紧张入手。避免因说话不流畅遭到周围人的嘲笑、模仿以及家长、教师的指责或过分矫治。大人不要当众议论其病态，或强迫他们把话说流畅，不许口吃，以免加重心理负担。要鼓励幼儿树立信心，放松精神，逐步纠正。大人要用平静、从容、缓慢、轻柔的语调和他们说话，做出正确的示范，使他们全身放松，说话时不着急，呼吸平稳，特别是不再注意自己是否口吃，多练习朗诵和唱歌。

2. 缄默症

儿童缄默症是指已经获得语言能力的儿童，因为精神因素的影响，沉默不语。可分全缄默和场面缄默两种。全缄默患儿在任何状态下都一言不发，对他人普遍缺乏情感反应，胆小、焦虑，言语发育迟缓，经常做刻板、重复的动作。场面缄默则是儿童在特定的场面或人物面前出现无言症状。如有的儿童到了幼儿园，就不再开口，长时间地呆坐着，甚至还伴有大小便失禁。

（1）原因　专家认为，这与先天遗传及后天教养缺陷均有关，如先天性智力低下，言语发育迟缓；长期缺乏母爱或是家长对孩子既溺爱，态度又过于严厉；有的家长过于苛求孩子语言正确、标准，造成孩子心理压力过大，不敢轻易开口。

（2）预防和矫治　家长对孩子的关爱要适度，避免两极分化，造成儿童产生过分的依附感或恐惧感，为患缄默症留下隐患。家长对儿童的言语发展不能操之过急，要给孩子的言语发展树立模仿的榜样，用笑容营造愉悦的家庭氛围，给儿童创造结交同伴的机会，多接触新鲜的事物，改进自己身上的不良性格。总之，家长一定要有耐心，循循善诱、持之以恒，日久方见成效。

（三）情绪障碍

1. 精神性厌食

儿童没有食欲，对食物不感兴趣，长期厌食或吃得极少。若强迫进食，可能出现呕吐等不良生理反应。

（1）原因　儿童在精神上受到了强烈的惊吓，不能适应新的环境，缺少与同伴的交往而闷闷不乐、情绪低落；家长长期为增加儿童的进食量而提供过细过精的食物，零食过多；儿童活动的范围小、量太少。

（2）预防和矫治　家长要教养观念和教养方式，帮助幼儿建立良好的饮食行为习惯，尤其是培养幼儿进餐的积极性。家长应遵循进餐的黄金规则，即“孩子有权利决定自己每次吃多少，什么时候吃饱；父母有责任为孩子挑选食物和决定就餐环境”。家长不要强制孩子吃饭，要为孩子做出好榜样。扩大儿童的生活范围，增加户外活动，加大运动量。

2. 焦虑症

这类儿童易于焦虑不安，常常因为一点小事过度烦躁和担心；胆小，特别害怕与亲人分离，哪怕只是短暂的时间，因而入托、入园很长时间后都不能适应新的生活环境；老实、温顺、敏感和缺乏自信，在人际交往上表现出退缩，不愿与陌生人交往。

（1）原因　父母及其他亲人的教养过于溺爱或苛刻。儿童本身又较为脆弱、敏感，极易紧张，生活一旦发生变故，如生病、入托或者是家庭发生矛盾，儿童难以承受这样的刺激，诱发此症。

（2）预防和矫治　保教人员应该倍加亲切地对待这样的儿童，给以细心的照料、耐心的引导，多多鼓励，尽快消除、舒缓其紧张的心理、情绪，了解儿童的需要，与之建立起相互信任的关系。同时鼓励儿童多与同伴玩耍，多交朋友，注意培养、锻炼儿童的坚强意志。

3. 恐惧症

儿童对某些事物产生持续的、严重的恐惧反应，表现为适应行为异常和易出现焦虑、紧张不安等情绪。幼儿在恐惧状态下，常伴随一系列生理变化，如心跳加速或断续、呼吸短促或停顿、血压升高、脸色苍白、四肢无力等，这种生理功能的紊乱会影响机体的健康状况，恐惧还可使儿童的知觉、记忆和思维发生障碍，行为失调，失去正确的分析和判断能力。尤其是少数儿童表现出过分的恐惧或者无法控制自己的恐惧情绪。这些孩子往往会产生更多的问题行为。

（1）原因　恐惧是儿童面对各种环境比较常见的一种情绪反映。父母和孩子的分离，吓唬孩子的教育方法，如把孩子独自关在一个光线较暗的房间里进行惩罚等，都有可能导致儿童产生恐惧心理。如果持续的时间过长，就可能患上恐惧症，对儿童的心理发展造成严重影响。

（2）预防和矫治　儿童恐惧感是一种后天习得性反应。预防儿童恐惧症的有效措施是帮助儿童提高认识水平，鼓励儿童去观察和认识自然现象。成人要根据儿童的认识特点，采用科学的教育方法，生动形象地对他们进行教育，禁止用吓唬、威胁的方法教育儿童。

4. 暴怒发作

学前儿童的个人要求未能得到满足或在某些方面遭受挫折时，可能会出现大声哭闹、破坏它物、自残等发泄怒气的过激行为，通常称作暴怒发作。暴怒发作时，他人常常无法劝止儿童，除非满足其要求，或无人予以理会。如果此类行为在儿童身上出现过于频繁，便会成为一种情绪障碍。

（1）原因　此类情绪障碍可能与儿童的气质类型有关系，胆汁质的儿童相对更易出现。更多是与成人的不当教育有关，过度迁就、溺爱都容易导致儿童在欲求不满或挫折前出现暴怒发作。

（2）预防和矫治　预防此类情绪问题需要从小培养儿童讲道理的品质，让儿童学会在负面情绪前，如何用正确的方式进行宣泄。成人不能过于迁就和溺爱儿童。儿童暴怒发作时，选择用冷却法，先等儿童冷静下来再和他讲道理。同时，尽量避免出现在可能诱发儿童恼怒发作的场合，儿童的合理需求应及时满足。如此类情绪障碍较严重，应进行心理矫治。

（四）行为障碍

1. 吮吸手指

婴儿吮吸手指极为常见，2—3岁以后，这种现象会明显减少。但若随年龄增长，仍保留这种幼稚动作，并成为习惯，应及时纠正，因为儿童吮吸手指的行为会受到非议，而使儿童感到紧张、害羞；还可造成手指肿胀、发炎，易引起肠道寄生虫病、肠炎等疾病；若持续到六七岁换牙时期，则可导致下颌发育不良、开唇露齿，不仅妨碍面容的端正，还会影响牙齿咀嚼功能的正常发挥。

（1）原因　常因婴儿期喂养不当，不能满足儿童吮吸的欲望以及缺乏环境刺激和爱抚，导致儿童以吮吸手指来抑制饥饿或进行自我娱乐。

（2）预防和矫治　要消除儿童生活环境中可能引起儿童焦虑、恐惧等不良情绪的因素，用玩具、图片等儿童喜爱之物，或感兴趣的活动去吸引其注意力，冲淡其吮吸手指的欲望，逐渐改掉固有的不良习惯，不宜采用在手指上涂苦味药或裹住手指等强制方法。

2. 咬指甲癖

啃咬指甲在学前儿童中的发生率比在其他人群中高。有这种问题行为的儿童不能自制地用牙齿将长出的手指甲甚至脚趾甲咬去，甚至咬至甲床出血。有的儿童不仅啃咬指甲，还会咬小关节外侧的皮肤、衣袖或其他物品。

（1）原因　儿童啃咬指甲的行为多发生在心理紧张之际。如果家庭、幼儿园的环境常使儿童情绪不安、焦虑，就易引发这种现象。父母或同伴中有人有此习惯，儿童会模仿，最终形成习惯。

（2）预防和矫治　矫正咬指甲癖的关键在于消除儿童的紧张心理。用惩罚、涂辣物或苦药等方式都不能取得理想的效果。成人应为儿童创设良好生活环境，鼓励儿童多参与户外体育活动，使儿童保持愉悦心情，将注意力从啃咬指甲上转移到别处。同时，还应充分调动患儿的积极性进行自我矫正。

3. 习惯性阴部摩擦

儿童用手抚摸自己的生殖器，或用其他方式刺激阴部的行为称为习惯性阴部摩擦。学前儿童偶有此行为，多出现在入睡前或刚睡醒时，持续数分钟。女孩有时会两腿交叉上下移动，或将小物件塞入阴道，年龄稍大的儿童有时会在突出的家具角上或骑坐在某物上活动身体，摩擦阴部。发生这种行为时儿童常常神情紧张、面部通红，有时还伴有出汗、气喘等。

（1）原因　这类不良习惯有时是因为生理性的疾病或不适，如湿疹、包茎、蛲虫病或衣裤太紧等。

（2）预防与矫治　这类不良习惯比较顽固，当成人发现儿童有此习惯时不可过多责备，更不应严厉惩罚，而应注意积极诱导，帮助其转移注意力，培养良好的生活习惯，鼓励其克服恶习。平日不要让儿童过早卧床，要养成上床便睡、醒来便起的习惯。睡眠时被子不要盖得太厚，衣物也不能太小、太紧或太多。在卫生上要注意保持生殖器的清洁干燥，经常清洗。对生理疾病引起的习惯性阴部摩擦，则需及时治疗。

4. 退缩行为

儿童的退缩行为表现为胆小、羞怯、懦弱自卑、不合群、进取心不强，害怕到新的环境，不愿与陌生人交往，对新鲜事物不感兴趣，缺乏热情和好奇心。

（1）原因　儿童身上发生这样的情况有可能是先天适应不良，但更主要的是由后天教育不当造成的。有的家长整天把孩子关在家里，不让其与其他孩子交往；有的家长对孩子过于迁就，使孩子难以适应新环境；有的家长管教过严，干涉过多，使孩子常受批评、指责、惩罚。上述情况都有可能引发儿童的退缩行为。

（2）预防和矫治　纠正儿童的退缩行为必须从培养其生活自理能力入手，让儿童自己动手做力所能及的事，自己解决遇到的问题。平时要鼓励儿童多与同伴接触交谈，有意识地培养他们活泼、合群的性格。常带儿童去公共场所，尤其是“儿童乐园”，培养孩子不怕失败、勇敢尝试的精神。

5. 攻击性行为

攻击性行为是指因为欲望得不到满足而采取有害他人、毁坏物品的行为。儿童的攻击性行为一般在3—6岁出现第一个高峰，10—11岁出现第二个高峰。当儿童遭受挫折时，显得焦躁不安，采取打人、咬人、抓人、踢人、冲撞别人，抢夺别人的东西、掷东西以及其他类似的方式，引起别人与其争斗。

（1）原因　一些心理专家认为，儿童的攻击性行为是通过观察别人的攻击行为而学习得来的，并由于这类行为所造成的环境后果而得以维持，就是说“模仿”和“强化”是儿童攻击性行为发生、发展和维持的重要机制。还有一些心理学家则认为，攻击性行为是儿童对于挫折的反应,常常是由于儿童想要达到的行为目标受阻而引起的,是宣泄紧张、不满情绪的消极方式。

(2)预防和矫治　成人要以身作则,不可采用武力的方式对儿童进行教育,尤其不能在儿童情绪激动时强迫他接受教育,而应转移儿童的注意力,当他情绪平静下来时,耐心加以引导;多给儿童成功的机会,减少挫折感;组织儿童参加多项活动,如打球、下棋、绘画和音乐等,陶冶性情;对儿童自控能力的提高,要及时给予表扬和鼓励。

6. 说谎

说谎是指儿童把和实际情况完全不相符合或者是根本没有发生过的事件,描绘得完整、确定。

(1)原因　儿童说谎的原因比较复杂,成人应根据儿童说谎的情景和不同的心理状态进行具体分析,一般来说,可有以下几种情况。

无意说谎是儿童由于思维、记忆、想象和判断等方面出现错误,说出与事实不相符合的"谎言",把渴望得到的东西说成已经得到了,把希望发生的事情当成已经发生的事情来描述……这是由于儿童的心理发展水平所限而产生的,属于无意说谎。

有意说谎是儿童为了某种目的说谎。如希望得到表扬、奖励,或逃避责备、惩罚等故意编造谎言。

受成人的影响。儿童模仿生活中成人有意或无意的说谎现象。

(2)预防和矫治　说谎是一种不被社会所接纳的行为,且容易演变成习惯,应该引起成人的重视。对儿童不同原因的说谎应采取不同的对策。对儿童的无意说谎,成人不必紧张,也不可过度指责儿童。一方面在适当的时机进行引导,另一方面也可从中了解到儿童的心理需要。对儿童的有意说谎,成人也要注意区别其缘由,不要错怪了儿童善意的谎言。不仅要让儿童明白说谎的后果,还要创造宽容的气氛,允许儿童犯错误,鼓励儿童说实话。成人要以身作则、言传身教,为儿童树立学习、模仿的榜样。

(五)多动症

儿童多动综合征又名"轻微脑功能失调"(MBD),或"注意缺陷障碍"(ADD),是一种常见的儿童行为异常。该症状学前期儿童发生率低于学龄儿童,女性儿童发生率明显低于男性儿童。多动症患儿在婴儿期主要表现为易兴奋、易激怒、行为变化无规律、过分哭闹、睡眠差。先学前期和学前期则表现为做事注意集中时间短暂,参加集体活动困难,易冲动,难以控制情绪,有破坏性行为,动作不协调,精细动作发展差等。部分患儿有知觉障碍,如不能分清主体与背景关系,不能分辨左右等。

(1)原因　产前、产时、产后的轻微脑损伤是导致多动症的重要原因,脑外伤、难产、早产、颅内出血、窒息、某些传染病和中毒都可能导致多动症。同时环境污染、铅中毒也可能致此病。近年研究发现多动症可能也与遗传有一定关系。

(2)预防与矫治　多动症是一种与儿童发展过程有密切联系的综合征,有些随着儿童年龄的增长可自行消失,但目前专业的教育和心理治疗仍然是矫治多动症的主要手段。对患多动症的儿童,成人在生活中要对他们有耐心,使他们养成规律的生活习惯,多对他们进行手眼协调和注意集中的训练,多让他们和同伴共同游戏,增强其语言交往和社会适应能力。每次对患儿提出的要求要具体,难度不能太大,同时对不适宜的行为不能迁就。

儿童这些比较典型的行为偏差,心理因素是主要原因,但不是唯一的。行为偏差的形成是个逐渐积累的过程，是动态的，所以父母和教师要通过全面地观察、分析，找到关键原因所在，采取针对性强的措施，及时疏导，逐步矫治，以免给儿童的身心发展带来不良影响，必要时应接受专家的指导和帮助，进行心理治疗。

二、学前儿童心理健康的维护与促进

儿童从出生至六七岁这一时期，既是生命最为脆弱的阶段，又是个体迅速成长和发展的关键期，最容易发生各种身心健康问题，尤其需要成人的精心呵护和全方位照料。有些问题如果解决不好，还有可能影响终身。

教育家福禄贝尔（1782—1852）说："人的整个日后的生活，即使到他将要离开人间的时候，他的渊源都在儿童早期。假如他的未来之树的胚芽受到了损害，他则要以最大的困难，做最大的努力，才能成为强健的人。" 我国著名儿童心理学家陈鹤琴（1892—1982）说："我们知道，幼稚期（出生至七岁）是人生最重要的一个时期，什么习惯、言语、技能、思想、态度、情绪，都要在此时期打了一个基础，若基础打得不稳固，那健全的人格就不容易建造了。" 从这两段话里，我们深深领悟出儿童心理卫生的重要性，必须高度重视。

（一）学前儿童心理健康教育的内涵

随着人们对健康认识的深入和不断追求，学前儿童心理健康教育成为学前儿童健康教育的重要组成部分。世界卫生组织（WHO）曾对健康教育提出如下定义："健康教育帮助人们有达到健康状况的愿望，知道怎样做才能达到这样的目的，每个人都尽力做好本身或集体应做的努力，并知道在必要时如何寻求适当的帮助。" 这让我们在理解健康教育范畴的同时，也充分地认识到尽管健康教育和心理健康教育是两个不同的概念，但两者的内涵有很大部分是重叠在一起的，健康教育里蕴含了心理健康教育，心理健康教育亦渗透在健康教育之中。由此可见，健康教育是更大范围的心理健康教育，心理健康教育可以涉及健康教育的方方面面。学前儿童心理健康教育涉及的范围非常广泛，主要包括如下几个方面。

1. 学习适当表达自己情绪情感的方法

情绪是影响儿童心理健康的一个关键因素。学前儿童的情绪具有易冲动、外露、变化快和自控力差等特点，因而要引导他们在体验自己和别人的情绪情感的过程中，认识到不同的情绪情感所表达出的内容，学会调节和控制自己的情绪，合理疏泄愤怒、畏惧、委屈和痛苦等消极情绪，培养学前儿童对自己和他人的积极情绪。

2. 学习与他人交往的技能

社会交往能力是学前儿童与同伴、成人和谐相处的必备条件。培养学前儿童的移情能力，有助于他们感知和理解别人的情感，并对此做出适度的反应，具有同情心，能够运用关心、安慰、鼓励、宽容和谅解与别人友好相处，在人际交往过程中得到满足和快乐。

3. 形成合作互助、乐于分享和公平竞争的良好品质

这些良好的品质有助于学前儿童在人际交往中获得成功。培养学前儿童在生活和游戏过程中与他人合作互助，用协商、沟通解决分歧，乐于助人，自己遇到困难也会请求帮助；培养学前儿童与别人分享自己的玩具、食品和快乐的愿望和技能；在讲故事、体育、绘画、表演等带有竞赛性的活动中，逐步理解公平竞争的含义、努力才能成功的道理，正确面对输赢。

4. 增强自我意识，以礼待人

正确认识、评价自我，既充满信心，也不狂妄自大；与人相处懂得基本的礼貌礼节，如见

面、道别时要使用礼貌用语,使用恰当的称呼问候他人,尊重别人。

5. 初步养成良好的生活、卫生和品德等方面的行为习惯

习惯一旦养成,即具有自动化的倾向,可使学龄前儿童获益终生。生活上,要培养儿童形成有规律的生活习惯和独立生活能力,自己的事情自己做,切忌不可饭来张口、衣来伸手,热爱生活,做事条理清楚;良好的卫生习惯包括不暴饮暴食、饭前便后要洗手、按时睡觉、积极参加体育锻炼等;品德行为习惯如热爱集体、关心同伴、尊重老师,遵守幼儿园的规章制度,爱护公共卫生和设施,爱护树木花草、小动物等。

(二)学前儿童心理健康教育的途径

学前儿童心理健康教育的途径是开放的、渗透式的,从环境的创设到一日生活的每个环节、每一项教育教学活动,都可以进行心理健康教育活动。可以在幼儿园里组织专题活动,也可以在家里进行,还可以家园合作的形式进行,让心理健康教育与孩子的成长紧密相连。

1. 组织丰富多样的活动

在有意义的活动中完成力所能及的任务,让儿童体验到成功的快乐,也体验到自身的力量和自信心。增强儿童的自信心,有助于自我的肯定,这是幼儿产生持久快乐的最重要的源泉。对于力所能及的事情,放手让孩子去做,这也是发展儿童高级情感如理智感、责任感、道德感的有效方式。

游戏和幼儿力所能及的劳动等实践活动,为幼儿进行良好个性的培养搭建了平台。健康的游戏和有兴趣的劳动,满足了幼儿渴望实践的要求,有助于培养幼儿活泼开朗的性格,能促进幼儿逐渐形成良好的个性。

2. 融于一日生活的各个环节中

在一日生活中训练学前儿童的生活自理能力,建立良好的卫生习惯,开展有助于学习交往知识和技能的合作游戏。制定合理的生活制度,不仅有利于儿童身体健康和良好行为习惯的形成,也有利于减少两极化情绪的发生,有助于儿童情绪的稳定。

教师在一日生活的各个环节中,建立儿童的行为准则,以此来约束儿童的行为,使其行为符合社会规范。帮助儿童发展其自我管理能力,从而达到纠正问题行为的目的。

3. 与各科教育教学活动相结合

心理健康教育与课程设置中的各个领域都有着密切的联系,所以心理健康教育可以自然地整合在各领域教育教学之中,从不同的方面和角度,影响和作用于学前儿童。例如,在美术教育活动中可以通过绘画、做手工等活动,给学前儿童提供自由表达自己思想和情感的机会;在体育教育活动中,通过饶有趣味的体育游戏让学前儿童在运动中宣泄和释放出积压的能量,疏泄内在的积郁,以达到心理上的平衡。

4. 家园共育

幼儿园和家庭是儿童生活、成长的两个重要场所,教育的协调同步和一致性对教育的成效起着决定性的作用。幼儿园应该充分发挥自己的教育优势,通过家长学校、专题宣传栏、家长热线、网上交流平台、家长开放日,家长座谈会等方式,向家长宣传、普及培养孩子健康心理、独立生活能力和社会适应力的重要理念,提供相应的教育内容和方法;请家长来园观察、指导,或请家长和自己的孩子一起有目的地共同参与某种有益于心理健康的社会交往活动,如趣味体育比赛、郊游等,让家长切身感受活动的作用和意义;多与家长交流,互相反馈

信息，有助于因材施教，使每一个儿童的心理健康得到促进和发展。

三、学前儿童心理行为问题案例分析

儿童常见心理行为问题与干预（二）

案例1 王某4岁了，是个活泼可爱的孩子。父母发现孩子晚上很晚还没有睡意，大人都困了，可他还是很有精神地在玩游戏。父母都担心这样下去会影响他的生长发育。

分析：孩子晚睡可能是因为他白天的活动全让父母给安排得“井井有条”，全身处于一种紧张状态，晚上仍不能放松，甚至会引起失眠。另外孩子的不良心理因素也可能导致孩子晚睡，如害怕一个人独居，怕黑等。父母对待孩子的这种情况，首先要给孩子充足的活动时间，他才能精力充沛；其次了解孩子的心理特点，找出晚睡的原因，解除他的不安。对于孩子，教师和家长要共同帮助他们养成良好的睡眠习惯。

案例2 刘某，女，6岁，幼儿园大班，一个不爱说话的孩子。家里有客人来，爸爸妈妈让她与客人打招呼，她要不就往妈妈身后躲，要不就往自己的小房间跑。在幼儿园上课时，总是不敢说话，别的小朋友总是争先恐后地回答问题，可老师叫到她时，她犹豫半天才站起来，满脸通红；下课后不参加小朋友们的活动。父母都为她的这种行为担忧，长大以后可怎么办呀？

分析：孩子出现这种情况，有可能是因为小的时候受到的教育方法不当，从小父母要求她谦虚谨慎，不要乱说话，以至于说话前，总是再三考虑自己说的话对不对。另外，孩子的心理因素也是一个很重要的原因，孩子自尊心强，太看重自己，总是考虑自己在别人心中会怎么样，怀疑别人的目光，出现了不自信，总认为自己的表达能力不如别人。对于孩子的这种情况，家长要认真对待。父母要注意增强孩子的自信心，通过学习口头表达和表演技能，促进语言交流，给孩子创造更多的社会交往机会来让孩子变得开朗，在愉快的气氛中与他人交往和沟通，坚持时间久了，孩子紧张怯懦的心理就会自然消失。

案例3 李某今年5岁。每次跟着父母上街，只要看见自己喜欢的玩具，就缠着父母给他买，家长不允，他就躺在地上打滚，家里人拿他没辙，就只好答应了。

分析：孩子的任性，往往是由于父母无原则的溺爱和娇纵导致的。父母把宠爱当成父爱或母爱，对子女百依百顺，盲目娇惯孩子，致使孩子养成了一种以自我为中心的信念，一遇到不顺心事，就无理取闹。另外孩子有时会因为身体上的不适而心情烦躁，造成任性。所以家长要正确地教育孩子，给孩子适当的爱，不可以过分的溺爱，对于孩子不正当的要求，要能坚持正确的意见，不能看见孩子哭就心软，这样只会使孩子更任性。孩子在任性时，可以把他的注意力设法转移到能吸引他的一些新颖事物上去。方法并不是固定的，针对孩子的具体情况要具体对待。

案例4 小明四岁了，聪明、好动，但就是喜欢炫耀自己，跟别人攀比，说自己有什么好的玩具，多好玩，其实他根本就没有。一次妈妈去幼儿园接他时，发现他正在跟小朋友说爸爸刚出差回来，给他买了好多好多玩具，特别是一个会飞的飞机，旁边的小朋友都羡慕得不得了。可他爸爸从来没出差呀。妈妈当时气坏了。有一次家里的杯子被打碎了，妈妈认定是他干的，小明当时怕妈妈生气就承认了，后来妈妈发现冤枉了小明。她担心孩子以后会不会养成说谎的坏习惯呢？

分析：第一，孩子在学校里说谎，是由于其认知发展水平比较低，靠想象来获取别人的羡慕，提高自己的地位，这种情况会随着年龄的增长逐步的改掉，家长不必担心；第二，孩子本没有做,但却承认了,是因为他怕受到妈妈的责骂和惩罚,心理上有一种本能的愿望即承认了就是好孩子。所以在矫正孩子的说谎行为时,要根据不同说谎原因耐心教育,如小明向小朋友夸耀本没有的玩具,究竟是为什么,然后进行说服教育。小孩子都怕做了错事被爸爸妈妈责骂和惩罚,也许在他们小的时候,这种观念就形成了,这就要归咎于家庭的教育方法不当,孩子做错了事,动不动就给孩子严厉的惩罚。所以家长要尽量避免训斥孩子,要给予孩子关心和帮助,给他们改正错误的机会。

案例 5 童童今年 5 岁半,聪明,想象力丰富,可就是不喜欢吃饭。一到吃饭的时间,家里人就开始为他发愁了。每次吃饭时,餐桌上都有他喜欢吃的菜,但孩子却毫无兴趣。有一次,父母又劝又哄又吓唬,孩子仍无动于衷,吃一吃,玩一玩,家长跟在后面追着喂。童童的父母感到很苦恼,这样下去孩子的身体怎么能正常发育呢?

分析:孩子厌食有的可能是因为疾病,如肝炎、感冒或缺乏维生素等。另外,一些心理和周围环境的刺激因素也可能造成孩子的厌食,如强迫孩子吃饭,致使孩子将吃饭当成一种负担;进食前运动剧烈;平时父母为孩子准备的零食多;食品品种单调等。要矫正儿童的厌食行为,父母应该在日常饮食的合理性等方面下功夫,如控制孩子的零食,提高饭菜的质量,定时定量地让孩子吃饭,养成其良好的饮食习惯,同时为孩子营造一个安静、舒适、愉快的进食环境,让孩子把吃饭当成是一种乐趣。

案例 6 小亚已经上幼儿园中班了,有一个不好的习惯就是喜欢吮吸手指。在她刚几个月时就有这个习惯,爸爸妈妈那时认为小孩子都有这个习惯,没太在意。后来发现进了幼儿园,她还是那么喜欢吮吸手指,爸爸妈妈不知道该怎么办好?

分析:儿童吮吸手指家长不必有太多的顾虑和担心,孩子这样做,可能是因为在她的幼儿生活中,父母的喂养不当,孤独甚至没有玩具玩,以致她以吮吸手指作为自己肚子饿或自娱自乐的一种方式。要改掉孩子的不良习惯,父母首先必须宽松地对待孩子的吮吸行为,避免打骂、指责孩子,最好不要武断地、不分青红皂白地制止,而应当尽可能解除导致孩子吮指行为的原因,关心她,让她把注意力转向愉快的游戏。

学习要点

- 学前儿童心理健康与保健
  - 心理健康概述
    - 心理健康的概念
    - 心理健康的标准
    - 心理健康与身体健康
  - 学前儿童心理发展
    - 儿童心理发展特点与健康标志
    - 各年龄段儿童心理需求及支持策略
    - 影响儿童心理健康的因素
  - 学前儿童常见心理行为问题及干预
    - 学前儿童常见的心理行为问题
    - 学前儿童心理健康的维护与促进
    - 学前儿童心理行为问题案例分析

心理健康的标准：
- 正常发展的智力
- 稳定、反应适度的情绪
- 乐于与人交往，有良好的人际关系
- 思想和行为协调一致
- 良好的性格特征

思考练习

1. 心理健康有何内涵？学前儿童心理健康的衡量标准有哪些？

2. 学前儿童的心理发展有何特点？

3. 请结合自身的成长经历，谈谈影响学前儿童心理健康的因素。

4. 针对儿童攻击性行为，教师应如何预防和矫治？

5. 幼儿园心理健康教育的途径有哪些？

6. 请你结合幼儿园见习、实习活动，说明幼儿教师在工作中向幼儿传递出爱心和关怀的重要性。

岗位任务

任务一　案 例 分 析

某幼儿入睡不久，突然哭喊出声，坐起，两眼直视，表情恐惧。叫他不理睬，醒后完全遗忘。

分析：1. 该幼儿发生了哪一种睡眠障碍？

该幼儿发生的睡眠障碍是夜惊，又称睡惊。夜惊是指睡眠中突然惊醒，两眼直视，表情紧张恐惧，呼吸急促，心率加快，伴有大声喊叫、骚动不安，发作历时 1 ～ 2 min，发作后复入睡，早上醒后一般无所记忆。

夜惊和梦魇不同，儿童多见，大多数在长大后自愈。成人患病者常有焦虑症，或可能存在未查明的内脏疾病。治疗可用心理辅导与药物安定。

2. 发生的主要原因？

① 不正确的睡眠姿势。如蒙头睡觉、俯卧睡觉、趴着睡觉，或者两手压着前胸，这几种睡姿都会影响孩子的睡眠，容易引起夜惊。

② 白天或临睡前过度兴奋。如白天休息少，在户外奔跑玩耍或受到惊吓、责骂，或睡前看过分紧张、刺激的影视片而引起大脑过度兴奋，晚上睡觉时就容易发生夜惊。

③ 分离焦虑。刚入幼儿园的小班幼儿因与亲人分离会引起焦虑、不安或不愉快的情绪反应，白天的哭闹影响到晚上的睡眠，常常会发生夜惊。

任务：1. 思考以下问题

① 你认为家长应怎样科学地解决孩子的夜惊问题。

② 家长应采取哪些预防措施，才能避免出现夜惊。

2. 围绕以上问题按要求完成书面作业。

任务二　案例分析

佳佳小朋友和爸爸最好，特别黏爸爸。听到爸爸要出差的消息，佳佳很不开心，担心自己没有人陪，哀求爸爸不要离开家。爸爸出差后，佳佳吃不好、睡不好，情绪烦躁，紧张不安，连玩游戏也没心思，还多次在梦中叫喊爸爸。一周后，爸爸平安回家，佳佳的脸上又重新露出了笑容，她对爸爸说："你要答应我，以后再也不要出差啦。"

分析：1. 请判断佳佳的表现属于哪一类心理问题。

2. 哪些因素有可能成为引起佳佳焦虑的原因。

3. 你认为可以采取哪些解决方法和预防措施。

任务：1. 运用所学知识分组讨论以上问题。

2. 按要求完成书面作业。

相关链接

儿童孤独症

儿童孤独症是广泛性发育障碍的一种亚型，以男孩多见，起病于婴幼儿期，主要表现为不同程度的言语发育障碍、人际交往障碍、兴趣狭窄和行为方式刻板。约有3/4的患者伴有明显的精神发育迟滞，部分患儿在一般性智力落后的背景下，某方面具有较好的能力。

1. 语言障碍

语言与交流障碍是孤独症的重要症状，是大多数儿童就诊的主要原因。语言与交流障碍可以表现为多种形式，多数孤独症儿童有语言发育延迟或障碍，通常在两岁和三岁时仍然不会说话，或者在正常语言发育后出现语言倒退，在2—3岁以前有表达性语言，随着年龄增长逐渐减少，甚至完全丧失，终身沉默不语或在极少数情况下使用有限的语言。他们对语言的感受和表达运用能力均存在某种程度的障碍。

2. 社会交往障碍

患者不能与他人建立正常的人际关系。年幼时即表现出与别人无目光对视，表情贫乏，缺乏期待父母和他人拥抱、爱抚的表情或姿态，也无享受到爱抚时的愉快表情，甚至对父母和别人的拥抱、爱抚予以拒绝。分不清亲疏关系，对待亲人与对待其他人都是同样的态度。不能与父母建立正常的依恋关系，患者与同龄儿童之间难以建立正常的伙伴关系，例如，在幼儿园多独处，不喜欢与同伴一起玩耍；看见一些儿童在一起兴致勃勃地做游戏时，没有去观看的兴趣或去参与的愿望。

3. 兴趣范围狭窄和刻板的行为模式

患者对于正常儿童所热衷的游戏、玩具都不感兴趣，而喜欢玩一些非玩具性的物品，如一个瓶盖，或观察转动的电风扇等，并且可以持续数十分钟、甚至几个小时而没有厌倦感。对玩具的主要特征不感兴趣，却十分关注非主要特征；患者固执地要求保持日常活动程序不变，如上床睡觉的时间、所盖的被子都要保持不变，外出时要走相同的路线等。若这些活动被制止或行为模式被改变，患者会表示出明显的不愉快和焦虑情绪，甚至出现反抗行为。患者可有重复刻板动作，如反复拍手、转圈、用舌舔墙壁、踩脚等。

4. 智能障碍

在孤独症儿童中，智力水平表现很不一致，少数患者在正常范围，大多数患者表现为不同程度的智力障碍。国内外研究发现 50% 左右的孤独症儿童为中度以上的智力缺陷（智商小于 50），25% 为轻度智力缺陷（智商为 50 ～ 69），25% 智力正常（智商大于 70），智力正常的被称为高功能孤独症。

——根据网络资料整理

整合艺术疗愈①

整合艺术疗愈是指以各种门类艺术为介质，为疗愈心理、理解人性并帮助个体充分地开发潜能和自我超越提供有效的途径。和其他疗愈方式相比，整合艺术疗愈有着独特的优势。首先，艺术创作是左右脑卷入的过程，有利于激发创造力与潜能，而创造本身就是疗愈性的，艺术创造的过程即是疗愈过程。其次，艺术思维绝大多数是视觉性的，可以迅速触及很多其他方式无法触碰的内容，包括前语言记忆、童年创伤等。再次，艺术符号是价值中立的，艺术可以使一些负面的心理能量得到纾解转化。最后，整合艺术疗愈通过音乐、绘画、舞动等创造性活动的直接体验，将“知道”内化为“做到”的生命意识。多种艺术形式的交互运用，也适合更广泛的人群，特别是幼儿。

教师通过整合艺术疗愈，可以为幼儿创设安全、开放、支持的心理氛围。幼儿用非言语的方式表达自己的情绪，自我觉察，感受自己的内心世界，从而重构安全感，建立自主意识和自信，有勇气面对快速变化的未知世界，有勇气面对未来的挑战，增强适应能力。幼儿与艺术深度连接，与艺术成为朋友，继而对生活充满热情，对世界充满好奇，乐于创造，激活无限想象的空间和创造的潜能。

在整合艺术疗愈的过程中，老师既要关注艺术过程，又要关注艺术作品；既要关注儿童，又要

① 范诚 . 整合艺术疗愈在幼儿园中的应用价值探究［J］. 名家名作，2018（9）.

关注自身。不要仅凭一幅画对儿童做出判断。儿童绘画的整个过程，包括在绘画中的语言、表情、动作等，老师都要尽收心底。同时，老师要关注儿童对自己作品的解读，关注儿童作品后的相关心理背景。在艺术疗愈过程中要以儿童为中心进行恰当的沟通，多用开放性问题，给予儿童无条件的人本主义关怀。老师要时刻提醒自己，拥有一颗开放的心，不轻易判断、评估孩子的绘画作品；保持一颗中立的心，不投射自己的好恶，保护和维持整个场面的和谐。

第四章
学前儿童生活活动与教育活动的卫生保健

本章导读

本章从有利于儿童身心健康发展的目的出发，介绍了合理安排幼儿一日生活和教育的卫生学依据，提出科学合理地安排幼儿园生活活动、教育活动和体育活动的要求，并明确幼儿一日生活各环节的卫生要求。

知识目标

1. 了解合理安排幼儿园一日生活和教育活动的卫生学依据。
2. 正确理解合理安排学前儿童一日活动的原则和要求。
3. 熟悉幼儿园一日生活的基本环节，并掌握各环节的卫生要求及实际操作方法。
4. 掌握幼儿园教学活动的卫生保健要求及实际操作方法。
5. 掌握幼儿园体育活动的卫生保健要求及实际操作方法。

技能目标

1. 学会科学合理地制订各年龄班一日生活制度及活动计划。
2. 按照幼儿园一日生活各环节的卫生要求，掌握各环节的操作要领。
3. 结合幼儿园保育实习，熟练掌握幼儿园卫生保健工作的各项技能。

素养目标

1. 通过学习明确在学前儿童一日活动安排中教师的职责及价值。
2. 依据幼儿园保育与教育相结合的原则，按要求开展各项活动，促进学前儿童全面发展。

学习本章之前共同讨论

1. 幼儿一日生活有哪些基本环节？
2. 幼儿园教育活动与小学教育有什么不同？

托幼机构是依据保育和教育相结合的原则，对学前儿童实施全面发展教育的机构。幼儿保教任务的完成，有赖于托幼机构科学合理地组织和安排幼儿一日生活。要在充分认识学前儿童身心发展规律的基础上，依据卫生学的原理和原则，制定和安排适合学前儿童身心发展特点的生活制度，合理开展各项活动，使学前儿童处于积极的健康状态，促进学前儿童身心全面、健康、和谐发展。

第一节　幼儿园一日生活的卫生保健

《3—6岁儿童学习与发展指南》中指出：幼儿的学习是以直接经验为基础，在游戏和日常生活中进行的。要珍视游戏和生活的独特价值，创设丰富的教育环境，合理安排一日生活，最大限度地支持和满足幼儿通过直接感知、实际操作和亲身体验获取经验的需要。

生活活动是指学前儿童在幼儿园的全部生活实践，包括物质生活活动和精神生活活动。幼儿园生活活动的主要环节包括入园、晨间活动、盥洗、喝水、进餐、如厕、教学活动、游戏、睡眠、散步、户外活动、离园等，是满足幼儿基本需要的活动，贯穿在一日活动始终，对幼儿的身心发展起着重要作用。

一、幼儿园一日生活制度的制定与实施

幼儿园的生活制度是指根据学前儿童身心发展的特点，对他们在托幼机构内一日生活的每个环节做出的内容、时间、顺序、次数和间隔上的规定。制定合理的生活制度，不仅能使儿童劳逸结合，充分满足生理和生活方面的需要，养成良好的生活习惯，提高各个生活环节的效率，同时也有利于托幼机构各项工作有计划、有步骤地进行。

（一）幼儿园一日生活制度的制定

幼儿园一日生活制度是卫生保健工作的基本内容，也是促进儿童健康的重要措施。作为幼儿园特有的生活常规，一日生活制度保障了儿童在幼儿园生活的规律性和稳定性，在促进儿童身心健康发展、良好生活习惯养成等方面发挥着重要作用。

1. 制定一日生活制度的意义

（1）合理的生活制度能保护神经系统的正常发育　学前儿童的神经细胞还不够成熟，在一定时间的活动后，就会由于大脑皮层某一个区域的兴奋扩散而感到疲劳。因此，在学前儿童活动安排上要注意动静交替，多交换活动的内容和方式，使大脑皮层各个区域轮流活动、轮流休息；此外，要使儿童得到及时和充足的睡眠，以补充神经细胞所消耗的能量，消除疲劳，使学前儿童神经系统得到正常发育。

（2）合理的生活制度能保护消化系统的功能　学前儿童的消化系统发育尚未成熟，消化能力弱，胃容量小，但每天对营养的需要量相对比成人多。制订合理的进餐次数和间隔时间能保证学前儿童很好地进行消化吸收，满足身体对营养的需要。

（3）合理的生活制度能培养良好的生活习惯　合理地安排睡眠、吃饭、活动和游戏，经过长期定时有规律的刺激，大脑皮层有关区域对外界刺激就形成了条件反射，养成良好的生活习惯，使学前儿童睡眠好、吃饭香、精力充沛、精神愉快、注意力集中，促进学前儿童身心健康发展。

（4）合理的生活制度具有重要的教育意义　著名教育家陶行知先生关于儿童“一切生

活都是课程，一切课程都是生活”的论述，精辟地揭示了幼儿园生活制度具有的独特教育价值。学前儿童的学习方式是以直接经验为基础，以各种生活事件为载体，贯穿于一日生活常规中的。因此，一日生活制度不仅对日常生活内容进行时间顺序的安排，还对儿童身心需求以及学前教育要求进行全面统筹规划，为保教结合的有效实施提供有力保障。

（5）合理的生活制度是保教人员做好工作的依据　托幼机构是集体生活的场所，儿童人数多，年龄又不一样，合理的生活制度就成为保教工作人员对不同年龄的学前儿童进行不同教育和护理的工作依据，也是提高保教质量的基本保障。

2. 制定幼儿园一日生活制度的依据

（1）要依据学前儿童的年龄特点　学前儿童正处在生长发育时期，各器官的功能还不够完善，不同年龄阶段的幼儿在生长发育上也存在较大的差异。而且，学前儿童在高级神经活动过程中兴奋和抑制不平衡，集中注意力的时间短，控制能力也较差。因此，生活制度的制定必须符合学前儿童的不同年龄特点。一般来说，年龄越小，同一类型的活动持续的时间越短，活动量越小，户外活动、休息和睡眠的时间越长。

（2）要依据大脑皮层机能活动的特点　托幼机构在制定生活制度时，应遵循动力定型规律，使学前儿童的生活有规律地按时进行，反复多次，以养成到什么时间做什么事的良好习惯，增强儿童对生活的适应能力，并形成健康的生活方式。

在安排儿童活动时，要根据镶嵌式活动原理，做到动静交替、劳逸结合，使大脑皮层保持较长时间的工作能力，减少疲劳的发生。例如，在集体教育活动后，可安排自选游戏活动；在安静的活动后，可进行户外自由活动或体育活动等，这样大脑皮层各机能区域和身体的各器官系统既能充分调动又能充分休息，从而促进学前儿童身心健康发展。同时，要及时注意到儿童疲劳的早期表现，让儿童休息恢复体力。

研究表明，一周中学前儿童的大脑机能活动水平是不相同的。由于始动调节的规律，新的一周开始时，学前儿童一般不可能有较高的机能活动水平，脑力活动效率明显较低，因此，在周一不宜安排负荷较重的学习任务或有特殊要求的活动，而应以稳定儿童的情绪为主。学前儿童的大脑机能活动水平一般在周二开始上升，周三、周四达到高峰，周五以后又呈下降趋势。托幼机构应根据学前儿童的生理特点，将一周的主要活动按负荷轻重作妥善安排。同时，在组织和安排学前儿童活动时，还应注意从易到难，逐渐增加活动的难度和强度，将难度最大的任务安排在学前儿童大脑皮层高度兴奋时完成。

（3）要依据地区特点和季节变化　我国地域辽阔，具有较大的南北气候差异和东西时区差异。托幼机构在制定生活制度时，应根据本地区的地理特征和本园的具体情况，体现出地区差异，同时还应考虑不同季节的特点，对生活制度的部分环节做出相应调整。如冬季昼短夜长，早晚气温偏低，可推迟幼儿入园的时间，寄宿制幼儿园则可安排早晨晚点起床，晚上早点上床，相应缩短午睡时间；夏季昼长夜短，早晚较为凉爽，中午气温较高，可将幼儿入园时间适当提前，寄宿制幼儿园则可安排早晨提早起床，晚上睡觉时间也可相应晚一点，午睡时间可适当延长。进餐和其他活动的时间也可做出相应的调整。

（4）依据家长需要安排时间　托幼机构既要促进儿童的身心发展，又要解决家长的后顾之忧。因此，在制定生活制度时，也应适当考虑家长的需要，安排幼儿入园和离园的时间，使学前儿童的家庭生活与托幼机构的生活相衔接。

3. 幼儿园一日生活安排

一日生活制度是指学前儿童在幼儿园内一日生活中重要环节的时间分配和顺序（表 4–1）。应根据园（所）内学前儿童年龄特点、季节变化的规律制订儿童一日生活安排计划。合理掌握儿童一日生活安排原则：将儿童一日主要生活环节的时间、顺序、次数和间隔给予科学合理的安排。寓教育于一日生活之中，注意动静交替、室内外活动结合。每日户外活动要充分利用阳光和空气，户外活动时间日托不少于 2 h，全托不少于 3 h，体育活动不少于 1 h。

编制幼儿一日生活制度

表 4–1　学前儿童在园一日作息安排

时间	活动
7:40—8:00	入园、晨检
8:00—8:45	晨间活动、早操
8:45—9:05	早点、个人卫生
9:05—10:00	教学活动
10:00—10:40	游戏、户外活动
10:40—11:00	餐前准备
11:00—12:00	午餐
12:00—12:20	饭后散步
12:20—14:30	午睡
14:30—15:00	起床、盥洗
15:00—15:30	午点
15:30—16:30	游戏、户外活动
16:30—17:00	幼儿离园

以上一日生活安排仅作为参考，小、中、大班可略有差异，季节不同也应作适当调整。各地各园差异较大，可根据具体情况作适当调整，因地制宜，制定出适合本地本园的生活制度。寄宿制幼儿园可在此基础上另行制定寄宿制幼儿园儿童的生活制度。

（二）幼儿园一日生活制度的实施

为了更好地开展保育工作，促进幼儿身心健康发展，幼儿园要树立保教并重的理念，尊重幼儿身心发展的特点和规律，严格执行生活保健制度。幼儿园保育工作应以“促进幼儿健康发展”为核心，将保育工作融于幼儿一日生活之中，坚持保教结合，提高保教工作质量。

1. 执行幼儿园一日生活保健制度的原则

（1）规则性、科学性与灵活性相结合。幼儿园一日生活的每一个环节都有具体的内容和明确的要求，具有科学性和规则性。但是幼儿具有主动建构的能力，过分强硬和统一的要求会限制孩子的主动性，忽视孩子内心情感的需要，会让孩子感到压抑和不快乐。如在幼儿进餐环节中，规定“进餐”时不许讲话，导致幼儿吃饭时气氛紧张，不利于幼儿愉快进食，可以改为“进餐时不大声讲话”；对于进餐慢的孩子可以早些入座就餐，而进餐快的孩子可以为他们提供一些为班级同伴服务的机会，当孩子们就餐完毕，可根据进餐速度的快慢随时进行餐后活动（如图书室、科学室、班级区域角等）。在午睡环节中，如有体弱生病的孩子可以让其多睡一会儿，不能强制性要求同一时间起床，而对于精力充沛、睡眠少的孩子则可以引导他们在不影响其他孩子午睡的情况下先做一段安静的活动，有睡意时再上床休息。

（2）静态与动态环节的交替平衡。一日生活作息制度的合理性及其活动的有效性，取决于各类活动交替安排的科学性。在安排幼儿一日生活时，应该遵循动态活动与静态活动、室内活动与户外活动、集体活动与个别活动交替平衡的原则，满足儿童身心发展的需要。如果上午的教学活动中有一个较为安静的语言活动，那么可以穿插安排体育游戏或音乐活动，让幼儿肢体得到锻炼；如果上午的活动运动量大，幼儿一直保持紧张兴奋的状态，则可以引导幼儿做一些较为安静的活动，以避免神经细胞或肌肉过度疲劳；生活制度安排中还应充分重视游戏与户外活动，在天气允许的情况下，保证每天户外活动时间不少于 2 h；除了安排主要的集体活动环节外，应给幼儿创造小组活动、个别活动的机会，只有多种形式相结合的生活活动，才能满足幼儿多层次的需要。

（3）在生活保健中渗透心理保健。《纲要》明确指出，我们要树立正确的健康观念，在重视幼儿身体健康的同时，高度重视幼儿的心理健康。实践证明，大量的日常生活是儿童人际交往相对频繁和心理品质自然显露的时刻。因此，要主动与幼儿沟通、交流，创设“尊重、信任、理解、关爱、激励、愉快”的心理氛围，利用幼儿的生活活动进行随机心理保健，让幼儿每天从各种必不可少的日常活动中潜移默化地掌握很多最基本的生活经验；要对幼儿存在的不良情绪及时疏通，品行障碍及时纠正，要培养他们积极、乐观、向上的情绪，使他们养成良好的行为习惯、形成正确的健康意识与观念。这些都是一日生活保健的重要内容。

2. 执行幼儿园一日生活制度的方法

（1）必须严格遵守生活保健制度，不能随意变更，更不能中途废弃。要保证幼儿生活有规律，同时应注意满足幼儿合理的需求，根据具体情况灵活处理。

（2）在一日生活的各个环节中，对学前儿童进行生活护理和卫生保健的同时，要进行教育工作，培养他们良好的生活习惯。贯彻预防为主的方针，使学前儿童身心健康成长。

（3）要制定和执行细致的工作常规。合理分工，实行工作人员岗位责任制，以保证生活制度的贯彻和落实。

（4）保教人员对学前儿童要亲切和蔼，教育观念和方法一致，仪表整洁、朴素，言行举止得当，作为学前儿童的榜样。

（5）经常检查幼儿园生活保健制度是否合适，根据实际情况（如季节变化、活动的特点等）及时加以科学的调整。

3. 案例分析

案例　为了使幼儿一日生活安排更好地体现《纲要》的精神，某幼儿园根据小中大班幼儿身心发展的特点，对幼儿一日生活制度作了调整。具体安排为：

小班		中班		大班	
时间	活动内容	时间	活动内容	时间	活动内容
8:00—8:45	生活活动、游戏活动	7:45—8:30	生活活动、游戏活动	7:45—8:30	生活活动、户外体育活动

续表

小班		中班		大班	
时间	活动内容	时间	活动内容	时间	活动内容
8:45—9:00	早操	8:30—8:45	早操	8:30—8:45	早操
9:00—9:15	早点、生活活动	8:45—9:00	早点、生活活动	8:45—9:00	早点、生活活动
9:15—9:30	教学活动	9:00—9:25	教学活动(一)	9:00—9:30	教学活动(一)
9:30—9:45	早点(未吃早点的幼儿)、生活活动	9:25—9:40	早点(未吃早点的幼儿)、生活活动	9:30—9:40	早点(未吃早点的幼儿)、生活活动
9:45—10:15	户外活动、生活活动、吃水果	9:40—10:05	教学活动(二)	9:40—10:10	教学活动(二)
10:15—10:30	游戏	10:05—10:50	生活活动、吃水果、户外活动	10:10—10:50	生活活动、吃水果、户外活动
10:30—10:50	生活活动、餐前活动	10:50—11:00	餐前活动	10:50—11:00	餐前活动
10:50—11:25	进餐	11:00—11:30	进餐	11:00—11:30	进餐
11:25—12:00	餐后区域活动、生活活动	11:30—12:00	餐后活动、生活活动	11:30—12:00	餐后活动、生活活动
12:00—14:40	午睡	12:00—14:20	午睡	12:00—14:15	午睡
14:40—15:15	生活活动、苏醒操	14:20—15:00	生活活动、苏醒操	14:15—15:00	生活活动、苏醒操
15:15—15:40	游戏活动、生活活动	15:00—15:35	游戏活动、生活活动	15:00—15:35	游戏活动、生活活动
15:40—16:30	户外活动、公共区域活动、生活活动	15:35—16:30	户外活动、公共区域活动、生活活动	15:35—16:30	户外活动、公共区域活动、生活活动
16:30—17:00	离园前活动	16:30—17:00	离园前活动	16:30—17:00	离园前活动

注:生活活动包括饮水、穿脱衣服、大小便等。户外活动包括体育活动以及其他适宜在户外进行的活动。

分析:

(1)幼儿一日生活时间安排从固定转变为灵活　根据幼儿生理、心理特点,在作息时间安排上力求更加科学、合理。如小班幼儿生活自理能力差,进餐、睡觉、起床的时间要比大班幼儿稍长。大班幼儿要为入学做准备,须充分保证学习活动和良好学习习惯的培养。同时,小中大班教学活动时间根据主题需要稍作减少或延长,打破了原来的 15 min、20 min、30 min 教学时间的安排,使教学活动更具灵活性、创造性。在作息时间上有效地减少了教师的组织环节,减少了整齐划一的行动方式。如一起小便、一起洗手、一起活动等。

(2)幼儿一日生活内容安排从单一转变为整合　该幼儿园把某些时间段的生活内容进行了整合,以减少孩子的等待时间。如小班 8:00 至 8:45 时间段,把生活活动和游戏活动有机地整合起来,改变了原来晨间接待、晨间活动、小便、洗手等环节的划分,使孩子们在这一时间段中更自主地参与活动,充分发挥幼儿的积极性、主动性。改变了原来各班 15 min 内统一喝豆浆、吃饼干的安排，把吃早点分别安排在两个时间段进行，并与生活活动、自由活动相结合。如小班为9:00至9:15和9:30至9:45；中班为8:45至9:00和9:25至9:45；大班为8:45至9:00和9:30至9:40。这样孩子们可根据自己的生理需要自主选择吃早点时间，消除了一刀切现象。

在教学活动时间段，把单一的以班级为单位的集体教学活动转变为多种形式的教学活动，如混龄、年级组等混合活动，提供幼儿与更多的伙伴交往、互相学习的机会，促进孩子各方面能力的提高。在同一活动内容场地的安排上也体现了混合性。如科学活动、区域活动时室内、室外同时进行，孩子们可根据自己的需要选择活动，有效地提高了单位时间内活动场地的利用率。

（3）一日生活实施时，既具统一性又有弹性　在一日生活实施中，教师根据不同年龄段孩子的身心特点，按照一日生活制度的安排，确保幼儿两个小时的户外活动时间。而对于幼儿的午睡时间，教师则根据孩子们的生理需要及时进行调整。为此，该幼儿园还为各年龄段的孩子编排了苏醒操，从14:15起，幼儿园的校园广播系统开始播放优美抒情的苏醒音乐，小、中、大班教师分别在14:30、14:20、14:15开始打开班级音控开关，让先醒来的孩子开始做简单的苏醒操，然后穿衣起床，还没醒来的孩子可让他多睡一会儿。在午餐时间的安排上，也进行了弹性处理，进餐慢的孩子可以早些入座就餐，而进餐快的孩子可以为他们提供一些为班级同伴服务的机会。孩子们就餐完毕随时进行餐后活动（图书室、科学室、班级区域角等）。不断提高计划执行的灵活性、创造性，力求使一日生活的安排与实施体现出“统而不死、活而有序”的有效性，从而促进幼儿生动活泼、健康和谐地发展。

二、幼儿园一日生活保健任务及要求

幼儿园一日生活制度的安排，实际上是对幼儿一日生活各个环节的时间分配和交替顺序，进行科学合理的规定。保教人员应严格执行生活制度，组织好各个生活环节，教会儿童自己处理生活的各种技能，做到保教结合，全面完成教育任务。

（一）幼儿园一日生活常规要求

幼儿园为幼儿制定和执行合理、科学的生活制度，创设良好的生活环境和生活条件。让幼儿懂得生活的基本知识和规律，掌握生活的基本技能，形成乐观的生活态度，养成良好的生活、卫生习惯。促使幼儿具备基本的生活自理能力，建立健康的生活方式，提高生活质量，健康成长。

幼儿对生活常规要求的掌握需要通过幼儿园保教人员保育和教育同时进行。儿童年龄越小，越需要通过保育手段，培养幼儿良好的生活行为和卫生习惯。这需要在每一个环节进行教育。因此，对幼儿提出一日生活常规要求，实际上涵盖了对保教人员的教育要求。

以下为幼儿园一日生活每一个环节的常规要求（表4–2）。

表4–2　托幼机构一日生活常规要求

项目	要求
入园	1. 主动向老师同伴问好 2. 进入活动室后，把外套与随身物品整齐地放在固定的地方 3. 按老师要求进行晨间活动

续表

项目	要求
盥洗	1. 卷好衣袖,选择好水龙头,不拥挤,讲文明,有秩序 2. 按顺序洗干净手心、手背、手指、手腕;然后取自己的毛巾,按眼、面、嘴、耳、脖、鼻的顺序洗脸 3. 不要把水弄到地上,保持地面干净 4. 盥洗完将毛巾挂到固定的位置,如天冷可抹点护肤品
进餐	1. 餐前:不做剧烈活动,将椅子搬到餐桌前,有秩序地进入盥洗室洗净手、脸,安静入座 2. 进餐:正确使用餐具,姿势正确,按量进食,不挑食,不剩饭菜,吃饭不发出太大响声,做到细嚼慢咽,不掉饭粒和菜屑,不随便离开座位 3. 餐后:收拾好自己的餐具,放在指定容器内,用饮用水漱口,用餐巾擦干净嘴和手,将餐巾放好
如厕	1. 做到及时如厕,不憋屎尿,逐步养成定时大小便的习惯 2. 入卫生间后才将裤子脱至大腿处,将大小便排入坑内,学会正确使用手纸,穿好裤子后才离开蹲位 3. 便后洗手
喝水	1. 会使用自己的杯子喝水,剧烈运动后不立即喝水,不大量喝水 2. 不端着杯子到处跑,不将水洒在地上,不玩饮用水 3. 喝完水立即将杯子放回原处
午睡	1. 安静进寝室到自己的床位前,铺好被子 2. 按顺序脱衣服、鞋、裤子,整齐地放在固定的地方 3. 保持正确的仰、侧卧睡姿,不蒙头,不交头接耳,安静入睡 4. 起床时,先掀开被子下床,然后按顺序穿裤子、鞋子、衣服,整理好床铺
集体活动	1. 听到信号,迅速安静地入座,保持正确坐姿 2. 注意力集中,按老师的要求进行教学活动;发言先举手,得到允许后起立发言,并保持正确姿势;认真倾听同伴的发言;不随意离开自己的座位 3. 教学活动结束后,及时收拾好自己的学习用品和椅子
区域活动	1. 自主选择活动内容,专心活动,不频繁更换活动内容 2. 与同伴友好合作,不争抢、独占玩具或材料,爱惜玩具和材料,随时收拾散落的玩具和材料 3. 活动结束后,能分类整理玩具和材料并放回原处
体育锻炼	1. 锻炼前,适当减少衣装,检查并系好鞋带,拿好体育锻炼器械 2. 集合迅速、整齐,认真听清楚要求,仔细看老师的示范动作 3. 锻炼时,精神饱满,情绪愉快,动作准确;做操时要求动作整齐、到位、有力 4. 锻炼后,稍事休息再喝水,适当增加衣装
户外活动	1. 遵守活动前交代的规则,注意安全,活动时不离开集体,有自我保护意识 2. 友爱同伴,不损坏花草树木,爱护公共财物 3. 能感知冷热,及时增减衣装 4. 户外活动后,及时洗去脏污,擦干汗渍,整理衣着,饮用适量白开水
离园	1. 搞好个人卫生,要求手脸干净,衣着整洁 2. 如老师需与家长交谈,不要随意打断他们的谈话,应安静玩耍等待 3. 离园前收拾好玩具和其他物品,将要带回家的东西整理好,不要将幼儿园的东西带回家 4. 主动与老师、同伴道别,与家长一道离开幼儿园

(二)幼儿一日生活各环节保健

幼儿园一日活动环节

幼儿一日生活的环节主要包括入园(所)、晨检、晨间活动、学习和游戏、进餐、盥洗、如厕、睡眠、散步、户外活动、离园(所)等。每天以一定的时间和程序相对地固定下来。

1. 入园

卫生要求 学前儿童来园(所)之前,教师要先做好活动室的通风和清洁工作。教师要以热情、亲切的态度接待幼儿,师幼要相互问好。教师的情绪态度对幼儿有很大的感染作用,要使幼儿感到亲切、温暖,感到老师喜欢他、等待他、欢迎他。

操作要领

(1)教师应有礼貌地向家长问好,用简洁的语言向家长了解幼儿在家的情况,听取家长的要求和意见。

(2)教师利用晨间接待的机会,与幼儿亲切交谈,有计划地进行个别教育,对个别性格孤僻的幼儿要具体关照,给予帮助。

2. 晨检

卫生要求 每一位幼儿来园(所)时,都要接受晨间检查,保健老师要掌握全园幼儿的健康状况,发现可疑情况要及早诊治,必要时应采取隔离措施。要对家长带来的药进行记录,标明幼儿的姓名、所在班级、用法及每次用量,并放在幼儿够不着的地方,以免幼儿误服,保健老师要按时给幼儿服药。

操作要领

一看:看脸色,看皮肤,看眼神,看咽喉。

二摸:摸摸是否发烧、摸腮腺是否肿大。

三问:问幼儿在家吃饭情况,睡眠是否正常,大小便有无异常。

四查:有无携带不安全物品。

在晨间检查中发现问题应及时处理。如果发现有身体不适的幼儿,应测体温,发现疑似有传染病的幼儿,应隔离观察。对晨间检查中发现的异常情况应作记录。

3. 晨间活动

卫生要求 晨间活动有助于学前儿童大脑皮层尽快进入兴奋状态,精神抖擞地开始一天的生活。教师要注意晨间活动的形式变化,激发每一位幼儿参加活动的积极性。晨间活动的运动量不宜过大,让幼儿逐步从安静状态过渡到一定程度的兴奋状态。运动量过大会使幼儿很快产生疲劳,反而妨碍一天的正常生活、学习。

晨间活动包括室内活动和室外活动两种形式,主要活动在室外进行,天气不好时可安排在室内,以操作材料及游戏活动为主。

操作要领

在户外开展的晨间活动以体育活动或游戏为主。

教师应根据季节、气温的变化,灵活设置运动场地(如冬天尽量选择在阳光照射下活动,夏天在阴凉的场地活动)。

教师根据幼儿年龄特点设计丰富的体育活动或体育游戏内容,如“一物多玩”的晨间锻炼特色;为幼儿提供多种材料,如跳绳、皮球、呼啦圈、滑板车和羊角球等。

教师可采取集体讲解示范游戏的玩法,幼儿在学会技巧后,分散自由练习,教师进行个别指导,关注幼儿之间的个体差异。

4. 早操

卫生要求 幼儿园早操主要是徒手操和轻器械操(如棍棒、花环、红旗、哑铃等),也可以进行律动练习或跳集体舞。

教师应根据幼儿年龄特点编排小、中、大班的早操并选配合适的音乐。小班主要是徒手操和模仿操;中、大班主要是徒手操和轻器械操。

操作要领

早操应由教师或幼儿带操,也可由教师和幼儿同时带操,带操人必须做到以下几点:

带操人所站的位置必须是全体幼儿都能看到的地方。

带操人的动作必须正确,有节奏,每个动作都要合乎要求。

带操人的动作方向应该与全体小朋友相反。早操中的每个动作都能做得正确到位,才能达到锻炼身体的目的。

5. 进餐

卫生要求 托幼机构要制定合理的饮食制度,幼儿进餐必须定时定量,开饭要准时,两餐间隔时间一般为 3 ~ 4 h,保证幼儿进餐时既有食欲,又不至于过分饥饿。

操作要领

进餐前做好准备工作:用消毒抹布擦洗餐桌,准备好餐具,安排幼儿用流动水洗手;进餐半小时内不做剧烈运动,教师可组织幼儿进行安静的游戏,或对当日的菜肴作简要介绍,激发幼儿的食欲。

进餐时做好组织工作:按时开饭,学前儿童进餐时间不应少于 30 min,保证每个幼儿吃饱;不催幼儿快吃饭,引导幼儿不偏食、不挑食,提醒他们细嚼慢咽,吃饭时保持桌面、地面清洁卫生;应让幼儿精神愉快、安静地就餐,不在进餐过程中处理问题或批评幼儿;注意培养幼儿良好的进餐习惯;仔细观察幼儿的进餐行为,精心照顾每一个幼儿,发现幼儿情绪低落、食欲较差等问题时要了解原因,及时处理。

进餐后做好整理工作:教育幼儿吃完后把餐具放在指定的地方,把椅子放好,轻轻地离开餐桌。组织幼儿擦嘴洗手,并安静活动 15 min 后午睡;打扫并整理活动室。

6. 喝水

卫生要求 应培养孩子主动饮水的习惯,确保幼儿每天饮用足够的水。每千克体重饮水:1—3 岁,110 ~ 155 ml/kg;3—7 岁,90 ~ 110 ml/kg。特别提醒,剧烈活动后,应等幼儿身体恢复平静后,再喝水。

操作要领 水温应符合幼儿的安全需要(以滴在成人手背上不烫为好);水杯、杯柜、水桶要按规范进行消毒;取放水杯时,手要洗净,抓杯把;杯柜应用清洁布帘遮挡;经常检查杯柜上的标签是否完好。

7. 盥洗

卫生要求 盥洗是为了保持手、脸及全身皮肤和毛发的清洁,增强皮肤抵抗力,养成爱清洁、讲卫生的好习惯。包括以下几方面:

培养幼儿饭前便后及手脏时用碱性小的肥皂洗手、早晚刷牙的习惯,盥洗应使用流动水,盥洗用具专人专用,毛巾、杯子每天消毒。寄宿制幼儿园、托儿所,应根据季节安排洗头、洗澡,每晚洗屁股、洗脚,定期剪指甲、理发。

教师要培养幼儿良好的盥洗习惯,对小班或新入园的幼儿要教给洗手、刷牙和洗脸的方法。

操作要领

洗手的顺序：卷袖口，用水把手打湿、擦肥皂，要反复搓洗手指、手心、手背，直至搓出泡沫，用流动水冲干净。

洗脸的顺序：把手洗干净后，先洗眼睛、整个脸庞，再洗嘴巴、鼻子，然后洗耳朵和脖子，用毛巾擦干，擦完后，把毛巾挂回原处。

8. 如厕

卫生要求 应有计划、有步骤地培养幼儿每天按时排便的习惯，不强制幼儿大小便，不应让幼儿蹲或坐的时间过长，严禁以坐盆惩罚幼儿。对不小心尿湿裤子或床的幼儿应予以理解，不指责，及时消除其紧张感。要及时提醒幼儿如厕，避免因憋尿、憋便而导致的排尿困难、感染和便秘。注意培养幼儿良好的排泄习惯。

操作要领 对中、大班儿童，可教其便后擦拭干净的方法，擦屁股要由前往后擦。

仔细观察儿童排尿、排便情况，发现尿频、尿痛、血尿以及便秘、腹泻等问题，及时通知家长带孩子去医院检查。

每天对盥洗室进行清洁和消毒。

9. 睡眠

卫生要求 幼儿年龄越小，需要睡眠越多。托幼机构应安排一次午睡。一昼夜总的睡眠时间，托班要有 13 ～ 14 h，小班和中班要有 12 ～ 13 h，大班要有 11 ～ 12 h。要根据季节和气温的变化，及时更换被褥。被褥要经常曝晒。

操作要领

睡眠前的准备：睡前不做剧烈运动，提醒幼儿排尿，检查幼儿的衣袋，防止将小物品带到床上玩耍；为幼儿准备舒适的环境，睡房需保持适宜的温度和湿度，可根据情况开窗通风；确保环境安静和寝具舒适，睡房内光线宜较暗，以保证幼儿高质量的睡眠；注意保持幼儿轻松愉快的情绪，不批评或恐吓幼儿；对体质弱、动作慢或年龄小的幼儿可让他们提前睡觉，而精力旺盛、体质好的幼儿则分批稍晚一点睡觉。

睡眠时的管理：要注意培养幼儿良好的睡眠习惯，掌握他们排尿的规律，及时提醒，在幼儿睡眠过程中，教师还应注意观察每一个幼儿的情况，一方面要注意幼儿被子是否盖好，睡姿是否正确等，另一方面，还应注意观察，及时发现突发疾病的幼儿。

教会幼儿自己穿、脱衣服。脱衣服顺序：脱鞋、脱裤子、脱袜子，最后脱上衣，把脱下的衣服叠好，按脱下时的顺序放在固定的地方。脱去的衣服多少可根据室温而定。穿衣服的顺序：先穿毛衣，再穿袜子、裤子、外衣，最后穿鞋。

10. 户外活动

卫生要求 户外活动可使幼儿呼吸到清新的空气，接触阳光和大自然，有利于幼儿的身心健康，减少呼吸道感染。幼儿若成天待在室内，没有足够的紫外线照射，容易发生佝偻病，机体的抵抗力会下降。因此，全日制幼儿园每天应组织 2 h 以上的户外活动，寄宿制幼儿园每天应组织 3 h 以上的户外活动。户外活动不仅要在温暖季节进行，而且要在寒冷季节进行。

操作要领 同晨间活动。

11. 离园

卫生要求 幼儿离园（所）时，教师要组织幼儿安静活动，应提醒其洗手、洗脸，检查其是否穿好衣服和鞋袜。

操作要领

(1)引导幼儿清理自己的物品并将孩子交给家长。向家长告知幼儿吃药的情况,如幼儿当日或当周有身体不适或其他特殊情况应立即向家长汇报。

(2)幼儿全部离园(所)后,教师与其他工作人员应将室内打扫干净、关闭电源、关好门窗。

三、学前儿童良好生活卫生习惯的培养

幼儿的健康教育十分重要,要培养幼儿良好的生活卫生习惯和生活自理能力。良好的生活卫生习惯,有利于幼儿的生长发育、预防疾病、增强体质、保护其身心健康;有益于幼儿身心的健康成长。良好的生活卫生习惯对于孩子健康成长、未来生活和发展都有很重要的意义,包括良好的饮食习惯、睡眠习惯、卫生习惯等多方面内容。

(一)培养学前儿童良好生活卫生习惯的重要性

孔子说,少成若天性,习惯成自然。幼儿时期正是培养良好生活习惯的关键时期,是各种行为习惯养成的重要阶段。若错过这个宝贵时期,坏习惯一旦形成,非但难改,而且贻害无穷。

1. 良好的生活卫生习惯有助于幼儿的全面发展

幼儿的全面发展表现在德、智、体、美、劳等方面。这首先要培养幼儿的良好生活卫生习惯。因为只有养成良好的生活卫生习惯,身体才能健康,才能更好地发展幼儿的智育、德育。

不论在教学过程中还是体育活动过程中或日常生活中,自始至终都贯穿着美的行为、美的教育。

2. 良好的生活卫生习惯对幼儿的一生会产生重大的影响

陈鹤琴说:“习惯养得好,终生受其益,习惯养不好,终生受其累。”幼儿良好的生活卫生习惯将会成为幼儿一生的财富,习惯犹如人生无形的同行者,始终贯穿生活的方方面面、点点滴滴。幼儿时期可塑性大,是习惯养成的关键时期,这一时期容易养成好习惯,也容易纠正不良习惯,习惯对人的生活、学习以至事业上的成功至关重要。

3. 良好的生活卫生习惯有利于幼儿自理能力的养成

陈鹤琴认为:“人类的动作十之八九是习惯,而这种习惯又大部分是幼年养成的,所以应当特别注重习惯的养成。”生活自理能力是一个人应该具备的最基本的生活技能,生活自理能力就是自我服务、自我管理的能力。培养幼儿良好的生活卫生习惯,学会各项生活技能,也就促进了幼儿的自理能力的形成。

4. 良好的生活卫生习惯可以预防疾病

幼儿正处于生长发育的旺盛时期,十分娇嫩,如没有养成讲卫生、爱清洁、有规律的生活习惯,就会给身体发育带来危害,影响健康发育。学前儿童的抵抗力比较差,容易感染疾病,因此,养成良好的生活卫生习惯对孩子的身体健康至关重要。在现实生活中,幼儿常常会由于不讲究卫生,染上急性或慢性疾病,影响身体健康。良好的生活卫生习惯是保证孩子身体健康的必要条件,这对预防疾病、保障健康有重要意义。

(二)培养学前儿童良好生活卫生习惯的内容

培养幼儿良好的生活卫生习惯主要从两方面着手:生活习惯和卫生习惯。

生活习惯包括：饮食习惯，饮食要定时定量、不挑食、不偏食等；睡眠习惯，要培养幼儿养成独自上床、按时睡觉起床、保持正确的睡眠姿势、不骚扰他人等；遵守时间的习惯，要有生活规律，在规定的时间里就餐、睡觉、休息、学习和游戏活动等；生活自理习惯，根据孩子的年龄特点，让孩子做一些自身的或家庭的力所能及的活儿，诸如自己吃饭、擦脸洗脸、穿脱鞋袜、系鞋带、穿脱衣服、洗碗、扫地等。

卫生习惯包括：个人卫生习惯，洗手洗脸的习惯，洗头、洗脚和洗澡的习惯，早晚刷牙和饭后漱口的习惯，剪指甲和保持衣服整洁的习惯等；公共卫生习惯，要养成不随地吐痰、不随地大小便、不乱扔果皮纸屑的习惯等。

（三）学前儿童良好生活卫生习惯的培养方法

幼儿对周围环境十分敏感，喜欢模仿成人的行为，容易受到外界的刺激和影响，并在大脑中留下深刻的印象，进而形成一些定型的概念并逐渐养成行为习惯。依据学前儿童的年龄特点和成长规律，采取的培养方法应形象具体，并反复训练，使其形成条件反射，从而达到养成习惯的目的。幼儿园常用的方法有：

1. 以身作则，为幼儿树立好榜样

作为教师，必须明白孩子的许多行为习惯都是后天形成的，成人以身作则，正确示范，孩子学会不良行为的概率会大大下降，或者即使出现不良行为，矫正起来也比较容易。要让幼儿知道好习惯是每个人都需要养成的，也是非常重要的。在集体生活中，同伴群体也为幼儿提供了相互模仿的对象，如在班级中表扬常规做得好的幼儿，让其他幼儿模仿学习，发挥同伴间的榜样作用。幼儿有了学习的榜样，就清楚地知道自己该如何做，就会马上改正不良行为。

教师要从自身做起，言传身教。教师随地吐痰、扔垃圾，就不能指望孩子会讲公共卫生。孩子身边的大人作息时间紊乱，就不会培养出有良好睡眠习惯的孩子……这就是榜样的力量。因此，凡是要求孩子做到的，成年人也要按照这些要求做。见面有礼貌地问好，吃完饭擦桌子，有需要协作的事情主动帮忙，在教室里尽量小声说话，轻轻走路等。

2. 利用日常活动与生活环节进行渗透式教育

良好习惯的培养渗透在幼儿生活的各个环节之中。幼儿园日常教学活动的组织是有目的、有计划的教育活动，良好习惯的培养也是幼儿园教育的重要内容，可以说这是一条主要的途径。

幼儿主动、积极的反应，有利于良好习惯的培养。幼儿年龄越小，越要发挥幼儿的主动性，才能取得良好效果。因此，在教学活动中应注意以幼儿为主体，让幼儿主动学习，不让幼儿感到这是一种负担。结合幼儿形象思维的特点，如模仿比抽象的要求更能引起幼儿的兴趣，进而转化为他们的自愿活动。在活动中多采用童话故事与富有童趣的儿歌，或者要幼儿扮各种小动物参与表演等，可以大大增强幼儿的学习兴趣。让幼儿在日常生活中体会良好生活卫生习惯给自己带来的好处，从而从内心发出要养成良好的生活卫生习惯的要求。在幼儿的日常生活中处处都蕴含着习惯养成的契机，教师应把培养幼儿良好的生活卫生习惯贯穿在一日生活活动的每个环节中，促使幼儿良好生活卫生习惯的形成。

3. 通过游戏活动，培养幼儿良好的生活卫生习惯

利用幼儿好玩、爱做游戏、好模仿的特点，可把各种生活卫生习惯内容渗透在游戏中，让幼儿在玩中学、学中玩，把枯燥的内容转化为生活的游戏。游戏是幼儿的天性，游戏中蕴藏着幼儿发展的需要和幼儿教育契机。游戏是幼儿的主要活动形式，在幼儿园整个教育工作

中占有极为重要的地位，是进行德、智、体、美、劳全面发展教育的有力手段。在游戏中，幼儿心情愉快、思维活跃、接受能力强。角色游戏更是幼儿喜欢的一种游戏方式，幼儿通过扮演角色，能学会正确处理人与人之间的关系，比较容易形成一些良好的品质和习惯。

4. 家园合作，共同培养

幼儿习惯培养是一项系统工程，它有赖于幼儿园、家庭、社会的共同参与。家庭是孩子的第一所学校，家长是孩子的第一任教师，家庭教育方式与氛围直接关系到幼儿能否健康成长，家庭是幼儿良好生活卫生习惯养成的重要场所。幼儿园应做好家长的宣传工作，让家长认识到幼儿生活卫生习惯重要性，家园双方要形成共识，使家长主动与教师配合，督促、要求幼儿养成良好的生活卫生习惯。幼儿生活卫生教育的成败，很大程度上取决于家庭教育和幼儿园教育是否密切配合。配合得好，幼儿的教育就如锦上添花；配合得不好，幼儿的教育就会出现这样或那样的问题。

第二节　幼儿园教学活动的卫生保健

幼儿园教学活动是一日生活中的重要环节，而且占据了大部分时间。幼儿园的教学是教师与幼儿的共同活动，是幼儿在教师的正确引导下进行活动的过程。在实施过程中必须依据学前儿童生长发育的规律及认知特点，遵循卫生保健原理，重视各项教学活动的卫生保健，保证学前儿童生理和心理健康发展。

一、幼儿园教学活动的卫生保健要求

教学活动是幼儿园教育的重要环节，教学活动中的卫生保健十分重要。学前儿童的身体、心理发育尚未完善，保教人员必须依据学前儿童的生理、心理发展规律，认真做好卫生保健工作。

（一）幼儿园教学环境的卫生要求

幼儿园教学环境是教学活动正常进行的保障，应依据教学活动的需要和年龄特点为学前儿童创设安全、舒适的教学环境。

1. 创设舒适的教学环境

舒适的学习环境有益于幼儿的身心发展，有利于教学活动的顺利进行。如随着季节的变化调节活动室的温度，特别是夏季和冬季；如户外教学活动需注意夏季避暑、冬季防寒，可充分利用园内的植物或其他设施；园内绿化应考虑幼儿户外活动的需要，以花草、灌木为主，适当栽种高大乔木，以便夏天遮阳避暑；要注意活动室等区域的光线、色彩、温度、湿度、通风、防尘等。

2. 注重视觉环境卫生

学前阶段是幼儿视力发展的关键期，视觉环境是教学环境卫生的重要内容。教师在日常保教工作中，应注意保护幼儿的视力健康，消除损害幼儿视力的各种不良因素。幼儿园的教学环境应有足够的照度，一般不得低于50lx。阅读和作业时，光线必须从左上方射入，以免产生阴影。不要让学前儿童在直射的阳光下阅读和作业，光照度应合适，以阅读时眼睛舒适为宜。提供给学前儿童的学习材料和教师使用的教学材料应符合卫生要求，如书籍、纸张、学习用具、操作材料等，无论是材料、质量、大小均应环保且适合学前儿童使用。

3. 重视教学环境的安全性

安全是幼儿园工作的重中之重，教学环境的安全极其重要。教学活动开始前，教师必须检查环境与设施设备的安全，包括场地、教学用具、教学设备、操作材料、玩具等，以确保幼儿的安全和健康。为了丰富幼儿的教育教学环境，可以利用活动室、午睡房、走廊、门厅及室外场地，提供、投放相应的设施和材料，为幼儿创设分区活动场所。室内可设社会活动区（娃娃家、医院、超市、马路等）、自然科学活动区（自然角、饲养角、科学发现室）、数学活动区、艺术活动区（音乐、美术）、语言活动区（阅读、故事、表演等）、建构操作区（拼、插、搭、小制作等）。室外可有玩沙区、玩水区、种植区、饲养区等。重点排查窗台、天台、围栏、池塘、疏散通道等处的安全隐患，必须时刻注意到幼儿园场所中潜在的危险，避免事故的发生。

（二）幼儿园教学过程的卫生要求

在幼儿园教学活动中，幼儿身体的保健是十分重要的。应根据幼儿身心发展的特点，强调以幼儿身心健康为本、教中有保、保中有教、保教结合的教学原则。教学过程的卫生保健应注意以下几方面：

1. 合理安排教学时间

教师应选择符合学前儿童身心发展特点、能引起他们求知欲和学习兴趣的内容。根据不同年龄儿童有意注意时间的长短，确定教学的时间，一般小班 15 ～ 20 min、中班 20 ～ 25 min、大班 25 ～ 30 min，大班后期，为给小学学习做准备，可稍作延长。教学过程应尽可能采用符合学前儿童思维和学习特点的直观手段和游戏方法，为学前儿童提供动手操作和探究的机会。不宜长时间地从事某一种活动，以免引起大脑皮层和视觉器官的过度紧张和疲劳。

2. 科学安排教学内容

幼儿园教学内容是实现教学目标的重要保证。所选择的内容应该是幼儿所熟悉的生活中的事物。教学内容的选择以促进幼儿健康为前提，进而促进幼儿全面发展。

教学方法是教师有效传递信息，促使主体与客体相互作用以及发挥学习主体的积极性和主动性的重要手段。教师必须采用直观教学方法，以引起幼儿对学习活动的兴趣。由于幼儿无意注意占优势，具有知识经验贫乏，形象思维具体等特点，因此，尽可能采用符合学前儿童思维和学习特点的直观手段和游戏方法，为其提供动手操作和探究的机会。

3. 保持正确的姿势

学前儿童的脊柱发育还没有定型，不良坐姿很容易造成驼背、脊柱侧弯。要教育学前儿童在学习中保持正确的坐姿：不歪头，不耸肩，脊柱正直，头不过于前倾，前胸距桌缘约一拳，大腿放平，脚着地，身体的重心稳妥地落在坐位和倚靠背的支撑点范围内，以减轻维持坐姿造成的肌肉疲劳。看书写字时要求：手离笔尖一寸，书与眼距 33 cm 左右，最好使视线与书本的夹角接近直角，避免颈部肌肉疲劳。

二、幼儿园主要教学活动的卫生保健

幼儿园教学活动包括游戏、阅读、绘画、唱歌等各项活动，保教人员应根据不同的活动采取不同的卫生保健措施。

（一）幼儿园游戏活动的卫生保健

游戏活动是学前儿童主要的学习方式，最符合幼儿身心发展的特点，最能满足幼儿的需要，能有效地促进幼儿发展，具有其他活动所不能替代的教育价值。托幼机构应该以游戏为基本活动。幼儿园游戏活动包括室内活动和室外活动，因此，保教人员应高度重视活动场地、活动时间、活动材料等方面的卫生保健。

幼儿园在安排学前儿童游戏时，应保证游戏场地通风良好、空气新鲜、采光或照明充足。一些活动量大的游戏，应尽量安排在户外进行，使儿童在游戏时能得到充足的阳光和新鲜的空气。游戏场地应平整，周围无危险物，还应清除附近可能导致幼儿意外的物品。

在游戏前，应根据游戏类型、内容和气温情况及时为学前儿童增减衣服，以免着凉或受热。在户外进行冰雪游戏时，要让儿童穿上雨鞋等防湿保暖的鞋子和带紧口袖的罩衣，防止因弄湿衣服而受凉感冒。游戏前先活动身体，等待全身开始暖和时再用手接触冰雪。在玩泥、沙游戏时，要让儿童注意不要把泥、沙弄到眼、鼻、耳、口中，若沙土不慎进入眼睛时，切不可用手揉擦，以免眼结膜等受伤而引起感染。儿童在游戏中使用的玩具和材料要定期检查、维修和消毒，以预防意外伤害和疾病的传播。

（二）幼儿园阅读活动的卫生保健

《纲要》中明确提出要“培养幼儿对生活中常见的简单标记和文字符号的兴趣；利用图书、绘画和其他多种形式，引发幼儿对书籍、阅读和书写的兴趣，培养前阅读和前书写技能”。早期阅读对幼儿的口语表达能力和思维发展等起着非常重要的作用，将会影响其终身学习的能力和水平。由此可见，阅读活动是幼儿园极其重要的教育活动内容。

幼儿园阅读活动是以图画读物为主，以看、听、说有机结合为主要手段，从兴趣入手，激发幼儿热爱图书的情感，丰富幼儿的阅读经验、提高阅读能力。由于学前阶段儿童视觉发育不完善，过度用眼易导致视觉疲劳，因此，幼儿的阅读时间不宜太长，幼儿每次阅读时间持续在 10 ～ 20 min 为宜。阅读时应提醒学前儿童注意用眼卫生，书本不要平放在桌面上，应使书本与桌面有一定的角度，以免引起眼和颈部肌肉的疲劳。

应为学前儿童选择色彩鲜明、色调柔和、图面清晰、字体大小适宜、纸张坚韧洁白但不反光、无污染的读物。儿童的图书应经常整理并进行消毒，防止幼儿感染疾病。

（三）幼儿园绘画和书写活动的卫生保健

绘画和书写是非常复杂的生理和心理活动，需要手、眼等器官系统的协调配合。如果家长及教师对幼儿用笔选择及良好的书写习惯培养有所忽视，将会使幼儿养成不良的书写姿势，并很难纠正。

绘画和书写是很精细的动作，需要手部小肌肉群的参与，学前儿童手部小肌肉发育尚未完善，绘画、写字持续的时间过长会造成疲劳。因此，绘画和写字活动的持续时间不宜过长。一般不宜超过 10 min。

绘画和书写时所用的铅笔、蜡笔或其他用具应无毒、安全。铅笔以圆形笔杆为宜，笔杆不宜过细，以免造成绘画和书写困难。在绘画和书写时，要训练学前儿童掌握正确的握笔方法：笔杆放在拇指、食指和中指三个指梢之间，食指在前，拇指在左后，中指在右下，食指应比拇指低，手指尖距笔尖约 3 cm，笔杆和纸张之间应呈 60° 左右的倾斜。

（四）幼儿园音乐活动的卫生保健

学前儿童的呼吸系统发育不够完善，尤其是声带发育不成熟，在唱歌时，要特别注意预防呼吸系统疾病以及声带疲劳和损伤。

（1）要选择适合其年龄特征的、音域合适的歌曲，太高或太低的音域都会使儿童感到困难，造成声带疲劳。

(2)唱歌时的环境应保持空气清洁、新鲜、湿润,温度不低于 18 ℃。

(3)冬季不要安排户外唱歌,也不能在唱歌后立即进入寒冷的空气中,以免发生呼吸道炎症。

(4)唱歌前,室内应预先开窗通风,并且清扫地面,避免尘埃被吸进呼吸道,刺激黏膜而导致疾病发生。

(5)唱歌时还应保持正确的姿势,最好采取站姿,以保持胸腔和膈肌的充分活动。正确的唱歌姿势是:身体重量均匀地分配在两腿上,重心稍微向前一点,挺胸,两肩稍向后,双手自然下垂在身体的两侧,头部保持正直。

(6)学前儿童持续唱歌的时间不宜过长,一般以 4 ~ 5 min 为宜;唱歌一段时间后应稍事休息,应避免长时间地大声唱歌或喊叫。当咽喉部疲乏或有炎症时,应禁止其唱歌,直到唱歌的机能完全恢复为止。

第三节　学前儿童体育活动的卫生保健

体育活动是学前儿童全面发展的重要组成部分。体育活动能促进学前儿童的生长发育,增强体质,提高其对疾病的抵抗能力,培养勇敢坚强的心理品质。学前儿童有着不同于成人的身心特点,他们的体育活动不仅有着特殊意义,而且有着特殊的卫生保健要求。

一、体育活动对学前儿童的影响

1. 对运动系统的作用

体育锻炼可明显改善骨骼和肌肉的血液供应,使其得到更多的营养物质,从而使肌纤维变粗,体积增大,弹性增加,肌肉活动的能力和耐力也相应地提高。长期锻炼以后,韧带更坚固、关节活动更灵活。骨细胞的增殖也可促进骨骼发育,加速骨的钙化,使骨密质增厚,骨质坚实。

2. 对呼吸系统的作用

体育活动产生的二氧化碳能刺激呼吸中枢,使呼吸加深、加快,促进二氧化碳的排出及氧气的吸收,这样,呼吸量可逐渐增大,每分通气量也增加,供给身体的氧气更多。长期锻炼,可使呼吸肌发达,肺活量增大,能促进学前儿童的胸廓发育,加强呼吸系统的功能,提高对呼吸道疾病的抵抗力。

3. 对心血管系统的作用

体育活动使心肌的收缩力和节律性增加,血管的弹性增强,血流量增大,心脏的每搏输出量增加。经常锻炼还可增大心脏储备力量,使心脏在必要时能够加大工作量,维持身体健康。学前儿童的心脏发育不够完善,通过体育活动,可促进心脏形态与功能的全面发育。

4. 对神经系统的作用

体育活动能够使机体的兴奋与抑制过程加强,神经活动的平衡性和灵活性得到提高。根据大脑皮层镶嵌式活动规律,体育活动可以使因脑力劳动产生的疲劳得以恢复。人们在运动后往往感觉精神饱满,心情愉快,做事效率高。经常进行体育锻炼,有助于增强学前儿童神经系统对身体其他系统或器官的调节功能,促使神经细胞反应灵活,提高学前儿童动作的平衡性和灵活性以及对周围环境的适应能力。

5. 对能量代谢的作用

体育活动对能量代谢的影响非常显著。锻炼时消耗能量，锻炼后则需补充能量，机体才能得以恢复。研究表明，人体具有“超量恢复”规律，即体育锻炼时的能量消耗要在锻炼后得到恢复，且恢复水平往往能超过原有水平。消耗越多，超过量越大。学前儿童的体育活动不同于成人或青少年，一方面，要重视体育活动对学前儿童机体新陈代谢的促进作用，要及时供应充足的营养，保证身体的恢复；另一方面，也要注意到学前儿童身体各种机能都还不够成熟，应避免过量运动带来的过量消耗所导致的恢复困难，避免影响其健康。

此外，体育活动能使学前儿童生长激素的分泌量增加，有助于体格的发育。体育锻炼还能增强机体的非特异性免疫功能，提高免疫力。

二、学前儿童体育活动的卫生保健原则

1. 持之以恒原则

经过持续的锻炼，幼儿大脑皮层建立起有关的联系，当周围环境发生变化时，能灵活准确地调节有关的器官，使之迅速做出相应的反应，保持机体与外界环境的平衡。经过多次反复的练习，大脑皮层建立了牢固而复杂的条件反射，形成动力定型，从而达到增强体质，减少疾病的目的。所以，体育活动必须经常进行。学前儿童正是长身体的时候，每天至少要有1 h以上的户外体育活动。

2. 全面锻炼原则

体育活动的目的，是促进身体的骨骼、肌肉及身体内脏器官的生长发育，塑造匀称丰满的体型。只有坚持身体全面锻炼，才能达到这一目的。学前儿童身体各个器官、各个系统的发育均不成熟，又处在生长发育旺盛时期，而大多数的体育运动项目只对身体的某一方面有特别的促进作用；学前儿童神经系统对机体的调节功能也不够完善，身体的平衡性和灵敏性都比较差。因此，为了使其身体素质得到均衡提高，运动项目要多样化，要使身体在力量、速度、灵敏性、耐力、柔韧、弹跳力等方面都得到发展，才能达到全面促进儿童身体发展的目的。

3. 循序渐进原则

循序渐进是指体育活动的要求、内容、方法和运动负荷等都要根据个体的实际情况，由易到难，由小到大，逐步提高。科学研究表明，人体各器官的机能，不是一下子可以提高的，它是一个逐步发展、逐步提高的过程，即锻炼效果是一个缓慢的由量变到质变的逐渐积累的复杂过程。对于学前儿童来说，其接受能力不及成人，学习生疏而复杂的动作需要一定的时间逐步适应，如果突然承担很大体力负荷或一下子进入高难动作的训练，容易导致过度疲劳，或因神经系统及某些器官的高度紧张而发生运动创伤；同时，随着学前儿童年龄的增长，体育活动的内容和要求也需要相应地发生变化，以便更有利于学前儿童身体的发展。因此，体育活动要根据学前儿童的生理特点循序渐进地进行，逐步提高各种因素对人体的刺激强度，逐步延长锻炼时间，锻炼的方式由简单到复杂，这样才能使人体各种器官逐渐对锻炼产生良好的适应，达到锻炼身体的目的。

4. 关注个体原则

关注个体原则是指体育活动应结合学前儿童年龄特点，注意个体差异，不同健康状况的学前儿童选择的活动方式、时间、强度都应有所区别。在组织活动时，要随时观察儿童的反应，体弱儿的体育活动量应较健康儿少，时间应短并要仔细观察。如发现异常，要分析原因，

并作适当调整。心脏病及肾脏病患儿一般不宜进行锻炼。

三、学前儿童体育活动的卫生保健要求

学前儿童体育活动的基本任务是增强儿童体质，发展基本动作技能，包括走、跑、跳、钻、爬、滚、转、平衡、投掷、攀登等，这些基本动作技能是学前儿童参加游戏活动及各种身体活动的基础。学前儿童的体育活动应采取丰富有趣的形式，可以选择幼儿体操、体育游戏、三浴锻炼等多种形式，体育游戏是尤为适宜的一种形式。

（一）体育活动

学前儿童的体育活动是有目的、有计划、有系统地培养儿童参加体育锻炼的积极性，并提高其对环境的适应能力；培养他们坚强、勇敢的个性品质；学习基本动作和基本体操，发展幼儿动作的协调性、灵活性的活动。

1. 学前期体育活动的基本构成

学龄前体育活动的基本构成包括开始部分、基本部分和结束部分。

开始部分，时长为 3 ～ 8 min，一是迅速将儿童组织起来，明确任务和要求；二是做准备活动，使大脑皮层的兴奋性逐渐提高，消除肌肉、关节的僵硬状态，为儿童进入运动状态做好准备，以减少外伤的发生。例如，可做一些简单的肢体动作或跳跃、慢跑等练习，以调动儿童身体运动的积极性。

基本部分，是体育活动的主要部分，一般小班 10 ～ 12 min，中班 16 ～ 18 min，大班 20 ～ 22 min。这部分活动持续时间较长，学前儿童的神经系统和运动系统都易产生疲劳，故锻炼过程中必须安排适当的休息，要注意让儿童练习和休息交替进行，并注意安全，避免运动伤害。

结束部分，时长为 3 ～ 5 min，此时应做一些放松运动，降低儿童大脑的兴奋程度，使之尽快消除疲劳，将运动状态逐渐恢复到安静状态。通常可为学前儿童选择慢跑、散步、放松体操以达到这一目的。

2. 组织学前儿童体育活动应注意以下几点

（1）体育活动的内容要因年龄而异　体操、户外自由活动、体育游戏等对学前儿童的身体锻炼都有好处。学前期的体育活动，应着重发展儿童大肌肉群的协调运动能力，多进行增强背肌、颈部肌肉、肩胛带和腹肌的运动，以及提高儿童的心肺机能、增强身体的平衡性和反应的灵敏性方面的运动。由于儿童骨骼、肌肉和韧带较为柔软，在组织体育活动时，还应注意培养他们正确的姿势。

（2）学前儿童的体育活动应有合适的运动量　运动量过小，达不到体育锻炼的目的，运动量过大，容易造成过度疲劳，影响学前儿童身心发展。体育活动的运动量取决于活动的强度、密度和时间。活动强度指的是在单位时间内完成的运动量，常用脉搏的变化来表示，一般认为学前儿童在运动时的平均脉搏为 140 次 /min 左右为适当。活动密度指的是儿童实际运动的时间和活动总时间的比值，可以用公式表示：

$$\text{活动密度}=\frac{\text{实际参加运动时间}}{\text{活动总时间}}\times 100\%$$

一般来说，强度大的体育活动，活动密度不能过高，活动时间也不宜过长；相反，强度小

的体育活动,可适当增加活动密度或活动时间。而在适宜的时间范围内,低强度、高密度、形式多样化的活动有利于达到锻炼目的。

学前儿童体育活动运动量是否恰当,还可以通过观察儿童在活动中和活动后的面色、出汗量、呼吸、动作、注意力、食欲以及情绪等情况来判断。如果学前儿童在活动中精神振奋,心情愉快,注意力集中,活动后睡眠良好,食欲增加,没有出现面色苍白、大量出汗、恶心呕吐等现象,一般认为运动量是适当的。

(3)要注意预防运动创伤　第一,学前儿童体育活动所用设备和器具在材料性质、内部构造及大小比例等方面都应符合儿童的身心特点及其他卫生要求,不能有损坏,还要有必要的防护设备;第二,体育活动的环境条件要保持良好,如阳光充足,温度适宜,地面干燥防滑等;第三,引导学前儿童掌握必要的动作要领,在儿童运动时做好必需的保护;第四,在体育活动前要做好准备工作,防止肌肉拉伤和扭伤;第五,体育活动中,要避免在大运动量过后立即停止活动,防止因脑部和脏器缺血、缺氧而引起的头晕、疲劳甚至休克等。

(二)利用自然条件的锻炼

利用自然因素进行空气浴、日光浴和水浴锻炼是学前儿童体育锻炼的有效形式。空气、日光和水这些自然资源取之不尽,利用这些因素进行锻炼,不需特殊器材,又易被儿童接受,可增强学前儿童机体的抵抗力,磨炼意志,提高对自然环境的适应能力。

1. 空气浴锻炼

空气中的氧气是维持人体新陈代谢与生命的必需物质。空气浴主要是利用气温和人体表面的温差进行反复刺激,从而增强身体的调节机能和适应性。空气浴既可使学前儿童呼吸新鲜空气,又可增强其机体对外界环境的适应能力。当儿童的身体暴露在空气中时,体内外温差对身体构成刺激,皮肤血管收缩调节散热,增强了其对寒冷的反应性。许多事实证明,经常衣着过多的儿童,呼吸道病感染率反而高。

安排空气浴必须考虑气温、空气湿度和风速等条件。空气浴应从夏季开始进行,再逐步过渡到秋冬季锻炼。空气浴场地要求自然绿化,空气新鲜。夏季避免阳光直射,可结合冲淋(水浴)或游戏进行;冬季可结合体操与舞蹈进行。要注意气温的变化,遇大雾、大风、严寒时空气浴应暂时停止。在锻炼过程中,如幼儿有打喷嚏、寒战、脸色苍白等情况,应及时调整。具体做法如下:

(1)逐步暴露皮肤。开始时可穿衣到户外接触新鲜空气,然后逐步暴露皮肤,循序渐进地进行。当儿童裸身时,人体对气温变化更为敏感,而穿衣不易达到空气浴锻炼的目的。

(2)在无风的正常气象条件下进行。对健康人来说,空气大致可分为温暖的(20～27 ℃)、凉爽的(14～20 ℃)和偏冷的(7～14 ℃),人体对空气的感觉不仅仅取决于空气的温度,还与空气湿度、气流有关。风吹时增加了身体的散热,与无风时锻炼的强度不同。学前儿童的适应力、抵抗力都较低,空气浴宜在无风的正常气象条件下进行。

(3)从气温较高时开始锻炼。气温越低、时间越长,刺激越大。对于学前儿童来说,必须遵守循序渐进的锻炼原则,故宜从气温较高的夏季开始,这样机体能较好地逐步适应热、温、冷空气。空气浴宜选择在绿化好、无日光直射、空气清新的场所进行。出生后 2～3 个月的婴儿就可开始空气浴,或白天在户外睡眠 1～2 h(寒冷天气除外)。空气浴的气温,对于 3 岁以下的婴儿来说应不低于 15 ℃,对于 3—6 岁的儿童来说应不低于 12～14 ℃。每次空气浴的持续时间依个体特点而定,从几分钟到长于 1 h 不等,冬季 20～25 min 为宜。锻炼时,除体质较差的儿童穿上背心外，其余儿童均只穿短裤，以不起“鸡皮疙瘩”为宜。

（4）注意年龄特点及个体差异。年龄较小、体质较差、营养不良者，开始锻炼时要特别谨慎。

2. 日光浴锻炼

日光中的紫外线能使皮肤中的7–脱氢胆固醇转变为维生素D，因而具有抗佝偻病的作用，日光中的红外线能使机体周围血管扩张、血流通畅，因而具有促进机体新陈代谢的作用。日光浴宜采用散射光与反射光，应避免日光照射过强，一般安排在上午10点钟进行，气温以24～26 ℃为宜。日光浴场地要清洁平坦、干燥、空气新鲜、避开大风。锻炼时，身体尽量裸露，胸背交替照射，可以躺卧，遮盖头部，注意保护眼睛。让胸部、腹部、后背、四肢均匀地接受日光浴，每面1～2 min，每次日光浴时间以25～30 min为宜。

由于日光锻炼对机体的作用较空气浴强，故进行日光浴时必须注意儿童的反应。在日光浴锻炼过程中发现出汗过多、精神萎靡、头部晕痛和心跳加快者，要暂停锻炼，立即移至阴凉处休息，补充少量淡盐水。一般在开始直接日光浴前，先进行7～10天的空气浴，也可结合游戏进行日光浴。日光浴锻炼前后应注意饮水，空腹和饭后1 h内不宜进行。要注意日光浴后学前儿童睡眠、食欲、情绪等是否良好，反应不良者会出现精神萎靡、头晕头痛甚至血压改变。

3. 水浴锻炼

水浴是学前儿童喜爱的锻炼形式，水作用于体表，使血管收缩、舒张，反复进行，可促进机体的体温调节和呼吸循环机能。水浴可从温水逐步过渡到冷水，冷水盥洗提倡长期坚持，每天用冷水洗手脸，冲淋双脚，可加强血液循环，提高对冷刺激的抵抗力，预防感冒。在同样温度下，水对体温的调节影响比空气更大，因水导热性强，为同温度空气的28～30倍，它能从体表带走大量的热量。健康儿童在水温低于20℃时感觉到冷，水温在20～32 ℃时感觉到凉，水温在32～40 ℃时感觉到温，在40℃以上时感觉到热。利用水进行锻炼，宜从温水开始，逐渐过渡到冷水。

具体做法有以下几种：

（1）冷水洗脸、洗手脚　适用于2岁以上儿童，开始时水温为35～34 ℃，两周内逐渐降到26～25 ℃，夏天可降到16℃。长期坚持冷水洗脸、洗手脚，能加强体内血液循环，特别是能提高鼻腔黏膜对冷刺激的抵抗力，预防感冒。

（2）擦浴　这是最温和的水浴锻炼，适合于体弱者及年龄较小的儿童。冷水擦身有按摩作用，选用的毛巾要松软，吸湿性强。擦浴不可用力过猛。开始前最好先有两周时间的干擦准备，即用柔软的厚毛巾分区轻轻摩擦全身，到发红为止，但要防止擦伤皮肤。6—12个月的婴儿擦浴的水温，开始时可为35～34 ℃，以后每隔几天降低温度，逐渐降低到26～25 ℃。擦时应将上肢、胸、腹、背、下肢等部位轮流擦到，每擦一次均以另一条干毛巾吸干，然后干擦至皮肤发红，总时间约为6 min。

（3）淋浴　淋浴是较强烈的冷水锻炼，因其既利用了水的温度，又利用了水的冲力，刺激性强。水温在开始时为33 ℃左右，以后逐渐降至28～20 ℃。淋浴时可先用湿毛巾擦遍全身，再依次冲淋上肢、背部、下肢、胸、腹等部位（但不宜用冲击量较大的水流冲淋头部），边淋边擦，时间为20～40 s；淋后用干毛巾擦干，使皮肤发红。儿童如有寒战、躲闪、面色苍白等情况，应立即停止锻炼或适度调高水温。

（4）游泳　游泳是综合性的锻炼。它结合了水、空气和日光三种自然因素，2岁以上的健康儿童可进行此项锻炼。可在气温 25 ℃、水温不低于 23 ℃、晴朗无风的天气进行，空腹及饭后 1.5 h 内不宜游泳。初次下水的时间不要超过 5 min，以后可逐渐延长至 15 min。儿童离开水后要立即擦干全身，穿好衣服，并做些跑步、跳跃动作。托幼机构组织幼儿游泳时，教师必须加强照顾，特别注意安全，如有面色发青、寒战、腿部抽筋者要立即上岸进行调整和护理。一般在水质较好、水温较高的浅水区进行，禁止在被污染的水域游泳。

学习要点

- 学前儿童生活活动与教育活动的卫生保健
  - 幼儿园一日生活的卫生保健
    - 幼儿园一日生活制度的制定与实施
      - 幼儿园一日生活制度的制定
      - 幼儿园一日生活制度的实施
    - 幼儿园一日生活的保健任务及要求
      - 幼儿园一日生活常规要求
      - 幼儿园一日生活各环节保健
    - 学前儿童良好生活卫生习惯的培养
      - 培养学前儿童良好生活卫生习惯的重要性
      - 培养学前儿童良好生活卫生习惯的内容及方法
  - 幼儿园教学活动的卫生保健
    - 幼儿园教学活动的卫生保健要求
      - 幼儿园教学环境的卫生要求
      - 幼儿教学过程的卫生要求
    - 幼儿园主要教学活动的卫生保健
      - 幼儿园游戏活动的卫生保健
      - 幼儿园阅读活动的卫生保健
      - 幼儿园绘画和书写的卫生保健
      - 幼儿园音乐活动的卫生保健
  - 学前儿童体育活动的卫生保健
    - 体育活动对学前儿童的影响
      - 对运动系统的作用
      - 对呼吸系统的作用
      - 对心血管系统的作用
      - 对神经系统的作用
      - 对能量代谢的作用
    - 学前儿童体育活动的卫生保健原则
      - 持之以恒原则
      - 全面锻炼原则
      - 循序渐进原则
      - 关注个体原则
    - 学前儿童体育活动的卫生保健要求
      - 体育活动利用自然条件的锻炼

思考练习

1. 幼儿园在执行生活制度时应注意哪些事项？
2. 制定幼儿园生活制度的依据是什么？
3. 如何合理地安排幼儿园的教学活动？
4. 体育锻炼对学前儿童身体发展有怎样的影响？
5. 学前儿童体育活动应遵循怎样的规律？
6. 午休时班上总有几个小朋友不愿午睡，你怎么办？
7. 某幼儿已上幼儿园一个多月了，还是经常把饭菜撒在桌子上，你怎么办？

岗位任务

任务一　案例分析

某幼儿园小班，教师在上午9:10—10:10活动安排如下：9:10—9:40，在教师带领下，全体幼儿跟着音乐节奏在户外做幼儿体操，9:40—10:10体育游戏“去熊宝宝家开生日Party”（爬与钻的动作练习），户外活动历时1 h后回班。

要求：1. 分析该活动安排存在哪些问题。

2. 你认为该小班上午的活动应怎样安排。

任务二　为中班幼儿安排日光浴

要求：1. 活动选择在初秋季节。

2. 说明确定时间、地点的依据。

3. 安排日光浴的活动程序。

任务三　用报纸球（或大塑料圈）设计户外体育游戏

要求：1. 确定适合的年龄段，并演示游戏的玩法。

2. 说明该体育游戏可促进幼儿哪些方面的发展。

3. 你认为用塑料大圈还能设计哪些游戏。

相关链接

链接一　托儿所幼儿园卫生保健管理办法

第一条　为提高托儿所、幼儿园卫生保健工作水平，预防和减少疾病发生，保障儿童身心健康,制定本办法。

第二条 本办法适用于招收0—6岁儿童的各级各类托儿所、幼儿园(以下简称托幼机构)。

第三条 托幼机构应当贯彻保教结合、预防为主的方针,认真做好卫生保健工作。

第四条 县级以上各级人民政府卫生行政部门应当将托幼机构的卫生保健工作作为公共卫生服务的重要内容,加强监督和指导。

县级以上各级人民政府教育行政部门协助卫生行政部门检查指导托幼机构的卫生保健工作。

第五条 县级以上妇幼保健机构负责对辖区内托幼机构卫生保健工作进行业务指导。业务指导的内容包括:膳食营养、体格锻炼、健康检查、卫生消毒、疾病预防等。

疾病预防控制机构应当定期为托幼机构提供疾病预防控制咨询服务和指导。

卫生监督执法机构应当依法对托幼机构的饮用水卫生、传染病预防和控制等工作进行监督检查。

第六条 托幼机构设有食堂提供餐饮服务的,应当按照《食品安全法》《食品安全法实施条例》以及有关规章的要求,认真落实各项食品安全要求。

食品药品监督管理部门等负责餐饮服务监督管理的部门,应当依法加强对托幼机构食品安全的指导与监督检查。

第七条 托幼机构的建筑、设施、设备、环境及提供的食品、饮用水,等应当符合国家有关卫生标准、规范的要求。

第八条 新设立的托幼机构,招生前应当取得县级以上地方人民政府卫生行政部门指定的医疗卫生机构出具的符合《托儿所幼儿园卫生保健工作规范》的卫生评价报告。

各级教育行政部门应当将卫生保健工作质量纳入托幼机构的分级定类管理。

第九条 托幼机构的法定代表人或者负责人是本机构卫生保健工作的第一责任人。

第十条 托幼机构应当根据规模、接收儿童数量等设立相应的卫生室或者保健室,具体负责卫生保健工作。

卫生室应当符合医疗机构基本标准,取得卫生行政部门颁发的《医疗机构执业许可证》。

保健室不得开展诊疗活动,其配置应当符合保健室设置基本要求。

第十一条 托幼机构应当聘用符合国家规定的卫生保健人员。卫生保健人员包括医师、护士和保健员。

在卫生室工作的医师应当取得卫生行政部门颁发的《医师执业证书》,护士应当取得《护士执业证书》。

在保健室工作的保健员应当具有高中以上学历,经过卫生保健专业知识培训,具有托幼机构卫生保健基础知识,掌握卫生消毒、传染病管理和营养膳食管理等技能。

第十二条 托幼机构聘用卫生保健人员应当按照收托150名儿童至少设1名专职卫生保健人员的比例配备卫生保健人员。收托150名以下儿童的,应当配备专职或者兼职卫生保健人员。

第十三条 托幼机构卫生保健人员应当定期接受当地妇幼保健机构组织的卫生保健专业知识培训。

托幼机构卫生保健人员应当对机构内的工作人员进行卫生知识宣传教育、疾病预防、卫生消毒、膳食营养、食品卫生、饮用水卫生等方面的具体指导。

第十四条 托幼机构工作人员上岗前必须经县级以上人民政府卫生行政部门指定的医疗卫生机构进行健康检查，取得《托幼机构工作人员健康合格证》后方可上岗。

托幼机构应当组织在岗工作人员每年进行1次健康检查；在岗人员患有传染性疾病的，应当立即离岗治疗，治愈后方可上岗工作。

精神病患者、有精神病史者不得在托幼机构工作。

第十五条 托幼机构应当严格按照《托儿所幼儿园卫生保健工作规范》开展卫生保健工作。

托幼机构卫生保健工作包括以下内容：

（一）根据儿童不同年龄特点，建立科学、合理的一日生活制度，培养儿童良好的卫生习惯；

（二）为儿童提供合理的营养膳食，科学制订食谱，保证膳食平衡；

（三）制订与儿童生理特点相适应的体格锻炼计划，根据儿童年龄特点开展游戏及体育活动，并保证儿童户外活动时间，增进儿童身心健康；

（四）建立健康检查制度，开展儿童定期健康检查工作，建立健康档案。坚持晨检及全日健康观察，做好常见病的预防，发现问题及时处理；

（五）严格执行卫生消毒制度，做好室内外环境及个人卫生，加强饮食卫生管理，保证食品安全；

（六）协助落实国家免疫规划，在儿童入托时应当查验其预防接种证，未按规定接种的儿童要告知其监护人，督促监护人带儿童到当地规定的接种单位补种；

（七）加强日常保育护理工作，对体弱儿进行专案管理，配合妇幼保健机构定期开展儿童眼、耳、口腔保健，开展儿童心理卫生保健；

（八）建立卫生安全管理制度，落实各项卫生安全防护工作，预防伤害事故的发生；

（九）制订健康教育计划，对儿童及其家长开展多种形式的健康教育活动；

（十）做好各项卫生保健工作信息的收集、汇总和报告工作。

第十六条 托幼机构应当在疾病预防控制机构指导下，做好传染病预防和控制管理工作。

托幼机构发现传染病患儿应当及时按照法律、法规和卫生部的规定进行报告，在疾病预防控制机构的指导下，对环境进行严格消毒处理。

在传染病流行期间，托幼机构应当加强预防控制措施。

第十七条 疾病预防控制机构应当收集、分析、调查、核实托幼机构的传染病疫情，发现问题及时通报托幼机构，并向卫生行政部门和教育行政部门报告。

第十八条 儿童入托幼机构前应当经医疗卫生机构进行健康检查，合格后方可进入托幼机构。

托幼机构发现在园（所）的儿童患疑似传染病时应当及时通知其监护人离园（所）诊治。患传染病的患儿治愈后，凭医疗卫生机构出具的健康证明方可入园（所）。

儿童离开托幼机构3个月以上应当进行健康检查后方可再次入托幼机构。

医疗卫生机构应当按照规定的体检项目开展健康检查，不得违反规定擅自改变。

第十九条 托幼机构有下列情形之一的，由卫生行政部门责令限期改正，通报批评；逾期不改的，给予警告；情节严重的，由教育行政部门依法给予行政处罚：

（一）未按要求设立保健室、卫生室或者配备卫生保健人员的；

（二）聘用未进行健康检查或者健康检查不合格的工作人员的；

（三）未定期组织工作人员健康检查的；

（四）招收未经健康检查或健康检查不合格的儿童入托幼机构的；

（五）未严格按照《托儿所幼儿园卫生保健工作规范》开展卫生保健工作的。

卫生行政部门应当及时将处理结果通报教育行政部门，教育行政部门将其作为托幼机构分级定类管理和质量评估的依据。

第二十条 托幼机构未取得《医疗机构执业许可证》擅自设立卫生室，进行诊疗活动的，按照《医疗机构管理条例》的有关规定进行处罚。

第二十一条 托幼机构未按照规定履行卫生保健工作职责，造成传染病流行、食物中毒等突发公共卫生事件的，卫生行政部门、教育行政部门依据相关法律法规给予处罚。

县级以上医疗卫生机构未按照本办法规定履行职责，导致托幼机构发生突发公共卫生事件的，卫生行政部门依据相关法律法规给予处罚。

第二十二条 小学附设学前班、单独设立的学前班，参照本办法执行。

第二十三条 各省、自治区、直辖市可以结合当地实际，根据本办法制定实施细则。

第二十四条 对认真执行本办法，在托幼机构卫生保健工作中做出显著成绩的单位和个人，由各级人民政府卫生行政部门和教育行政部门给予表彰和奖励。

第二十五条 《托儿所幼儿园卫生保健工作规范》由卫生部负责制定。

第二十六条 本办法自2010年11月1日起施行。1994年12月1日由卫生部、原国家教委联合发布的《托儿所、幼儿园卫生保健管理办法》同时废止。

链接二　幼儿园保育工作流程

工作内容	教育内容
7:30—7:40	
① 餐前准备，消毒餐桌、餐车，取碗，分发餐具、餐巾 ② 准备开水，保证幼儿一日饮水量。准备淡盐水、幼儿洗脸毛巾	① 指导值日生工作 ② 教幼儿正确洗手的方法，教育幼儿不玩水、肥皂，节约用水
8:10—8:50	
① 消毒擦拭窗台、门把手、水龙头，冲刷消毒洗手池、便池、墩布池 ② 检查幼儿挂毛巾及晾晒情况 ③ 同幼儿一起进行区域活动	① 协助教师做好幼儿区域活动的配合工作，并在教师需要的情况下做好活动前的准备工作 ② 观察幼儿活动情况，引导幼儿主动解决活动中出现的问题
8:50—9:00	
① 同幼儿一起收拾整理活动区 ② 提醒幼儿及时如厕、按需饮水	① 引导幼儿对活动区物品简单分类，协助幼儿有序整理 ② 鼓励幼儿在园大便遵守如厕规则，懂得自我保护

续表

工作内容	教育内容
9:00—9:50	
① 配合教师完成主题教育活动 ② 活动后喝水及如厕环节,要随机冲刷便池、擦拭盥洗室及厕所地面	① 在教师指导下,做好教育活动的配合工作 ② 注意幼儿正确坐姿、用眼卫生、书写姿势等习惯的培养 ③ 引导幼儿按需饮水、及时如厕,便后自觉冲便池
9:50—10:50	
① 协助教师进行户外体育活动,密切观察幼儿的情绪变化、精神状态,关注体弱儿、肥胖儿和正在服药幼儿的活动情况 ② 活动前注意幼儿衣服、鞋子是否适宜运动,及时提供有效帮助	① 鼓励幼儿保持愉快情绪,调动幼儿参加运动的积极性 ② 协助教师进行户外游戏指导,注意掌握幼儿运动强度,随机对幼儿进行安全保健等自我保护知识的教育和指导
10:50—11:00	
① 午睡准备工作,准备好床铺,拉好窗帘,营造安静的睡眠环境 ② 领午饭 ③ 餐前准备(同早餐)	① 指导值日生工作,为幼儿铺好被子,清洁餐桌,引导值日生体验能为他人服务的快乐 ② 教幼儿正确洗手的方法,教育幼儿不玩水、肥皂,节约用水
11:00—12:00	
① 午餐(同早餐) ② 同教师一起组织幼儿洗手、刷牙漱口、散步、如厕、脱衣上床午睡 ③ 清洗消毒餐车、餐盘、餐巾、擦桌抹布、牙杯、牙刷 ④ 擦拭消毒水龙头,冲刷消毒洗手池、便池、墩布池	① 同早餐 ② 引导幼儿爱牙护齿,指导幼儿掌握正确的刷牙方法,提高有效刷牙率 ③ 指导帮助幼儿按顺序脱衣服,培养自我服务意识
12:00—14:30	
午间休息	午间休息
14:30—15:00	
① 同教师一起组织幼儿起床、盥洗、如厕、喝水 ② 消毒桌面,分发餐巾,备好午点,水果消毒后一律清洗削皮 ③ 开窗通风,整理床铺,打扫卧室	① 指导幼儿按顺序穿衣的方法,注意幼儿自我服务能力的培养 ② 午点时注意营养均衡的教育,告诉幼儿水果对身体的益处 ③ 午点后提醒幼儿认真漱口,全面保护牙齿
15:00—16:00	
① 同幼儿一起进行室内游戏 ② 提醒幼儿及时如厕,按需饮水	① 协助教师做好幼儿区域活动的配合工作 ② 观察幼儿活动情况,及时提供积极有效的指导帮助

续表

工作内容	教育内容
16:00—16:50	
户外体育活动(同上午)	同上午户外体育活动
16:50—17:00	
餐前准备(同早餐)	内容同早餐前准备
17:00—17:45	
晚餐(同早餐)	同早餐
17:45—18:00	
① 同教师一起组织幼儿离园 ② 清洗消毒餐车、餐盘、餐巾、擦桌抹布、幼儿洗脸毛巾、水杯 ③ 擦拭消毒水龙头,冲刷消毒洗手池、便池、墩布池 ④ 做好各项保育工作记录,检查水电、门窗是否关闭,离园	① 提醒、帮助幼儿整理衣服,拿好自己的物品 ② 教育幼儿离园时讲文明、有礼貌,与老师、同伴说再见 ③ 与教师交换一日工作意见,做好第二天工作准备

第五章
学前儿童营养与膳食卫生

本章导读

人体靠营养维持生命、进行活动、保证生长发育和维护健康。营养是学前儿童生长发育的根本保证。本章以营养学知识为基础，针对学前儿童对营养的需求，提出学前儿童饮食卫生要求，并对学前儿童合理膳食的调配进行指导。

知识目标

1. 正确理解食物中三大产热营养素与学前儿童生长发育的关系。
2. 掌握营养学的基础知识，熟知人体生命活动所需的各种营养素。
3. 掌握学前儿童对营养的需求，熟知各类食物的营养价值，保证幼儿获取足够的营养。
4. 了解学前儿童膳食特点，知道如何为学前儿童提供合理的膳食。

技能目标

1. 掌握学前儿童膳食调配的原则，并学习学前儿童膳食调配的方法。
2. 学习并尝试家园配合、共同培养学前儿童良好的饮食习惯。
3. 初步具备为学前儿童编制一日三餐食谱的技能。

素养目标

1. 熟悉日常生活中各种食物的营养价值，学会选择及搭配食物，形成科学合理的饮食习惯。
2. 结合“3—6 岁幼儿平衡膳食宝塔”，为学前儿童提供营养膳食奠定更好的基础。

学习本章之前共同讨论

1. 学前儿童的营养有什么特殊要求？
2. 学前儿童的饮食与成人有什么区别？
3. 你了解学前儿童的膳食情况吗？
4. 你认为学前儿童需要服用营养保健品吗？

营养对于学前儿童生长发育的影响是一个持续的过程，营养失调对机体产生的不利影响，经过较长时间的积累，最终以营养性疾病表现出来。有些成年期疾病的预防，也需要从儿童时期开始调整饮食营养。因此，学习学前儿童营养卫生知识十分重要。

第一节 食物与营养概述

营养是指人体消化、吸收、利用食物或营养物质的过程，也是人类从外界获取食物满足自身生理需要的过程，包括食物的摄取、消化、吸收和体内利用等整个动态过程。营养的物质基础是食物，食物中含有维持人体正常生理功能所需要的各种物质。人类通过营养的过程才能维持生命、生长发育、繁衍后代，才能完成各种生理活动和社会活动。

一、各种营养素功能及来源

营养素是指食物中可给人体提供能量、构成机体和组织修复以及具体生理调节功能的化学成分。营养素是生命的燃料，凡是能维持人体健康以及提供生长、发育和体力活动所需要的各种物质均称为营养素。

人体必需的营养素一般分为六类，即蛋白质、脂肪、糖类、维生素、无机盐和水。其中蛋白质、脂肪、糖类均可在体内产生热能，供给机体能量，称为“三大产能营养素”；其余三种营养素，无论是维生素、无机盐还是水，均不能产生热能，称为“非产能营养素”。

幼儿的营养需求（产能营养素）

（一）蛋白质的功能及来源

蛋白质是人类生命的物质基础，是少年儿童生长发育必不可少的物质。在人体中，蛋白质的含量仅次于水，占体重的 16% ～ 20%。

1. 蛋白质的营养价值

蛋白质是人体一切细胞、组织的主要成分，是生命活动的物质基础。蛋白质分子量很大，种类繁多，其基本单位是氨基酸，氨基酸约有 20 种。

（1）食物蛋白质的种类　食物蛋白质分为完全蛋白质、半完全蛋白质、不完全蛋白质三种。

完全蛋白质　完全蛋白质又称优质蛋白质，其所含必需氨基酸种类齐全，数量充足，彼此比例适当。这一类蛋白质不但可以维持人体健康，还可以促进儿童的生长发育。奶、蛋、鱼、肉中的蛋白质都属于完全蛋白质。

半完全蛋白质　半完全蛋白质虽然所含必需氨基酸种类齐全，但其中某些氨基酸的数量不能满足人体的需要。它们可以维持生命，但不能促进生长发育。例如小麦、大麦中的麦胶蛋白。当这类蛋白质作为膳食蛋白质的唯一来源时，仅能维持机体的生命，而不能促进其生长发育。

不完全蛋白质　不完全蛋白质又称劣质蛋白质，不能提供人体所需的全部必需氨基酸。例如肉皮中的胶质蛋白、玉米中的玉米胶蛋白。当这类蛋白质作为膳食蛋白质的唯一来源时，既不能维持生命活动，更不能促进生长发育，是一种营养价值很低的蛋白质。

（2）蛋白质的利用率　食物蛋白质在机体内消化吸收后被利用的程度，称之为蛋白质的利用率，一般用“生物价”（即蛋白质生物学价值）来表示。完全蛋白质的生物价较高，半完全蛋白质和不完全蛋白质的生物价较低（表 5–1）。

表 5-1　几种常用食物蛋白质的生物价

食物名称	生物价	食物名称	生物价
鸡蛋	94	大米	77
鸡蛋黄	96	小麦	67
鸡蛋白	83	玉米	60
脱脂牛奶	85	小米	57
鱼	83	白面粉	52
牛肉	76	熟大豆	64
猪肉	74	生大豆	57
扁豆	72	红薯	72
蚕豆	58	马铃薯	67
白菜	76	花生	59

（3）蛋白质的互补作用　蛋白质的营养价值主要取决于必需氨基酸的有无、多少和构成比例。若某种食物蛋白质所含的必需氨基酸在种类和构成比例上均与机体内组织蛋白质所含的必需氨基酸完全相同，则此种食物蛋白质能被完全消化吸收，即利用率为 100%。这是一种理想蛋白质，自然界中除母乳、鸡蛋以外，几乎不存在这样的食物蛋白质。实际上，食物蛋白质所含的必需氨基酸的种类、数量、构成比例与体内蛋白质总是有差异的。

我们可以将两种或两种以上蛋白质利用率较低的食物，按照一定的比例混合食用，使混合物所含必需氨基酸的种类和数量互相补充，从而提高蛋白质的利用率。例如玉米、小米、大豆三者单独食用，其生物学价值分别为 60、57、64，如果按 23 : 25 : 52 的比例混合食用，则可以提高到 73。因此，一般来说，混合蛋白质的利用率多高于单一蛋白质的利用率。通过混合不同的食物蛋白质，使其在体内的利用率高于单一食物蛋白质的利用率，称为蛋白质的互补作用。

2. 蛋白质的生理功能

人体蛋白质种类繁多，通常每种特定的蛋白质在人体内执行某种特定的功能。概括起来，蛋白质主要有以下功能：

（1）合成和修补机体组织　蛋白质是一切生命的物质基础，是机体细胞的重要组成部分，是人体组织更新和修补的主要原料。人体内蛋白质处在不断合成和分解的过程中，食入的蛋白质在体内经过消化吸收后，重新合成人体所需蛋白质，同时新的蛋白质又在不断代谢与分解，时刻处于动态平衡中。学前儿童不仅需要蛋白质补充损耗，还需要蛋白质满足生长发育的需求，因此，所需蛋白质数量相对比成人多。

（2）调节生理功能　蛋白质是构成抗体、激素、酶等物质的基本原料，这些物质都参与调节机体的生理功能。酶和激素都直接或间接来自于蛋白质，酶是新陈代谢中的各种生化反应不可缺少的生物催化剂，激素是调节新陈代谢等生命活动的重要微量有机物。人体内的抗体本质上是一种蛋白质，它可以与其特定的抗原结合（比如外来的病毒、病菌），形成复合体，然后由吞噬细胞将其吞噬或者以其他的手段将其分解，从而起到保护人体的作用。蛋白质作为维持机体正常免疫功能所必需的营养素，一旦缺乏，人体抵抗力将下降。

（3）供给热能　蛋白质是产热营养素，每克蛋白质在体内氧化分解可释放 4 kcal（1 kcal= 4.184 kJ）。在一般情况下，人体每天所需要的热量中有 10% ～ 15% 来源于蛋白质。蛋白质不是热能的主要来源，但当机体热能摄入不足时，体内蛋白质将作为人体热能的主要来源，这样既不经济，也影响蛋白质的利用。

3. 蛋白质的来源及供给量

含蛋白质的食物有两类，一类是动物性的，如鱼、肉、蛋、牛奶等，它们含的蛋白质，统称为动物性蛋白质；另一类是植物性的，如大米、面粉、五谷杂粮、豆类、硬果（如花生、核桃）等，它们含的蛋白质，统称为植物性蛋白质。动物性蛋白质与植物性蛋白质中的豆类营养价值高，被称为“优质蛋白质”，学前儿童膳食中应该尽量多选用。动物性蛋白质的营养价值高，并不等于说植物性蛋白质就没价值了。且不说蛋白质营养丰富的大豆，即使是蛋白质营养较低的食物，如大米、玉米、高粱等，只要将它们混合食用，也可以利用蛋白质的互补作用，大大提高其营养价值。为了充分利用这一互补作用，学前儿童的主食成分要尽量多样化，搞好粗细粮搭配、荤素搭配，并要纠正偏食、挑食、不吃粗粮的坏习惯。

学前儿童生长发育旺盛，要求蛋白质的供给量相对比成人多，学前儿童由蛋白质所供给的热能占每日总热能的 8% ～ 15%。学前儿童每日膳食中蛋白质的推荐摄入量见表 5–2。为了满足机体生长的需要，每日摄取的蛋白质最好有一半是优质蛋白质。学前儿童如果蛋白质摄取不足，就会导致生长发育迟缓，体重减轻，容易疲劳，并易导致贫血，抵抗传染病的能力下降，创伤和骨折不易愈合、恢复缓慢。蛋白质严重缺乏时，会出现营养不良性水肿。

人体摄入蛋白质的总需要量常以“能满足多数人的最小需要量”来表示，世界卫生组织称之为“安全水平”。当蛋白质的供给量长期超过人体的需要量时，会加重肝脏和肾脏的负担，并容易导致与代谢紊乱有关的疾病。

表 5–2　学前儿童每日膳食中蛋白质的推荐摄入量

年龄 / 岁	蛋白质 / [g/(kg·d)]	年龄 / 岁	蛋白质 / [g/(kg·d)]
0—	1.5 ～ 3.0	4—	50
1—	35	5—	55
2—	40	6—	55
3—	45	7—	60

注：引自中国居民膳食营养素参考摄入量（中国营养学会制订）

（二）脂类的功能及来源

脂类是脂肪和类脂（包括磷脂和胆固醇等）的总称。脂肪氧化是体内产热的主要形式之一，1 g 脂肪氧化可产生 9 kcal 热能，比同量的糖类或蛋白质大 1 倍以上，是产热量最高的营养素。

1. 脂肪的生理功能

（1）脂肪是人体的重要组成成分　脂肪是细胞膜的必需成分，一切人体组织都含有脂肪。脂肪是神经组织、脑、心、肝、肾等组织的组成物质，摄入充足的磷脂对大脑的发育和代谢是有益的。

（2）储备热能　人体脂肪是贮存能量的主要形式。人体有些特殊的细胞叫脂肪细胞，其主要功能就是贮存脂肪。脂肪一经形成并沉积在脂肪组织中后，是排泄不出去的。只能通过氧化逐渐消耗掉。摄入热能多时，人体以脂肪的形式储存能量，一旦机体需要（如饥饿时）又可被氧化而释放能量。

（3）保护作用　贮存在皮下和内脏周围的脂肪，既能防止体内热能的散失，维持正常体温，又能保护机体和内脏器官。脂肪层犹如软垫，使机体各器官减少相互间的摩擦，并起固定和保护作用。

（4）促进脂溶性维生素吸收　维生素 A、D、E、K 等脂溶性维生素，要在人体内发挥作用、参与有关生化反应，必须要有脂类的参与，否则生化反应将无法进行。

2. 脂肪的来源及供给量

含脂肪的食物有两类，一类是动物性的，如动物肉、动物内脏、蛋黄、肥肉、动物油（猪油、牛油、羊油、鸡油、鸭油、鱼油）等；另一类是植物性的，如花生油、豆油、菜籽油、芝麻油、玉米油、向日葵油、橄榄油等。植物油中不饱和脂肪酸含量较高，其中还有不少是人体不能自己合成的必需脂肪酸。这些必需脂肪酸不仅容易吸收，营养价值也比动物油脂高。所以，应该尽量食用植物油。

由于我国人民生活水平提高，人体脂肪的摄入有升高的趋势。实验及流行病学调查发现，摄入脂肪过多，与肥胖、高血压、冠心病、胆石症、乳腺癌等发病率高有关。脂肪摄入过多也会对学前儿童的身心发展产生危害，不仅导致儿童消化差、大便多，而且会为以后的动脉粥样硬化埋下隐患。因此要控制脂肪的摄入量，尤其要适当限制胆固醇含量过高的食物的摄入量。1—6 岁学前儿童每日膳食中脂肪推荐的热能摄入量应占总热能的 30% ～ 35%，7 岁占 25% ～ 30%。学前儿童每日膳食中脂肪的推荐摄入量见表 5–3。

表 5–3　学前儿童每日膳食中脂肪的推荐摄入量（占总热能的百分比）

年龄 / 岁	脂肪 /%	年龄 / 岁	脂肪 /%
0—0.5	45 ～ 50	1—6	30 ～ 35
0.5—1	35 ～ 40	7 岁以上	25 ～ 30

（三）糖类的功能及来源

糖类是一类由碳、氢、氧三种元素构成的化合物。糖类包括淀粉、蔗糖、麦芽糖、乳糖、葡萄糖和膳食纤维。多糖和双糖需分解为单糖（葡萄糖）才能被吸收。纤维素虽然没有营养功能，但却具有促进肠蠕动，预防便秘，减少胆固醇吸收，降低肠道炎症和癌症发病率等生理功能。

1. 糖类的组成

糖类按分子结构分为单糖、双糖和多糖。

（1）单糖　单糖分子结构简单，不需消化即可直接被人体吸收利用。主要有葡萄糖、果糖等。葡萄糖是单糖中最重要的一种，它广泛分布在动植物中，尤其是植物性食物中葡萄糖含量最丰富。人体葡萄糖主要由淀粉水解而来，也可由蔗糖、乳糖水解而来。果糖多存在于蜂蜜和水果中。

（2）双糖　双糖有乳糖、蔗糖、麦芽糖等。双糖必须分解为单糖后才能被人体吸收。乳糖主要存在于哺乳动物的乳汁中，是婴儿的主要糖类食物；蔗糖主要存在于植物的根、茎、叶、花、果实、种子内；麦芽糖主要来自淀粉水解；食糖的主要成分是蔗糖。

（3）多糖　淀粉在谷类、豆类、薯类及水果和蔬菜中含量丰富，是人体热能的主要来源。膳食纤维主要包括纤维素和果胶等，主要来源于植物性食物。

2. 糖类的生理功能

（1）提供能量　糖类是人体内主要的供能物质。每克葡萄糖经过氧化后可产生 4 kcal 热量，且在体内释放较快。在我国，膳食中 60% ～ 70% 的能量来自糖类，远远高于脂肪（16% ～ 20%）和蛋白质（10% ～ 14%），是膳食中最经济、最主要的能量来源。

（2）构成细胞和组织　正常细胞糖类的含量为 2% ～ 10%。糖类与蛋白质合成的糖蛋白，是许多激素、酶和抗体的基本成分；糖蛋白中的黏蛋白是构成软骨、骨和眼睛的角膜、玻璃体的重要成分。糖与脂类结合成的糖脂则是神经组织的主要成分。糖还是组成遗传物质的重要成分。

（3）合成糖原　吸收入血的糖叫血糖。血糖经过血液循环，供给各个器官使用，若有多余，则以肝糖原和肌糖原的形式贮存于肝脏和肌肉中。肝糖原可加强肝脏的解毒功能。

（4）促进消化和排泄　糖类中的膳食纤维，如纤维素、果胶等，虽然在人体内不能被消化吸收，但它们能促进肠道蠕动，有助于通便，加快肠道排泄的功能，从而减少肠道对脂肪、胆固醇等物质的吸收，起到预防直肠癌、结肠癌的作用。因此，膳食纤维有“肠道清道夫”之称。同时由于它们体积较大，可使其他食物摄入量减少，因此对控制肥胖也有积极意义。

3. 糖类的来源及供给量

食物中糖类的主要来源是谷类（如稻米、玉米、小麦）和根茎类作物（如土豆、红薯、山药），这两类食物中含有大量的淀粉和少量单糖或双糖；其次是来自各种食糖。蔬菜和水果是纤维素和果胶的主要来源，并含有少量的单糖。

婴幼儿每千克体重所需糖类比成人要多。1 岁以内婴儿，每日每千克体重糖类的摄入量约需 12 g，2 岁以上儿童每日每千克体重糖类的摄入量约需 10 g。学前儿童膳食中若糖类摄入过少，会引起饥饿感，迫使机体动用脂肪和蛋白质来产生热能，而脂肪和蛋白质本来可作他用，这样既不经济，也会对生长发育产生不利影响。糖类也不是越多越好，若摄入过多的糖类，可在体内转变成脂肪贮存，容易造成肥胖症。

（四）维生素的功能及来源

维生素是一种低分子化合物，它既不是构成身体组织的原料，也不是供应热能的物质，但却是维持机体正常生命活动所必需的营养素，是学前儿童正常发育和生命活动所必需的物质。

幼儿的营养需求（非产能营养素）

维生素多数不能在体内合成，要靠食物来供给。根据溶解性，维生素可分为脂溶性维生素和水溶性维生素两种。脂溶性维生素包括维生素 A、维生素 D、维生素 E、维生素 K；水溶性维生素包括维生素 C、B 族维生素（B_1、B_2、B_6、B_{12}、烟酸、叶酸等）。脂溶性维生素溶于脂肪，不溶于水，故维生素在食物中常与脂类混在一起，在吸收过程中也与脂类相伴进行。水溶性维生素易溶于水，若在食物洗涤、加工、烹调过程中处理不当，会随水流失。

人体容易缺乏的维生素有 5 种，即维生素 A、维生素 B_1、维生素 B_2、维生素 C、维生素 D。现将这五种主要维生素的功能、来源和缺乏症列于表 5-4 中。

表 5-4 人体容易缺乏的维生素简介

名称	主要功能	来源	每日供给量 /mg	缺乏症
维生素 A	促进神经、上皮发育，促进骨骼、牙齿生长，提高抵抗力，维持正常视觉	动物肝脏、蛋黄、奶类、鱼肝油、胡萝卜、辣椒、苋菜、荠菜、菠菜、萝卜缨、雪里蕻（鲜）	0—1 岁 0.4 1—4 岁 0.5 4—7 岁 0.6	干眼症、夜盲症、毛囊角化、腺体分泌不良、抵抗力下降
维生素 B_1	调节糖代谢，维护末梢神经的兴奋传导，增进食欲和生长发育	酵母、谷类的外皮和胚芽、豆类、动物内脏等	6 个月前 0.2 6 个月—1 岁 0.3 1—4 岁 0.6 4—7 岁 0.7	食欲不振、末梢神经传导阻碍、“脚气病”、水肿
维生素 B_2	促进细胞的氧化过程	鸡蛋、花生、芝麻、动物肝脏、肾脏、毛豆、油菜、四季豆、鲜蚕豆、芹菜叶、荠菜等	6 个月前 0.4 6 个月—1 岁 0.5 1—4 岁 0.6 4—7 岁 0.7	口角炎、口腔黏膜溃疡、畏光、面部脂溢性皮炎、阴囊炎
维生素 C	维持新陈代谢，维护骨骼、肌肉和血管的生理作用，增强抵抗力	辣椒、西红柿、菠菜、黄瓜、橘子等新鲜水果、蔬菜	6 个月前 40 6 个月—1 岁 50 1—4 岁 60 4—7 岁 70	维生素 C 缺乏病、抵抗力下降、疲劳、肌无力
维生素 D	促进钙、磷吸收、骨骼发育，维持神经、肌肉正常兴奋性	蛋类、动物肝脏，阳光照射可促进皮下合成	7 岁前 0.01	佝偻病（肋骨串珠、鸡胸、X 形腿、O 形腿、脊柱异常弯曲）、骨质疏松

（五）无机盐的功能及来源

存在于人体中的各种元素，除碳、氢、氧和氮主要以有机化合物的形式出现外，其余各种元素，无论其存在的形式如何，含量多少，统称为无机盐（矿物质）。无机盐是人体不可缺少的营养素，它们虽然不供给热能，但却是构成机体的组成成分，能够调节生理机能。人体必需的无机盐中的钙、磷、镁、钠、钾、氯、硫 7 种元素的含量超过了体重的万分之一，被称为常量元素；而含量极少，其重量不到体重万分之一的元素被称为微量元素，如铁、锌、碘、氟、铜、镁、锰、铬、硒、钴、钼、镍等。虽然这些元素在体内含量极少，但却是生命活动所不可缺少的，一旦缺乏，会严重影响儿童的生长发育和健康。学前儿童生长发育过程中比较容易缺乏的主要有钙、铁、锌、碘等几种无机盐，主要功能及来源见表 5-5。

表 5-5 几种微量元素简介

营养素	主要功能	来源	每日需要量 /mg	缺乏
钙	构成骨骼、牙齿，维持细胞正常功能，参与调节神经兴奋、血液凝固	乳及乳制品、虾米、虾皮、紫菜、海带，绿叶蔬菜、豆类及豆制品、谷类	6 个月前 300 6 个月—1 岁 400 1—4 岁 600 4—7 岁 800	骨骼发育不良、骨质疏松、佝偻病

续表

营养素	主要功能	来源	每日需要量 /mg	缺乏
铁	是组成血红蛋白的原料，参与体内氧的运输和利用	肝脏、蛋黄、血、瘦肉、鱼、黑木耳、海带、紫菜、芝麻酱等	1 岁前 0.8 1—7 岁 1.0	缺铁性贫血
锌	构成多种酶，在蛋白质、脂肪和糖的代谢中起重要作用	瘦肉、动物内脏、蛋黄、鱼、海产品	6 个月内 1.5 6 个月—1 岁 8.0 1—4 岁 9.0 4—7 岁 12.0	食欲不振，生长发育障碍，严重时出现侏儒症
碘	构成甲状腺素	海产品碘含量丰富，如海带、紫菜、海鱼、海虾、海贝、海参等	4 岁前 0.05 4—7 岁 0.09	甲状腺功能不足，患甲状腺肿、地方性克汀病

（六）水的功能及来源

水是人体的重要组成部分。人体细胞的重要成分是水，人体含水量约占体重的 2/3，年龄越小含水量越多。水是生命的源泉，是维持生命活动必需的物质，机体的物质代谢，生理活动均离不开水的参与。

1. 水的生理功能

（1）构成机体的重要成分　水参与机体的构成，也是体液的主要成分，它广泛分布在组织细胞内外，构成人体的内环境。成人体液约占体重的 60%，儿童体内水分相对比成人多。

（2）促进体内物质代谢　水是一种良好的溶剂，机体需要的多种营养物质和各种代谢产物都能溶于水。机体内一切化学反应都必须有水的参与，水能加速体内的化学反应，有利于营养物质的消化、吸收、运转和代谢产物的排泄。

（3）调节体温　水是调节和维持体温的重要物质。水的比热大，能吸收较多代谢过程中产生的热，而使体内温度不高；水的蒸发性强，蒸发少量的汗就能散发大量的热；水的流动性大，能随血液循环迅速分布全身，使代谢产生的热能在体内均匀分布，使体温不因外界环境温度的骤变而产生明显的变化。

（4）润滑作用　水是体腔和关节、眼球等器官良好的润滑剂。泪液、唾液和关节滑液，都有良好的润滑作用。

2. 水的需要量及来源

儿童对水的需要量相对比成人多。学前儿童新陈代谢旺盛，有较多的代谢产物经肾排出，而肾脏浓缩功能较差，水的回收少，所以水的需要量较多。水的需要量与生活环境有关，儿童活动量越大，外界气温越高，机体散热越多，需水量就越多；多食富含蛋白质的食物后，因排泄这些食物需较多水，故也增加水的需要量。

一般来说，年龄越小，需要的水分越多。各年龄儿童每日水的需要量大致如下：

0—1 岁，120 ～ 160 ml/kg

1—3 岁，100 ～ 150 ml/kg

4—7 岁，90 ～ 110 ml/kg

人体内的水主要有 3 个来源：即液体水、食物水、代谢水。人们每天应补充的水量，有

60% ～ 70% 来自一日三餐，其余的就靠饮用水获取了。理想的饮用水是白开水，日常生活中应尽量少饮用矿泉水、纯净水、井水、雨水、果汁、饮料等。为了保证学前儿童每日的需水量，应在每餐膳食中提供足够的水分，除此而外每天至少要喝 2 ～ 3 杯水（每杯 200 ml）。如果喝水太少，会使尿液浓缩，使各种代谢废物不易排出，代谢废物中的多数物质是有毒的，久贮体内非常有害。此外，浓缩的酸性尿液常刺激膀胱，会诱发泌尿系统感染。所以，一定要让孩子养成常喝白开水的好习惯。

二、各类食物的营养价值

食物的营养价值通常是指食物中所含营养素和热能能够满足人体营养需要的程度。营养价值的高低，取决于食物中所含营养素是否齐全，数量是否充足及其相互比例是否恰当。实际上天然食物中所含的营养素，其分布及含量都不是十分均衡的，有各自的特点。因此，在选择各种食物配膳、制定食谱、加工、烹调时，均需掌握各类食物的营养特点，注意饮食卫生。

根据中国人的饮食习惯，可以将经常食用的食物分成以下几大类。

（一）谷薯类

谷薯类包括稻米、小麦等主粮，大麦、小米、玉米、高粱、薯类等杂粮。谷薯类的淀粉达谷粒总质量的 70% 以上。淀粉是可消化吸收的糖类，由于淀粉经烹调后容易被消化吸收，因此是机体最为理想而经济的热能来源。谷皮里面是一层糊粉层，糊粉层约占谷粒质量的 6% ～ 7%，含有较多的脂肪、蛋白质，丰富的 B 族维生素与无机盐，并含有较多的磷，此层含有的营养素相对较高。因此，粮食类食物尽量不要过度精加工，以免使糊粉层与谷皮同时混入糠麸中而损失。

学前儿童食用的粮食应新鲜、干燥，粗细粮搭配可提高谷类的营养价值，加工、烹调时不要放碱，以免破坏维生素。

（二）豆类及其制品

豆类的品种甚多，按其营养成分的含量，可分为两大类。第一类是大豆类（包括黄豆、黑豆、青豆），含有较高的蛋白质（35% ～ 40%）与脂肪（15% ～ 20%）；第二类是除大豆以外的豆类，包括豌豆、蚕豆、绿豆、赤豆、豇豆、小豆、芸豆等，含有较高的糖类（55% ～ 65%）、中等量的蛋白质（20% ～ 30%）和少量脂肪（低于 5%）。

所有豆类蛋白质的氨基酸组成都较好，接近人体的需要，而且富含粮食中较为缺乏的赖氨酸。豆类在我国人民的膳食中历来占有很重要的地位。大豆蛋白质是来自植物的优质蛋白质，是谷类蛋白质的理想氨基酸互补食品，大豆油脂中含有不饱和脂肪酸高达 85%。大豆中不仅富含营养价值较高的蛋白质，而且钙、磷、铁的含量也十分丰富；B 族维生素中硫胺素的含量较多，也含有一定量的核黄素。

豆类制品主要有豆腐、豆浆、豆芽、豆乳等。大豆制成豆制品后，可明显提高消化率，并可提高大豆中铁、锌、钙、镁的利用率。豆类及豆制品是学前儿童既营养又经济的食品，但要注意生豆浆必须煮沸才能喝，否则会引起中毒。

（三）蔬菜水果类

蔬菜瓜果业在我国的农业经济中历来占有重要地位，我们中国人日常所吃的蔬菜品种比世界其他国家的都要多。我国的瓜果种类繁多，种植历史也很悠久。水果的水分含量在

80% 以上，大部分富含糖和酸，而且具有鲜艳的色泽与诱人的香味，营养十分丰富。

蔬菜水果含有人体需要的多种营养素，含有大量水分，是膳食之中无机盐和维生素的主要来源。黄、红、绿色蔬菜富含维生素 C、胡萝卜素、铁、钙等，而且蔬菜价廉物美，有的可作水果食用，如西红柿、黄瓜、胡萝卜等。水果味美、香甜，是学前儿童喜爱的食品。蔬菜水果含有机酸、果胶、纤维素，有利于食物的消化吸收，防止便秘。因此，学前儿童每天必须摄入一定量的蔬菜水果。

蔬菜水果易被农药污染，容易腐败变质，一定要挑选新鲜的蔬菜水果食用。水果应削皮吃，蔬菜要清洗干净。蔬菜和水果不宜储存时间过长，烹调加工时注意采用科学的方法，减少营养素的损失。发芽的土豆、未煮熟的四季豆、新鲜的黄花菜不宜食用，以免发生中毒。

（四）畜禽肉类

畜肉类食品有猪肉、牛肉、羊肉、驴肉、马肉、兔肉、狗肉等，以猪肉、牛肉、羊肉为普遍。最常见的制品有香肠、红肠、火腿、腊肉、咸肉、肉松等。

禽肉类食品有鸡肉、鸭肉、鹅肉、鹌鹑肉、鸽子肉、火鸡肉、野鸡肉、野鸭肉等，以鸡肉、鸭肉、鹅肉为普遍。最常见的制品有盐水鸭、烤鸭、炸鸡、烧鹅等。

畜禽肉类就是平时所说的“肉类”，是日常生活中动物性食物的主要来源。肉类几乎含有生长发育与保健所需的各种营养素，且含量十分丰富，营养价值极高。因此，可以说畜禽肉类几乎能提供人体所需的各种营养素（包括蛋白质、脂肪、糖类、无机盐、维生素）。动物肝脏富含多种维生素和无机盐，营养价值优于肉类。要采用多种烹调方法，改善肝脏的色、香、味，使学前儿童喜欢吃动物肝脏。

（五）水产品

水产品包括鱼、虾和蟹等。

我国海产鱼资源十分丰富，主要的海产鱼有黄花鱼、带鱼、鲳鱼、鲐鱼、皮鱼、鳗鱼、沙丁鱼、舌鳎鱼、白姑鱼等。捕捞较多的有带鱼、黄花鱼。

我国除西北地区外，遍布江河湖泊，淡水资源非常丰富。淡水鱼品种有近千种之多，主要的淡水鱼有草鱼、鲫鱼、鳊鱼、鲤鱼、鳙鱼、鳝鱼、鲢鱼、青鱼、黑鱼、鲑鱼等。人工养殖最普遍的是“四大家鱼”，即青鱼、鲢鱼、草鱼和鳙鱼。

鱼肉是优质蛋白质的良好来源，蛋白质含量为 15% ～ 20%。鱼肉蛋白质含有人体所需要的各种必需氨基酸，特别是含有人体需要量较大的亮氨酸和赖氨酸。鱼肉有其自身的特点：① 鱼肉中的结缔组织含量远比畜禽肉的少；② 鱼的肌纤维较短，水分含量较多，脂肪量较少，肉质细嫩，易为人体消化吸收，消化率为 87% ～ 97%。

鱼肉中的无机盐种类很多，如钾、钠、钙、镁、硫、磷、铁、铜、碘等。海产鱼富含碘，是畜肉的 10 ～ 50 倍，是人体获取碘的主要来源之一。鱼肉含钙量一般比畜肉高，海产鱼含钙量比淡水鱼高。鱼肉中还含有人体必需的微量元素。水产品中某些维生素含量相当丰富，如鳝鱼、海蟹、河蟹的核黄素十分丰富。海产鱼的肝及肠含有丰富的维生素 A 与维生素 D，特别是鱼肝的脂肪中，含有极为丰富的维生素 A 与维生素 D。

（六）奶及奶制品

奶是哺乳动物腺体分泌的体液，其营养素种类齐全、含量高，可用于喂养下一代。奶类主要是人奶、牛奶和羊奶。奶制品，主要是牛奶制品和羊奶制品，其种类有：炼乳、奶粉、酸奶、奶油、奶酪等。

一般情况下，牛奶中的各种成分比较稳定，牛奶蛋白质含有全部必需氨基酸，其相对含量与鸡蛋蛋白质相似，所以奶蛋白质消化吸收率高，为 87% ～ 89%，高于一般的畜禽肉类。奶蛋白质含有丰富的氨基酸，是优质蛋白质。奶中的脂肪微粒易于被人体消化吸收。牛奶富含钙、磷、钾，1 L 牛奶可提供 1 g 的钙，而且牛奶中的钙有很高的吸收率，可以保证儿童生长发育期对钙的需要。牛奶的含铁量较低，用牛奶哺育婴儿，需要注意铁的补充。牛奶中含有人体所需要的各种维生素，其中维生素 A、胡萝卜素、维生素 C、维生素 D 含量较高。除此以外，还含有婴儿所需要的抗体物质，因此，牛奶有利于增进婴幼儿的健康，是营养价值很高的食物。

炼乳含糖量高，脱脂奶粉含维生素较少，都不适合学前儿童食用。调制奶粉、酸奶适合学前儿童食用。调制奶粉是按母乳组成成分和模式配制而成的。酸奶是由牛奶发酵而成的，使牛奶营养成分进一步优化，酸奶营养丰富，易被消化吸收，还有抑菌和刺激胃酸分泌的作用，是学前儿童们普遍喜爱的食品。

（七）蛋类

常见的蛋类包括鸡蛋、鸭蛋、鹅蛋、鹌鹑蛋、雀蛋等。鸡蛋是产量最大、食用最普遍的蛋类。

全蛋、蛋黄、蛋清的营养组成见表 5-6。

表 5-6　蛋各部分的主要营养组成　　%

营养组成	全蛋	蛋清	蛋黄
水分	75.8	84.4	51.5
蛋白质	12.7	11.6	15.2
脂肪	9.0	0.1	28.2
无机盐	1.0	0.8	1.7

蛋清中的营养素主要是蛋白质，蛋清蛋白质的氨基酸组成模式与人体蛋白质的氨基酸组成模式十分相近，故生物学价值达 95 以上。蛋黄比蛋清含有更多的营养成分，钙、磷、铁等无机盐主要集中在蛋黄中。蛋黄还含有较多的维生素 A、维生素 D、维生素 B_1、维生素 B_2，还含有较多的磷脂，胆固醇的含量也较高。

全蛋蛋白质几乎能被人体完全吸收。因为全蛋蛋白质不但含有人体所需要的各种氨基酸，而且氨基酸组成模式与人体蛋白质的氨基酸组成模式十分相近，因此，全蛋蛋白质是食物中最理想的优质蛋白质。

（八）食用油和糖类

食用油包括动物油和植物油，富含脂肪酸、热能、脂溶性维生素。植物油中的亚油酸含量高于动物油，营养价值优于动物油。油脂存放过久，易发生酸败，脂溶性维生素被破坏，不能食用；油料种子在存放时容易被霉菌污染，如花生最易被黄曲霉毒素污染；油脂在高温加热、反复使用时可产生致癌物质。

食糖主要是低分子糖类，富含热能，其他营养素含量很少。食糖摄入过多易造成龋齿、肥胖等。应控制学前儿童对糖的摄入量，尤其是蔗糖的摄入量，应选择营养价值较高的蜂蜜食用。

第二节　食物的营养与选择

人体为了维持生长发育、代谢、修补等生命活动而摄取、消化、吸收和利用食物养料的生物学全过程称为营养。营养能够保证学前儿童正常生长发育和身体健康，学前儿童正处于生长发育极为旺盛的时期，合理的营养尤为重要。

一、学前儿童对营养的需求

热量又叫热能，是指食物中的糖类、脂肪、蛋白质等进入体内以后经氧化分解所放出的能量。营养学中惯用的热能单位是千焦（kJ）。机体的各种生理活动都需要消耗热能，如消化、循环、组织合成、细胞代谢、维持体温、肌肉活动等。

（一）热能的来源

日常食物中只要含有糖类、脂肪、蛋白质三类产热营养素，经体内氧化后均可产生一定的热能。经测定，每克糖类产生热能约 17 kJ，每克蛋白质产生热能约 17 kJ，每克脂肪产生热能约 38 kJ。单位质量相同的食物含脂肪越多，产生的热能越高。肥肉、油炸食品、高糖食品属高热能食物，大多数蔬菜和水果脂肪和蛋白质含量低，属低热能食物。

学前儿童正处在生长发育阶段，所需要的各种营养素和热能比成人相对要多。如果供应不足则会因营养不良而造成发育迟缓、机体抵抗力下降；反之，如果供应过量或各种营养素比例不均衡，则可能导致体重超重、肥胖症，甚至为成年后的一些疾病埋下隐患。根据中国居民膳食热能的参考摄入量，学前儿童膳食热能的参考摄入量见表 5–7。

表 5–7　学前儿童每日膳食中热能供给量

年龄 / 岁	男孩 /kJ	女孩 /kJ	年龄 / 岁	男孩 /kJ	女孩 /kJ
0—0.5（每千克体重）	500		3—4	5850	5640
0.5—1（每千克体重）	460		4—5	6270	6060
1—2	4800	4600	5—6	6900	6480
2—3	5230	5000	6—7	7320	6900

（二）学前儿童对热能的需要

热能是保证学前儿童正常生长发育的重要基础，学前儿童对热能的需要主要包括以下几个方面。

1. 基础代谢的需要

基础代谢是指机体在清醒、安静、空腹的情况下，在气温为 20 ～ 25℃的适宜环境中，为维持体温、肌张力和内脏生理活动的代谢过程所需要的热能。基础代谢与年龄有关，年龄越小，基础代谢率越高，所需热能也就越多。学前儿童基础代谢率相对较高，因为体表面积相对较大，热能散失较多，还由于机体组织生长旺盛，参与新陈代谢的组织占有较大的比例。

2. 生长发育的需要

该项热能消耗为儿童所特有，儿童处于生长发育十分旺盛的特殊时期，生长所需的热能与儿童生长速度成正比，故婴儿期和青春期对这部分的热能消耗最大。儿童处在不断生长发育的过程中，体格及器官的增大，生理功能的成熟，均需增加热能消耗。

3. 活动的需要

运动时肌肉活动需要消耗热能。不同的儿童肌肉活动所消耗的热能不同，相互之间差异较大。活动量的大小、活动时间的长短及动作的熟练程度决定了热能消耗的多少。一般来说，婴儿不能下地行走，活动所需能量较少。随着年龄的增长，儿童活动量、活动时间以及活动的复杂程度不断发生变化，热能需要量也相应增加。

除此而外，因摄取食物引起体内热能消耗增加，称食物特殊动力作用。摄取蛋白质食物时，此项热能所需较高。摄入普通的混合膳食时，进食的特殊动力作用约为人体每日基础代谢的 10%。摄入体内的食物有少量未被吸收利用而随粪便排出体外，将这部分未能有效产生热能的损失也看作热能的消耗，通常相当于基础代谢的 10%。

总之，由于学前儿童基础代谢率高，生长发育迅速，活动量比较大，与成年人相比，需要消耗的热能相对较多，而且年龄越小，需要的热能越多。当然，由于个体差异而使热能的消耗有所不同。

二、食物的选择及搭配

食物是供给人体热能及各种营养素的物质基础，食物种类繁多，依据其性质和来源大致可分为三类：

动物性食物　如禽畜肉类、鱼虾等水产品、奶和蛋类等。

植物性食物　如谷类、豆类、蔬菜、水果、薯类、硬果类等。

各类食物的制品　以天然食物为原料，通过加工制作的食物，如糖、油、罐头、糕点及各种小食品等。

(一)合理选择食物

食物的种类繁多，品种极其丰富，由于学前儿童年龄小，对食物的要求较高，因此为学前儿童选择食物应科学、合理，符合卫生、安全、富含营养、有利于消化的总要求。

1. 食物选择的原则

从营养学的观点出发，选择食物应遵循食物的安全性、营养性、多样性等基本原则。

食物的安全性　食物的安全性是选择食物时首先应该遵循的原则。在各种污染严重的环境下，为儿童选择安全的食物尤为重要。为了减少食物的不安全因素，应尽量选择绿色、有机、无公害的安全食品。进食不安全食物不仅影响人体健康，甚至危及生命。毒奶粉等事件已给食品安全问题敲响了警钟。

食物的营养性　不同的食物具有不同的营养价值。人们摄取的食物是有限的，为了从中获得更多的营养，应尽量选择富含营养的食品。与成人相比，学前儿童对所摄入食物的营养要求更高，不仅要维持其自身的基础代谢、身体活动、食物消化等所需要的热能和营养素，还需要保证其自身生长发育的需要。因此，学前儿童所摄入的食物更要注重营养价值，选择食物的种类和数量等都必须是高质量的。

食物的多样性　选择多样性的食物有利于人体健康，因为不同的食物所含的营养素不同，混合食用可达到营养素互补的效果，提高食物的营养价值，所以尽量多吃各种食物以获得营养平衡。营养学家建议食物的品种要广而杂，每天进食的食物品种应尽可能多。如果摄入食物的品种过于单一，就不能满足人体对各种营养素的需求，还容易造成某种有害物质在体内积累中毒。

2. 不宜选择的食物

日常生活中为学前儿童选择食物时，有些食物应尽量避免，有些食物应尽可能少选用，如糖果、冷饮、罐头食品等。有下列情形之一的食物应排除在选择范围之外：

（1）腐烂变质的食物　霉变的粮食、腐烂的蔬菜和水果、有异味的鱼、肉、蛋等。由于这些食物已被细菌污染，腐败变质，故营养素被大量破坏，营养价值降低，并产生致病因子。

（2）刺激性过强的食物　酒、咖啡、浓茶等食物会使儿童大脑过度兴奋，妨碍儿童正常作息，过多摄入酒精会引起中毒。

（3）含有致癌因子的食物　腌制、烘烤和熏制的食物，如咸菜、火腿、熏鱼等含有亚硝胺和多环芳烃致癌因子。

（4）含有农药、人工色素等有害物质的食物蔬菜、水果必须洗净、浸泡后才能食用，防止农药中毒。

（5）天然有毒食物　如青西红柿、发芽的土豆、新鲜的黄花菜、未炒熟的四季豆等，均含有天然毒素。畸形的动植物一般都受到污染，也不宜食用。

（6）天然补品和人工营养品　人参及各种营养液，会导致儿童发育异常。

（二）巧妙搭配食物

食物搭配是将多种食物混合在一起，发挥各种食物的营养效能，从而获得健康食谱。搭配好各主、副食，加上合理烹调，可使食物的色、香、味俱全，能极大促进儿童的食欲。可以参考以下方法进行搭配。

（1）粗细粮搭配　任何食物在营养成分上都不是“十全十美”的。如米、面的赖氨酸少，甘薯里赖氨酸却很多；细粮容易消化、口感好，粗粮含丰富的 B 族维生素、膳食纤维。如果将它们搭配着吃，就会提高营养价值。搭配方法多种多样，如做米饭或熬粥时可加入适量的赤豆、绿豆、大麦、小米等；做面食时在面粉中加些玉米粉等。

（2）荤素搭配　动物性食品多属酸性食物，富含优质蛋白质、磷、钙，脂溶性维生素含量也多；蔬菜为碱性食物，蔬菜、瓜果富含维生素、不饱和脂肪酸和纤维素。把荤食和叶菜类、茄果类、荚豆类蔬菜搭配，不但在营养上互补长短，而且可以使体内酸碱基本平衡。因菜式易翻新，色、香、味俱佳，可令孩子胃口大开。

（3）生熟搭配　有些蔬菜可以生吃，生吃对保持其中的水溶性维生素有利，因为维生素 B_1、维生素 B_2 和维生素 C 在炒制时容易遇热被破坏。尤其在夏天，可让学前儿童多吃些凉拌黄瓜、西红柿等，但要特别注意饮食卫生。在调味时适当用些葱、蒜、姜等，可起到开胃和预防胃肠疾病的作用。

（4）干稀搭配　每餐最好都有干有稀，主食有干有稀，或有菜有汤。如面包配牛奶、馒头配豆米粥、蜂糕配汤面等，这样可以同时满足学前儿童对水分和热能的需要。

第三节　学前儿童的膳食卫生

现代科学的营养观提倡合理营养、平衡膳食；合理营养是健康的物质基础，而平衡膳食是合理营养的根本保证。食物是保证学前儿童身心健康的物质基础，营养是促进学前儿童生长发育的重要因素。托幼机构必须每天都为学前儿童提供合理、有营养的膳食。

一、学前儿童膳食平衡

幼儿期儿童的食欲相对比婴儿期略有下降，但幼儿期儿童对能量、蛋白质、各种维生素、各种微量元素等营养素的需要量仍然有较高的要求。学前儿童膳食必须精心安排，保证供给足够的能量和各种营养素，以满足其体格发育与神经、心理发育，以及活动增多的需要。

（一）学前儿童膳食的特点

1. 营养全面

1岁以上的幼儿，奶类已不是主要食物，但仍然是重要的食物，每日最好有牛奶（或羊奶）500～600 mL，也可选用豆奶粉或豆浆，以防蛋白质供应不足。幼儿饮食与婴儿饮食已大不相同，食物的形式已经由流质、半流质过渡到一般食物。特别是3岁以后，一般食物均可食用。因此，应强调食物种类的多样：既要有米面类的主食，又要有富含优质蛋白质的豆、蛋、乳、鱼、虾等，还要再加上大量蔬菜、水果等。

2. 利于消化

由于学前儿童的消化系统发育不完善，特别是各消化腺所分泌的消化液量少质差（即消化液中所含消化酶少），再加上幼儿牙齿的咀嚼能力和胃肠道的蠕动能力也比较差，因此，对食物的消化能力也比较弱。所以学前儿童的膳食还应尽量做到碎一点、细一点、烂一点、透一点、软硬适中。

3. 少食多餐

幼儿胃容量小，每次摄入的食物量少，再加上新陈代谢旺盛，又很活泼好动，对营养和热能的需求量大，因此，要安排更多的餐次。一般来说，在一日三餐的基础上，再安排1～2次加餐或点心等。

4. 质高量优

与成人相比，幼儿所摄入的食物，不仅要维持其自身的基础代谢、身体活动、食物消化等所需要的热能和营养素，还需要保证其自身生长发育的需要。一旦某些营养素摄入不足，甚至没有摄入，对幼儿生长发育的影响往往是不可逆的。因此，此时幼儿所摄入的营养素的种类和数量等都必须是高质量的。

5. 饮食安全

3岁以下幼儿不宜食用颗粒状的食物，如花生、梅子、枣子等，其他如果冻等食品也不宜食用，否则容易造成气管堵塞或引发气管炎。

（二）学前儿童膳食的营养卫生

为学前儿童提供营养卫生的膳食，是幼儿园保育工作的重要任务。因此，在重视学前儿童膳食营养的同时，也必须关注膳食的卫生要求。

1. 合理营养

“合理营养”是营养学中最基本、最重要的概念。营养是指食物与人体正常生理的关系，也就是食物中的营养素与人体的正常生长发育及保健的关系。合理营养一般可以这样考虑：摄取的食物含有人体所需要的一定质量的营养素，各营养素之间的比例适宜，食物中不含“有害因素”，食物有一定的色香味并能增加食欲。

人体必须从外界摄取食物，进行一系列的生命活动，即新陈代谢。这个过程极为复杂，受到各种因素的影响和制约。这种关系必须协调。判断营养是否合理的一个重要标准是体重。在食物短缺的年代，几乎看不到超重或肥胖的人，但是，食物供给稍有好转，超重或肥胖者就“应运而生”了。原因就是能量的过剩导致了肥胖，而肥胖又是心血管疾病、高血压、糖尿病的罪魁祸首。这说明营养的合理性是健康的基本保证。

2. 膳食制度

饮食营养卫生是“合理营养”在学前儿童饮食中的具体体现，合理的膳食制度是学前儿童饮食营养卫生中的重要环节，是学前儿童正常生长发育的基本保证。包括进餐次数、进餐时间、热能分配等。

（1）进餐次数及时间　学前儿童进餐次数为每日三餐加 1 ～ 2 次点心，两餐之间的间隔时间不少于 4 h。学前儿童进餐时间应根据每天的作息时间来制定，随着年龄的变化以及季节的交替可稍有调整，但应相对固定，不要频繁地更改，更不能随意安排进餐时间。每次进餐应让幼儿有充分的时间细嚼慢咽，一般每次进餐时间为 20 ～ 30 min。在较大运动量的活动之后，至少应休息 15 ～ 20 min 再进餐。

（2）热能分配　三餐热能分配应该充分考虑到学前儿童的生长发育特点和活动的需要，合理地分配各餐食物。早餐食物供应要充足，应该让孩子吃饱吃好。午餐的热能应该是三餐中最高的，既要补充上午的热能消耗，又要为下午的活动作热能贮备。晚餐一般宜清淡，热能应稍低。为防止产生饥饿感，可增加谷类和纤维素的比重。总的来说，各餐摄入的总热能之间应大致均衡，每日总热能中，早餐约占 30%（包括上午 9 点的加餐），午餐约占 40%（包括下午 3 点的午点），晚餐约占 30%（含晚上 8 点的少量水果、牛奶等）。

（3）合理分配营养素　应该把全天的食物按热能、营养成分、主副食品和油脂量等，较均衡地分配到各餐中去，比例要适当，间隔要合理，不要一顿过多一顿又过少。有些家庭早餐马马虎虎，午餐“穷对付”，晚餐才精心烧制，把大量热能和油脂集中放在晚餐，这样不符合饮食营养卫生的要求。

（三）学前儿童的合理膳食

根据《中国居民膳食指南》（2007），食物分成谷薯类、动物性食物、豆类和坚果、蔬菜水果和纯能量食物五大类。每人每天从这每一类食物中各选用 2 ～ 4 种适量食物，荤素搭配，组成合理膳食。

应根据《中国居民膳食营养素参考摄入量表（DRIs）》中的 3 岁、4 岁、5 岁、6 岁男女儿童各种营养素的推荐摄入量及《中国孕期、哺乳期妇女和 0—6 岁儿童膳食指南》（2007）中的 3—6 岁儿童每日三大产能营养素供给量计算表，还有学龄前儿童各类食物每日推荐量计算表及《中国食物成分表》（2015），合理进行食物供应（表 5-8）。

表 5-8　学龄前儿童各类食物每日推荐量计算表

食物种类	代表食物	3 岁推荐量 /g	6 岁推荐量 /g	可食部 /%	蛋白质 /g		脂肪 /g		糖类 /g	
					3 岁	6 岁	3 岁	6 岁	3 岁	6 岁
奶类及其制品	牛奶	250	300	100	8	9	8	10	9	10

续表

食物种类	代表食物	3岁推荐量/g	6岁推荐量/g	可食部/%	蛋白质/g		脂肪/g		糖类/g	
					3岁	6岁	3岁	6岁	3岁	6岁
肉禽蛋鱼类	鸡蛋	60	60	88	7	7	5	5	1	1
肉禽蛋鱼类	猪肉（腿）	86	105	100	17	21	11	13	—	—
谷类	稻/麦（标准）	185	247	100	17	23	—	—	139	185
食用油类	菜籽油	26	27	100	—	—	26	27	—	—
蔬菜	蔬菜	200	250	88	—	—	—	—	6	8
水果类	苹果	100	150	76	—	—	—	—	10	15
总计	热能	1300	1700	—	49	60	50	55	165	220

食谱中热能营养素来源分布：蛋白质10%～15%，脂肪25%～30%，糖类50%～60%。其中，优质蛋白质占蛋白质总量50%以上。有色蔬菜占一日蔬菜供给量50%以上。

各类食物的推荐摄入量是一个平均值和比例，食谱中应当包含表中各类食物，且各类食物的量和比例也应一致。

为学前儿童配制食谱应做到以下几点：

1. 合理分配各餐食物

按照早餐吃好、午餐吃饱、晚餐吃少的原则，恰当分配“三餐二点”的食物。各餐点占热量分布：早餐早点食物的供热量占总热量的30%，午餐午点占40%，晚餐占30% 。

2. 为学前儿童提供全面、平衡的膳食

注意食物品种的多样化，尽可能使不同食物中的营养素得到互补。每天食谱中含有粮食、蔬菜、水果、肉、禽、蛋、鱼、奶、大豆等各类食物。

3. 尽量选择营养丰富的食物

应用“婴幼儿平衡膳食宝塔”可以把营养与美味结合起来，按照同类互换、多种多样的原则为宝宝调配营养餐。多种多样就是选用品种、形态、颜色、口感多样的食物，变换烹调方法。

4. 注重食物的多样化

一周食谱中，一日各餐的主食品种应尽量不重复；一周副食品不应有两次以上的重复。食物的更换可用同类食物的不同品种轮流进行。

二、学前儿童膳食调配

托幼机构必须为幼儿提供营养可口、平衡合理的膳食，因此，膳食的调配是十分严格而细致的工作，也是科学性很强的任务。

（一）学前儿童膳食调配的原则

1. 满足营养需求

幼儿时期应注意各种营养素的平衡供给，以保证能量需求，满足各年龄段儿童的生理需要。幼儿膳食中，蛋白质供给热能应占总热能的 12% ～ 15%，脂肪占总热能的 20% ～ 30%，糖类所供热能占总热能的 50% ～ 60%。膳食中优质蛋白质占总蛋白质的 1/3 ～ 1/2 为宜。每天喝 250 ～ 500 ml 的牛奶或豆浆。

幼儿膳食指导

2. 符合幼儿消化功能

幼儿期乳牙依次出齐，但咀嚼食物的能力、胃肠道的消化能力仍不健全，还比较容易发生消化功能紊乱。所以，烹调食物时要做到细、软、容易消化，才能符合幼儿消化的特点。坚硬食物、腌腊食品、油炸食品等不宜作为幼儿食物。

3. 食物品种需多样化

合理营养，平衡膳食的核心是“多样”，即“杂食”。只有食物多样，才能满足人体所需要的全部营养素。应在保证各种营养素供应的前提下，经常变化食物的品种。

4. 合理烹调方法

食物的色、香、味、外形、温度等形成的刺激能够引起机体的兴奋，有利于幼儿食欲的增加，促进机体的消化吸收。烹调蔬菜要避免营养素（尤其是维生素）的损失，做到“先洗后切，随切随炒”。

（二）学前儿童膳食调配的要求

1. 平衡的膳食结构

依据《中国孕期、哺乳期妇女和 0—6 岁儿童膳食指南》（2007）一书中学龄前儿童平衡膳食建议的食物量，3—6 岁幼儿平衡膳食宝塔如图 5-1。

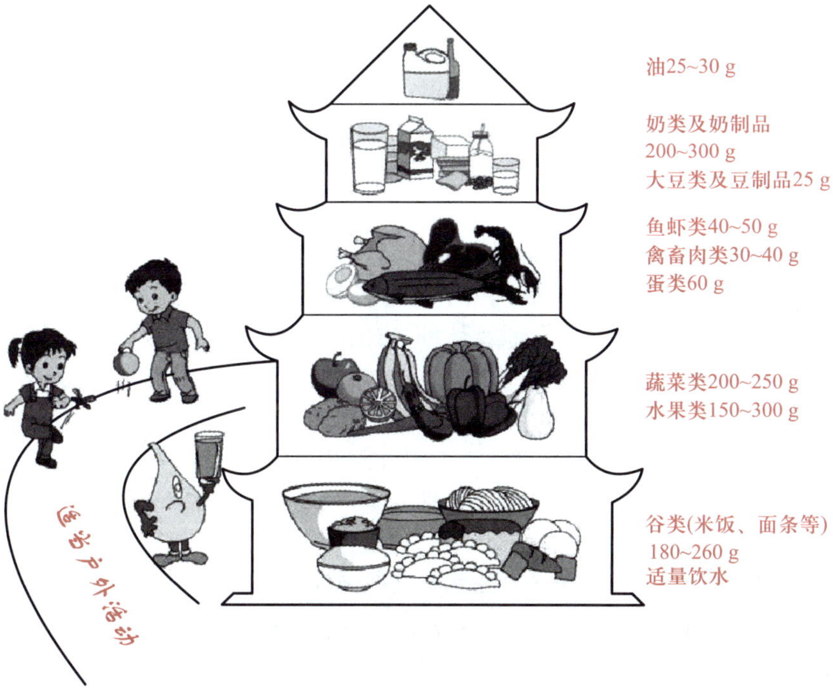

图 5-1　3—6 岁幼儿平衡膳食宝塔

此膳食宝塔共有五层，包括了 3—6 岁幼儿每天应吃的主要食物种类。膳食宝塔各层位置和面积不同，这在一定程度上反映出各类食物在膳食中的地位和应占的比重。

谷类食物位居底层，幼儿每人每天应该吃 180 ～ 260 g；蔬菜和水果居第二层，每天应吃 200 ～ 250 g 和 150 ～ 300 g；鱼虾、禽畜肉、蛋等动物性食物位于第三层，每天应该吃鱼虾类 40 ～ 50 g，禽畜肉类 30 ～ 40 g，蛋类 60 g；奶类和大豆类食物合居第四层，每天应吃相当于鲜奶 200 ～ 300 g 的奶类及奶制品和相当于干豆 25 g 的大豆及豆制品；第五层塔顶是烹调油，每天食用烹调油 25 g ～ 30 g。

幼儿膳食宝塔没有建议食盐的摄入量，主要是因为幼儿的膳食以清淡少盐为主，一般不会摄入太多盐。另外，膳食宝塔也没有建议食糖的摄入量，并非意味着目前幼儿摄入的食糖量很少，相反，有不少幼儿摄入食糖过量，必须引起高度重视。无论是家长，还是幼儿园教师，均要注意控制幼儿的食糖摄入量，要少吃成品食糖或含糖高的食品及饮料。

2. 科学的膳食计划

有计划地按照幼儿营养的需要，选择食物的种类，计算出每一种食物所需数量，以满足幼儿每日对营养素的需要，称为幼儿膳食计划。从某种意义上来说，膳食计划是膳食制度的具体细化。一般来说，托幼机构制定的膳食计划主要包括以下两个方面：

（1）计划每日所需食物的种类和数量　托幼机构计划幼儿每日所需的食物种类及其数量时，主要从幼儿对各营养素的需求量考虑，兼顾幼儿的膳食费用标准、当地供应情况、饮食习惯等实际情况。

（2）编制每日食谱　食谱是膳食计划的具体体现，是为幼儿提供的食品配制及烹调制作的反映，是托幼机构卫生保健中科学性强且极其细致的一项工作。将含有各种营养素的食物按名称、数量和烹调方法编成饭谱、菜谱、汤谱，分配到一日各餐及点心中，编制成每日食谱，在此基础上，再编制一周的食谱。一般要求每周末对本周食谱及幼儿饮食状况进行分析总结，并拟定下周食谱。食谱实施过程中，不能随意改变食物种类和数量，但每周可根据学前儿童进食情况及市场供应情况，作适当调整。

3. 幼儿一日三餐膳食配制的要求

一般来说，三餐之间的搭配应遵循以下原则：早餐高质量；中餐高质量、高热能；晚餐清淡易消化。

（1）早餐食谱要求　早餐供给的热能约占一日总热能的 30%（包括上午 9 点的加餐）。早餐以主食为主，副食次之，要有干有稀；主、副食要多含糖类和蛋白质的食物。早餐应以饱腹、可口为主。要注意早餐的色、香、味、形及品种多样化，主食不能单调，要经常做到花样翻新。在副食方面应选高热能、高蛋白、高脂肪的食品，如鸡蛋、牛奶或豆浆、肉松、酱牛肉、鱼片等。

（2）午餐食谱要求　午餐提供的热能约占全日量的 40%（包括下午 3 点的午点）。午餐是一天中进食量最多的，应主、副食并重，汤菜的数量和质量并重。主食以大米、面粉为主，适当添加杂粮，米、面交替吃，面食花样应经常翻新；副食要有菜、有汤、有荤、有素，起码两菜一汤，荤素搭配。

（3）晚餐食谱的要求　晚餐供给热能约占全日量的 30%（含晚上 8 点的少量水果、牛奶等），以主食为主、干稀搭配、副食次之。烹调菜肴以容易消化、适口为原则。主食中各品种交替选用，粗细搭配。晚餐要避免单纯提供甜食。不宜吃得过饱、过量。

午点提供的热能占全日量的 5% ～ 10%，一般是牛奶、水果、小点心等。

在编排食谱时可根据幼儿的年龄特点、喜好，以及季节变化和市场供应情况来选择食品，做到合理搭配，选择科学的烹饪方法以减少营养素的损失。

（三）幼儿园带量食谱的配制

学前儿童膳食配置主要以《中国孕期、哺乳期妇女和0～6岁儿童膳食指南》(2007)为依据，参照学龄前儿童膳食指南的八条执行，即：食物多样，谷类为主；多吃新鲜蔬菜水果；经常吃适量的鱼、禽、蛋、瘦肉；每天饮奶，常吃大豆及其制品；饮食清淡少盐，正确选择零食，少喝含糖高的饮料；食量与体力活动要平衡，保证正常体重增长；不挑食、不偏食，培养良好饮食习惯；吃清洁卫生、未变质的食物。

为了便于核算食物的营养成分，食谱中除了列出一日各餐主副食物种类、烹调方法之外，还将学前儿童应摄入的每种食物的质量标出，称为带量食谱。

1. 幼儿园带量食谱的编制

编制带量食谱是托幼机构膳食管理的重要工作环节，主要目的是让学前儿童的膳食得到合理的调配，从而既能使其获得多种营养素和热量，又能有计划地为其支配伙食费。托幼机构的食谱原则上每周编制一次，每周末应编制出下周食谱。

幼儿园每周带量食谱中各营养素平均摄入量应达到中国营养学会的推荐摄入量，需进行编制前的营养计算和编制后的营养分析，通过营养计算软件，可以一键设置分析标准，也可以手工计算。

幼儿园带量食谱是为满足幼儿对能量及各种营养素的需要而编制的，是每周平衡膳食的科学配方，包括食物种类、数量及烹调方法。科学的带量食谱为幼儿提供生长发育所需要的各种营养成分，保证幼儿每日按比例摄入营养素，充分发挥各种食物的营养效能。幼儿园需要参照《中国学龄前儿童膳食指南》，编制适合学前儿童身心发展的食谱。食物可分成谷薯类食物、蔬菜和水果类、动物性食物、奶类和大豆类食物、纯能量食物五大类。每天从每一大类食物中适量选取2～3种，科学搭配，组成合理膳食。一周食谱中，选取的品种尽量不重复，主食尽可能变换花样，适当安排杂粮饭和面食。

以下是幼儿园一周带量食谱实例（表5-9、表5-10）。

表5-9　幼儿园一周带量食谱（一）

星期	早餐		早点/g	午餐		午点/g	晚餐	
	食谱	食物质量/g		食谱	食物质量/g		食谱	食物质量/g
星期一	蛋糕、牛奶	蛋糕 60 牛奶 130	苹果 100	红豆米饭、虾皮、鸡蛋、炒三片、菠菜粉丝汤	大米 50 红小豆 5 鸡蛋 60 虾皮适量 精肉 10 土豆 50 胡萝卜 5 大青椒 5 菠菜 10 粉丝适量	八宝粥 25 香蕉 1/2 根	肉末花卷、什锦豆腐、紫菜汤	面粉 60 精肉 10 豆腐 50 土豆 20 黄瓜 10 紫菜 10 胡萝卜 20

续表

星期	早餐		早点/g	午餐		午点/g	晚餐	
	食谱	食物质量/g		食谱	食物质量/g		食谱	食物质量/g
星期二	二米粥、茶叶蛋、拌小菜	大米 10 小米 5 鸡蛋 60 黄瓜丁 30 胡萝卜 5	牛奶 130 饼干 15	二米饭、酱猪肝、肉丝炒鲜蘑片、冬瓜虾皮汤	大米 50 小米 5 猪肝 50 精肉 25 鲜蘑 100 黄瓜 10 胡萝卜 10 冬瓜 20 虾皮适量	橘子 130 京果 20	豆沙包、肉炖豆角、土豆、菠菜蛋花汤	面粉 60 豆沙 10 精肉 20 豆角 80 土豆 30 菠菜 10 鸡蛋 10
星期三	面包、牛奶、火腿	面包 60 牛奶 130 火腿 10	豆浆 150 长鼻王 15	红枣米饭、小鸡炖粉条、素炒菠菜、萝卜香菜汤	大米 50 红枣适量 鸡肉 75 粉条 25 菠菜 100 萝卜 20 香菜 5	苹果 100 沙琪玛 20	蒸饺、玉米面粥	面粉 60 精肉 50 大头菜 80 胡萝卜 5 芹菜 15
星期四	八宝粥、炝小菜	大米 10 糯米 5 黑米 5 小米 5 红小豆 5 红枣 5 莲子 5 花生 5 冰糖适量 豆腐干 50 胡萝卜 5 黄瓜 15	豆浆 150 蝴蝶酥 15	什锦炒饭、肉炖茄子土豆、海带豆腐汤	大米 75 土豆 5 黄瓜 10 木耳 5 火腿 10 胡萝卜 5 豆腐 50 茄子 100 土豆 30 海带 10	南瓜西米羹 60	枣糕、小白菜肉丸子汤	面粉 50 玉米面 10 红枣适量 精肉 50 小白菜 20
星期五	绿豆粥、五香鹌鹑蛋、拌小菜	大米 15 绿豆适量 大头菜 20 鹌鹑蛋 50 黄瓜 10 香菜适量	牛奶 130 骨钙饼干 10	金银饭、红烧排骨土豆、素炒冬瓜胡萝卜、柿子蛋花汤	大米 50 小米 5 排骨 80 土豆 30 冬瓜 80 鸡蛋 5 胡萝卜 10 虾皮适量 西红柿 10 香菜适量	玉米棒 80 梨 100	大渣子粥、榨菜肉丝	大渣子 70 芸豆 5 肉丝 10 榨菜 30

注：木耳、海带为水发量，酱猪肝、酱牛肉为熟食量。3 岁以下幼儿蔬菜和谷类食物每餐各减 15g，其余量不变。

表 5-10　幼儿园一周带量食谱(二)

星期	早点		午餐		午点	
	食谱	食物质量 /g	食谱	食物质量 /g	食谱	食物质量 /g
星期一	豆浆、牛奶饼干	豆浆 120 小麦粉(标准粉)10	虾仁肉末蒸蛋、毛豆炒丝瓜、菜秧猪肝汤、麦片大米饭	鸡蛋(均值)50 猪肉(肥瘦,均值)5 虾仁(红)6 毛豆 10 丝瓜 70 猪肝 10 虾皮 8 青菜(小白菜)15 粳米(特等)55 麦片 5	紫葡萄、煮玉米棒	紫葡萄 10 黄玉米(干)100
星期二	牛奶(均值)、趣多多饼干	牛奶(均值)120 小麦粉(标准粉)10	红烧鸡翅、芹菜胡萝卜炒干丝、菜鱼圆汤、血糯大米饭	鸡翅 65 香菇 2 胡萝卜(黄)20 豆腐干(香干)10 水芹菜 60 青菜(小白菜)15 鱼丸 15 粳米(特等)55 血糯米(紫红)5	香蕉、花生酱卷	香蕉 60 花生酱 5 小麦粉(标准粉)20
星期三	牛奶(均值)、康元饼干(奶钙)	牛奶(均值)120 小麦粉(标准粉)10	黄鳝烧排骨、炒四季豆、丝瓜豆腐蛋花汤、薏米大米饭	黄鳝 30 猪小排 40 四季豆 70 鸡蛋(均值)5 丝瓜 30 豆腐(均值)15 粳米(特等)55 薏米(薏仁米)5	哈密瓜、酥饼	哈密瓜 80 小麦粉(标准粉)20
星期四	豆浆、曲奇饼干	豆浆 120 小麦粉(标准粉)10	香肠卷、罗宋汤	香肠 30 小麦面粉(富强粉,特一粉)60 牛肉(肥、瘦,均值)60 西红柿 30 粉丝 10 胡萝卜 15 洋葱 10 马铃薯(土豆)15 甘蓝(卷心菜)25	莲藕糯米粥	莲藕 20 优糯米 25

续表

星期	早点		午餐		午点	
	食谱	食物质量 /g	食谱	食物质量 /g	食谱	食物质量 /g
星期五	牛奶(均值)、葱油饼干	牛奶(均值)120 小麦粉(标准粉)10	茄汁虾仁圆子 豆角烧茄子 冬瓜海带小排汤 玉米大米饭	鸡蛋(均值)3 番茄酱 10 虾仁(红)50 紫皮长茄子 30 豇豆 40 冬瓜 15 干海带 1.5 猪小排(良杂猪)15 特等粳米 55 黄玉米(干)5	红富士苹果 酸奶(均值)	红富士苹果 40 酸奶(均值)120

2. 幼儿园带量食谱的分析

为及时了解膳食安排是否合理,各种营养素摄入是否达到供给量标准,托幼园所一般会定期进行膳食调查和膳食审核。

(1)带量食谱的调查

托幼园所的膳食调查方法多采用记账法,即通过对一个月中托幼园所各种食物的购入和消耗以及进餐人数,计算平均每人每天各种营养素的摄入量。具体计算方法如下:

① 统计全园食物消耗量

通过对托幼园所一个月中各种食物的购入记录和月末盘库,整理食物量记录表,可获知全园一个月中各种食物的实际消耗量。

全园食物消耗量 =(结成数量 + 购入累计)– 剩余数量

② 计算人日数

幼儿园用餐人数以“人日数”来计算,一个人吃早、中、晚三餐为 1 个人日数。通过对各班早、午、晚三餐就餐人数进行统计,计算一个月中该托幼园所早、午、晚三餐的就餐人数,计算人日数。

若全园某月统计出早餐总人数、午餐总人数、晚餐总人数,三餐能量比分别为 30%、40%、30%,那么就餐总人日数计算公式为:

就餐人日数 = 早餐总人数 ×30% + 午餐人数 ×40% + 晚餐人数 ×30%

③ 计算每人每天平均进食量

每人每天平均进食量 = 全园食物消耗量 ÷ 人日数

④ 计算平均每人每天各种营养素的摄入量

通过查食物成分表,计算所摄取食物中各种营养素的含量,填入每人每天营养素摄入量计算表,通过计算即可得出。

(2)带量食谱的审核

审核食谱一般包括三个方面内容:

① 到各班观察学前儿童进餐情况,如食物是否能引起儿童食欲,是否符合他们的消化

特点。

② 定期进行体检，可进行身高、体重的测量，血红蛋白含量的测定等，根据检查结果分析儿童的生长情况；可与各年龄组的标准相比较，以验证膳食是否平衡合理。

③ 定期进行膳食调查和营养计算，按照学前儿童对营养的需求及推荐摄入量，将计算结果进行对照并分析，若发现某营养素不足或过量，应及时调整食谱。

三、学前儿童膳食管理

幼儿园、托儿所的饮食管理是卫生保健工作的重要内容。为学前儿童提供的饮食，不仅要进行科学管理，而且需要精心调配，才能满足学前儿童生长发育的需要。

（一）幼儿良好饮食习惯的培养

为保证学前儿童的身心健康，幼儿园不仅要提供科学合理的饮食，还必须使学前儿童获得营养和饮食的基本知识，形成良好的饮食态度和习惯，掌握基本的进餐技能。

1. 培养良好饮食习惯的重要性

学前儿童在有规律的生活活动中逐渐形成生活习惯。饮食习惯是生活习惯的重要组成部分。对儿童来说，良好的饮食习惯是身心健康的必要条件。

维持生命、保证生长发育的营养物质是通过吃饭来取得的。不良饮食习惯往往不能使幼儿获取平衡的膳食，影响正常生长发育。如有的幼儿零食不断，以致胃内经常有食物，半饥半饱，吃饭时没有食欲，得不到足够营养素，进而影响了生长发育。有的幼儿挑食、偏食，如不吃蔬菜、不喝牛奶等，以致食物单调，摄取的营养素不全面。

2. 如何培养学前儿童良好的饮食习惯

（1）按时定位进食　从孩子开始添加辅助食品开始，就应该每天定时喂给，只要坚持，几天后孩子就习惯了。孩子稍大些，应准备一些外观漂亮、小巧玲珑的小餐具。1—2岁的孩子，要求他们洗好手，围上围嘴，坐在自己的小椅子上。3岁左右可以在吃饭前做一些就餐准备，如擦桌子、摆筷子，放好自己的餐具。进餐时间一到，看到固定的餐具，儿童的摄食中枢就能自动兴奋，产生强烈食欲。这对于保证食物的充分消化、吸收和利用，促进儿童健康生长是很有利的。切忌放任儿童端着饭碗到处走，边玩边吃。每顿饭应有大致的时间限制，既要求幼儿细嚼慢咽，又不要拖得太久，应培养学前儿童专心吃饭的习惯。

（2）饮食定量，控制零食　除了三顿饭、1～2次点心之外，要控制零食，使学前儿童养成吃好三餐的好习惯。定时定量吃好三餐，是保证脑血糖供给的重要措施。成人在短时间的饥饿状态下能优先保证大脑的血糖供应，而儿童大脑耐受力低，如果处在饥饿状态下，注意力就会明显涣散，记忆力下降，思维变得迟钝，遗忘率很高。若零食不断，终日似饱非饱，胃肠得不到休息，时间久了就会引起食欲不振。

（3）不偏食不挑食　偏食和挑食都是不良饮食习惯。由于摄取的食物种类局限，导致获取的营养素不够全面，不仅影响学前儿童的健康，而且从小形成固定的口味以后，长大成人也难再适应多样化的膳食。幼儿园和家长应尽量为学前儿童提供营养全面的膳食，并采取有效措施纠正偏食、挑食的不良习惯。只有膳食多样化，才能使人体获得全面的营养。

（4）就餐习惯　就餐习惯包括就餐卫生和就餐礼节。注意培养学前儿童的饮食卫生习惯，如饭前洗手、饭后漱口，不吃不清洁、不新鲜的食物，不喝生水，不捡掉在桌上或地下的东西吃。注意餐具卫生。

自儿童坐在餐桌前开始，就应该培养良好的就餐礼节，如细嚼慢咽，喝汤时不应发出大的声响，夹菜不可东挑西拣，不糟蹋饭菜等。特别是同伴之间要懂得谦让，好吃的东西要和别人分享，不应该独占。吃饭时不嬉闹，吃干净自己碗中的食物。

3. 家园配合，共同培养

学前儿童良好饮食习惯的培养，必须从家庭做起，但幼儿园的教育往往也能取得较好的效果。只有家庭和幼儿园密切配合，才能培养学前儿童的良好饮食习惯。

饮食习惯的核心是“口味”，口味的形成在儿时，家长为孩子提供的饮食，家长对饭菜表现出的喜恶，使孩子的口味打上了家庭的烙印。因此，家庭饮食一定要以科学为指导，要营养均衡，使儿童形成“杂食”的习惯。

安排正餐之外的点心应适时恰当。吃“点心”是为了补充正餐，但不能影响正餐。一般可安排在上午 9 点、下午 3 点左右，而不是什么时候要吃就给。“点心”的品种应根据营养的需要，主要是依据正餐所提供的营养来确定。若学前儿童每顿饭都吃得好、吃得饱，点心应以低热能、低脂肪为宜，着重补充维生素 C，如苹果、橘子等水果；若平时饭量小，点心应着重补充热能，如饼干、蛋糕、小豆粥等；若学前儿童缺钙、铁、锌，点心可选用含这些营养素丰富的食物，如海苔、卤肝等。现代社会中，琳琅满目的休闲食品，铺天盖地的商业广告，无不引诱着孩子们。作为家长和教师，一定要把握好孩子吃零食的度。《中国儿童青少年零食消费指南》将零食分为可经常食用、适当食用、限制食用三类。

家庭应为学前儿童创造和谐的餐桌气氛，让孩子愉快地进餐。家长不要过多地干涉，包括强喂、许愿、恐吓等。不和谐的餐桌气氛，有损孩子的身心健康。少些人为的干预，多些生理的调节，如加强运动、养成生活规律，回归自然，孩子吃饭香甜就成了自然的事。

（二）幼儿园班级进餐管理

良好的进餐管理不仅能促进幼儿进食，还有助于幼儿良好的进食行为。幼儿园班级进餐管理主要有三个环节：餐前管理、进餐管理、餐后管理。

1. 餐前管理

餐前管理主要是餐前的准备工作，包括幼儿餐前洗手、桌椅摆放和消毒、创设良好的进餐环境、随机进行营养教育等。一般在餐前半小时，班级活动要从动态活动转为静态活动，让幼儿有序地如厕、洗手，和老师一起分发碗筷，帮助幼儿进入安静状态，做好进餐准备。

2. 餐中管理

在进餐过程中，教师帮助幼儿完成进餐任务。在幼儿进餐中，教师应将管理的重点放在鼓励幼儿独立进餐，培养幼儿进餐的兴趣上，而不应过多关注和干预幼儿所吃饭菜的多少。教师应随时注意幼儿的进餐情况，及时为幼儿添加饭菜。进餐过程中教师要注意纠正幼儿的不良饮食习惯。

3. 餐后管理

班级幼儿进餐速度不尽相同，有些幼儿进餐速度快，有些幼儿进餐速度慢。因此，安排好幼儿的餐后活动，保持班级进餐环境的有序性十分重要。要求用完餐的幼儿先完成自我清洁工作，包括擦嘴、漱口、收拾碗筷等，然后安排幼儿在活动区做一些静态活动，等待其他幼儿进餐完成，在教师的带领下散步后进入午睡房。

（三）托幼机构饮食卫生管理

托幼机构除了要在食物选购及食品的烹调等各个环节确保食物的新鲜和卫生外，还要加强对厨房卫生的监督，保证炊事人员身体健康，规范制作和供应食物时的卫生。

1. 厨房的卫生要求

幼儿园厨房卫生要求

（1）厨房设备及卫生要求　托幼机构的厨房应具备良好的通风条件和通风设备，厨房不仅要窗户开阔，同时室内也要有人工照明，以便室内足够明亮，进而能彻底清除室内的污物。还要有排烟、排气、防尘、防蝇、防鼠、防蟑螂等设备。另外，厨房还应有提供清洁水源和排除污水的设备设施。此外，厨房内的垃圾桶、垃圾箱等要有严密的顶盖，以免招惹苍蝇、蚊虫以及老鼠等，同时做到每顿餐次之后，及时清理垃圾。厨房的地面、墙壁和顶面都要采用无毒无害且适宜在高温、油烟环境中使用的环保建筑材料。

（2）炊具餐具的卫生要求　托幼机构的厨房应严格做到生、熟食用具和餐具分开。每餐使用过的用具和餐具应及时清洗和消毒，做到餐餐消毒。餐具消毒的方式有如下两种。

① 煮沸消毒。餐具浸没水中煮沸 10 min。

② 蒸汽灭菌。餐具用流动蒸汽持续蒸 10 min。清洗干净的碗、盘、筷、勺等在擦干后方可进入消毒柜或其他清洁、干燥的橱柜，而且下次使用前也应该再次清洗消毒。炊具的卫生要求虽然不像餐具那样高，但也应尽量将卫生清洗工作做足做细。每次餐后都要细致地刷洗炊具，下次使用炊具时再次清洗一遍。

（3）厨房环境卫生　厨房周围不应当存在鼠、蝇及其他有害生物生长繁殖的场所。厨房要严禁外人出入，严禁吸烟等。在每天做好卫生保洁工作的同时，还要注意定期对厨房进行大扫除。

2. 厨房工作人员的卫生要求

（1）定期进行健康检查　厨房工作人员每年必须进行健康检查，检查合格取得健康证者方可上岗。新参加人员必须先进行体检，取得健康证后方可参加工作。凡患有痢疾、伤寒等肠道传染病、病毒性肝炎、活动性肺结核、化脓性或者渗出性皮肤病以及其他有碍食品卫生的疾病的，不得参与接触直接入口食品的工作。

（2）个人卫生要求　厨房工作人员应保持个人的清洁卫生，做到勤洗头、勤洗澡、勤换衣、勤剪指甲，工作时不化妆、不涂抹指甲油、不戴首饰等。炊事人员应坚持上岗前洗手、换上工作服、戴好帽子；在进行烹调操作前用温水和肥皂（洗手液）洗干净手；在烹调过程中使用专用的筷子或汤匙等品尝食物味道，而不能用手指或炒勺直接尝味或直接用手拿熟食。在做饭菜或分饭菜过程中，不能对着食物咳嗽、打喷嚏或说话等。如厕前脱下工作服，便后、擤鼻涕、处理生肉、垃圾等之后需要用肥皂或洗手液洗手。

学习要点

- 学前儿童营养与膳食卫生
  - 食物与营养概述
    - 各种营养素的功能及来源
      - 蛋白质、脂肪、糖类的功能及来源
      - 维生素、无机盐、水的功能及来源
    - 各类食物的营养价值
      - 粮食类、豆类及其制品、蔬菜水果类
      - 畜禽肉类、鱼类、奶及奶制品
  - 食物的营养与选择
    - 学前儿童对营养的需求
      - 热能的来源
      - 学前儿童对热能的需要
    - 食物的选择与搭配
      - 合理选择食物
      - 巧妙搭配食物
  - 学前儿童的膳食卫生
    - 学前儿童膳食平衡
      - 学前儿童膳食的特点
      - 学前儿童膳食的营养卫生
      - 学前儿童的合理膳食
    - 学前儿童膳食调配
      - 学前儿童膳食调配的原则
      - 学前儿童膳食调配的要求
      - 幼儿园带量食谱的配制
    - 学前儿童膳食管理
      - 幼儿良好饮食习惯的培养
      - 幼儿园班级进餐管理
      - 托幼机构饮食卫生管理

思考练习

1. 糖类、蛋白质、脂肪各有哪些生理功能？其主要来源分别是什么？
2. 学前儿童对热能的需要主要有哪几个方面？与成年人有何区别？
3. 学前儿童膳食有什么特点？幼儿膳食调配的原则有哪些？
4. 在工作中应如何培养学前儿童良好的饮食习惯？
5. 孩子挑食的现象在幼儿园经常发生，遇到这样的问题，你怎么解决？

岗位任务

任务一　材料分析

内容：以下是某幼儿周末在家一天的进食情况：

早餐：煮鸡蛋一个、500 ml 鲜牛奶 1 袋。

上午零食：可乐饮料 1 瓶，上好佳鸡米花 1 袋。

午餐：肯德基田园脆鸡堡 1 个、鸡翅 2 个、果汁 1 杯。

下午零食：苹果半个、冰淇淋 1 杯、饼干 3 块、薯片 1 袋。

晚餐：米饭、冬瓜肉丸汤、西红柿炒鸡蛋。

睡前：500 ml 牛奶 1 杯。

要求：1. 用所学营养学知识对该幼儿一天摄入的食物进行营养分析。

2. 对该幼儿一日膳食结构进行分析、点评。

3. 对家长进行幼儿膳食合理搭配的指导。

任务二　编制学前儿童食谱

要求：1. 学生按 5 人一组，共同完成。

2. 每人编制一日三餐及二点，每组完成一周食谱。

3. 教师可组织学生各组间进行交流、评比。

任务三　幼儿园带量食谱计算

要求：1. 熟悉幼儿园带量食谱的制订方法，并学习带量食谱的计算方法。

2. 通过对一个月中托幼园所各种食物的购入和消耗以及进餐人数，计算平均每人每天各种营养素的摄入量：

① 统计全园食物消耗量。

② 计算人日数。

③ 计算平均每人每天进食量。

④ 计算平均每人每天各种营养素的摄入量。

相关链接

链接一　中国学龄前儿童膳食指南（2016）

本指南适用于 2 周岁以后至未满 6 周岁的学龄前儿童．学龄前儿童生长发育速率与婴幼儿相比略有下降，但仍处于较高水平，这个阶段的生长发育状况也直接关系到青少年和成人期发生肥胖的风险. 经过 7 ～ 24 月龄期间膳食模式的过渡和转变，学龄前儿童摄入的食物种类和膳食结构已开始接近成人，是饮食行为和生活方式形成的关键时期。

推荐一　规律就餐，自主进食不挑食，培养良好饮食习惯

学龄前儿童的合理营养应由多种食物构成的平衡膳食来提供，规律就餐是其获得全面、足量的食物摄入和良好消化吸收的保障。

此时期儿童神经心理发育迅速，自我意识和模仿力、好奇心增强，易出现进食不够专注的情况，因此要注意引导儿童自主、有规律地进餐，保证每天不少于三次正餐和两次加餐，不随意改变进餐时间、环境和进食量；注意培养儿童摄入多样化食物的良好饮食习惯，纠正挑食、偏食等不良饮食行为。

实践指导 1　合理安排学龄前儿童膳食

学龄前儿童每天应安排早、中、晚三次正餐，在此基础上还至少有两次加餐。

加餐时间：一般分别安排在上午、下午各一次，晚餐时间比较早时，可在睡前 2 小时安排一次加餐。

加餐食物：以奶类、水果为主，配以少量松软面点，晚间加餐不宜安排甜食，以预防龋齿。

儿童膳食特点：

1）两正餐之间应间隔 4 ～ 5 小时；

2）加餐与正餐之间应间隔 1.5 ～ 2 小时；

3）加餐分量宜少，以免影响正餐进食量；

4）根据季节和饮食习惯更换和搭配食谱。

实践指导 2　引导儿童规律就餐、专注进食

由于学龄前儿童注意力不易集中，易受环境影响，如进食时玩玩具、看电视、做游戏等都会降低其对食物的关注度，影响进食和营养的摄入。

1）尽可能给儿童提供固定的就餐座位，定时定量进餐；

2）避免追着喂、边吃边玩、边吃边看电视等行为；

3）吃饭细嚼慢咽但不拖延，最好在 30 分钟内吃完；

4）让孩子自己使用筷、匙进食，养成自主进餐的习惯，既增加儿童进食兴趣，又培养其自信心和独立能力。

实践指导 3　避免儿童挑食、偏食

学龄前儿童仍处于培养良好饮食行为和习惯的关键阶段，挑食、偏食是常见的不良饮食习惯。由于儿童自主性的萌发，对食物可能表现出不同的喜好，出现一时性偏食和挑食，此时需要家长或看护人适时、正确地加以引导和纠正，以免形成挑食、偏食的不良习惯。

家长良好的饮食行为对儿童具有重要影响，建议家长应以身作则、言传身教，并与儿童一起进食，起到良好榜样作用，帮助孩子从小养成不挑食、不偏食的良好习惯。

应鼓励儿童选择多种食物，引导其多选择健康食物。对于儿童不喜欢吃的食物，可通过变换烹调方法或盛放容器或采用重复小分量供应，鼓励尝试并及时给予表扬加以改善，不可强迫喂食。

通过增加儿童身体活动量，尤其是选择儿童喜欢的运动或游戏项目，能使其肌肉得到充分锻

炼，增加能量消耗，增进食欲，提高进食能力。此外，家长应避免以食物作为奖励或惩罚的措施。

推荐二　每天饮奶，足量饮水，正确选择零食

儿童摄入充足的钙对增加骨量积累、促进骨骼生长发育，预防成年后骨质疏松有重要意义。

实践指导 1　培养和巩固儿童饮奶习惯

我国 2～3 岁儿童的膳食钙每天推荐量为 600 mg，4～5 岁儿童为 800 mg。奶及奶制品中钙含量丰富且吸收率高，是儿童钙的最佳来源。目前，我国儿童钙摄入量普遍偏低，对于快速生长发育的儿童，应鼓励多饮奶，建议每天饮奶 300～400 ml 或相当量奶制品，可保证学龄前儿童钙摄入量达到适宜水平。

家长应以身作则常饮奶，鼓助和督促孩子每天饮奶，选择和提供儿童喜爱和适宜的奶制品，逐渐养成每天饮奶的习惯。

如果儿童饮奶后出现胃肠不适（如腹胀、腹泻、腹痛等）则可能与乳糖不耐受有关，可采取以下方法加以解决：

1）少量多次饮奶或吃酸奶；

2）饮奶前进食一定量主食，避免空腹饮奶；

3）改吃无乳糖奶或饮奶时加用乳糖酶。

实践指导 2　培养儿童喝白开水的习惯

建议学龄前儿童每天饮水 600～800 ml，而且，应以白开水为主，避免饮含糖饮料。儿童胃容量小，每天应少量多次饮水（上午、下午各 2～3 次），晚饭后根据具体情况而定。不宜在进餐前大量饮水，以免充盈胃容量，冲淡胃酸，影响食欲和消化。

家长应以身作则养成良好的饮水习惯，并告知儿童多喝含糖饮料对健康的危害。同时家中常备新鲜的凉开水，提醒孩子定时饮用，家长尽量不购买可乐、果汁饮料，以避免将含糖饮料作为零食提供给儿童。由于含糖饮料对儿童有着较大的诱惑，许多儿童容易形成对含糖饮料的嗜爱，需要给予正确引导。

家庭自制的豆浆、果汁等天然饮品可适当选择，但饮后需及时漱口或刷牙，以保持口腔卫生。

实践指导 3　正确选择零食

零食是学龄前儿童全天膳食营养的补充，是儿童饮食中的重要内容，零食应尽可能与加餐相结合，以不影响正餐为前提。

选择零食需注意：

1）宜选择新鲜、天然、易消化的食物，如奶制品、水果、蔬类、坚果和豆类食物；

2）少选油炸食品和膨化食品；

3）零食最好安排在两次正餐之间，量不宜多，睡觉前 30 分钟不要吃零食；

4）吃零食前要洗手，吃完漱口；

5）注意零食的食用安全，避免整粒的豆类、坚果类食物呛入气管发生意外，建议坚果和豆类食物磨成粉或打成糊食用。对于年龄较大的儿童，可引导儿童认识食品和标签，学会辨识食品生产日期和保质期。

推荐三　食物应合理烹调，易于消化，少调料、少油炸

从小培养儿童清淡口味，有助于形成终生的健康饮食习惯。在烹调方式上，宜采用蒸、煮、炖、煨等烹饪方式，尽量少用油炸、烤、煎等烹饪方式。对于 3 岁以下幼儿膳食应专门单独制作，并选

用适合的烹调方式和加工方法，应将食物切碎煮烂，易于幼儿咀嚼、吞咽和消化，特别注意要完全去除皮、骨、刺、核等；大豆、花生等坚果类食物，应先磨碎，制成泥糊浆等状态进食。

膳食制作注意点：

1）在为学龄前儿童烹调加工食物时，应尽可能保持食物的原汁原味，让儿童首先品尝和接纳各种食物的自然味道；

2）口味以清淡为好，不应过咸、油腻和辛辣，尽可能少用或不用味精或鸡精、色素、糖精等调味品；

3）每人每次正餐调和油用量不多于 2 茶匙（10 ml），可选择常温下为液态的植物油，应少选饱和脂肪酸较多的油脂。

4）长期过量食用钠盐会增加高血压、心脏病等慢性疾病风险，为儿童烹调食物时，应控制食盐用量，还应少选含盐高的腌制品或调味品。

5）可选天然、新鲜香料（如葱、蒜、洋葱、柠檬、醋、香草等）和新鲜蔬果汁（如番茄汁、南瓜汁、菠菜汁等）进行调味。

推荐四　参与食物选择与制作，增进对食物的认知与喜爱

学龄前儿童生活能力逐渐提高，对食物选择有一定的自主性，开始表现出对食物的喜好。鼓励儿童体验和认识各种食物的天然味道和质地，了解食物特性，增进对食物的喜爱。同时应鼓励儿童参与家庭食物选择和制作过程，以吸引儿童对各种食物的兴趣，享受烹饪食物过程中的乐趣和成就。

推荐五　经常户外活动，保障健康生长

鼓励儿童经常参加户外游戏与活动，实现对其体能、智能的锻炼培养，维持能量平衡，促进皮肤中维生素D合成和钙吸收利用。此外，增加户外活动时间，可有效减少儿童近视眼的发生。

学龄前儿童生长发育速度较快，身高、体重可反映儿童膳食营养摄入状况，家长可通过定期监测儿童的身高、体重，及时调整其膳食和身体活动，以保证正常的生长发育，避免消瘦和超重肥胖。3 岁以上的儿童也应每半年或一年测量一次。

学龄前期儿童每天应进行至少 60 分钟的体育活动，最好是户外游戏或运动，除睡觉外，尽量避免连续超过 1 小时的静止状态，每天看电视、玩平板电脑、看手机视屏等累计时间不超过 2 小时。

建议每天结合日常生活多做体力锻炼（公园玩耍、散步、爬楼梯、收拾玩具等）。适量做较高强度的运动和户外活动，包括有氧运动（骑小自行车、快跑等）、伸展运动、肌肉强化运动（攀架、健身球等）、团体活动（跳舞、小型球类游戏等）。减少静态活动（看电视、玩手机、电脑或电子游戏）。

中国营养学会膳食指南修订专家委员会

妇幼人群指南修订专家工作组

链接二　婴儿喂养

婴儿喂养是指 1 岁以内孩子的喂养。婴儿喂养的主食是乳类。婴儿喂养的方式包括：母乳喂养、人工喂养和混合喂养。

一、母乳喂养

1. 母乳是新生儿的最佳食品

新生儿的生长发育需要充足的热能和各种营养物质。母乳比任何其他代乳品都更适合婴儿

的需要，是新生儿和4—6个月内婴儿的最佳食品。

母乳中的蛋白质含量和比例能完全满足和适合新生儿及4—6个月内婴儿的需要。母乳中有较多的牛磺酸，对新生儿的神经系统功能、智力发育和视力保障有重要作用。母乳中的脂肪可为新生儿提供50%左右的热能。母乳中脂肪含有较多的不饱和脂肪酸，有的为生长发育所必需，对新生儿的脑、视力的发育有重要作用。母乳中含有较多的乳糖，除可提供热量外，还可在肠道中抑制有害细菌的生长繁殖。母乳中含有大部分维生素，尤其是维生素A、维生素E、维生素C的含量均比牛奶高。

初乳是母亲分娩后最初几天内乳房分泌的乳汁，一般认为是7天内产生的特殊的母乳。母乳喂养的重大意义，其大半包含在这"初乳"当中。初乳对新生儿非常重要，因为初乳营养非常丰富，更重要的是初乳中含有许多保护新生儿抵抗疾病的免疫物质。

2. 母乳喂养的好处

母乳对于婴儿的生长发育具有许多独特的生理作用，母乳营养成分不仅全面，而且符合婴儿消化吸收的特点，是牛奶及其他代乳品无法相比的。母乳喂养的优越性在于：

（1）营养丰富、全面　在母乳中含有婴儿生长发育所需要的全部营养成分，而且各种营养成分的含量适中，比例恰当，非常适合婴儿的消化和吸收。每1L母乳中有870～890 g的水分，足以满足新生儿对水的需要。新生儿的免疫功能发育尚不成熟，抗病能力极差，而母乳中有大量的免疫物质和各种抗体、各种细胞成分、乳铁蛋白、溶菌酶、双歧因子等，均可增强新生儿抵抗疾病的能力。

（2）增进母婴感情　母乳喂养这一方式对婴儿、母亲和家庭均有很大的好处，密切了母婴感情，为婴儿未来心理、情绪及性的发展奠定了基础。在哺乳过程中，母亲轻轻地拥抱婴儿，皮肤的密切接触、目光的对视、与婴儿交谈的声音传递等，都可使婴儿获得一种安全感，并促进母婴间的精神接触和情感交流，也使母亲享受到为人母的心理满足感。这对促进婴儿感知觉发展，培养良好的情绪非常重要。

（3）有助于母体复原　母乳喂养对母亲也有很多好处，母亲分娩后即拥抱自己的婴儿，婴儿吸吮乳汁，这一刺激活跃了母亲的神经系统，刺激母体内催产素的释放，从而加强了子宫收缩，减少产后出血，促使子宫很快复原。哺乳的母亲日后患乳腺癌的概率较未哺乳的母亲低；哺乳可消耗母体多余的脂肪，有利于产后体型的健美。

二、辅助食品的添加

无论是母乳喂养、人工喂养还是混合喂养，都应在适当的时候给婴儿添加各类辅助食品。对于婴儿来说，乳类虽然是最好的食品，但随着月龄的增加，应按时添加辅食，以保证婴儿日益增长的营养需求。

1. 添加辅食的顺序

（1）0—3个月　人工喂养婴儿，宜早添加鲜果汁、青菜水和鱼肝油制剂，宜补充维生素C和维生素A、D。母乳喂养，乳母注意合理营养，乳汁中所含的营养素可基本上满足婴儿的需要。

（2）百天——补铁最重　要胎儿离开母体之前，已储存一定量的铁在体内。出生后，无论喂母乳还是牛奶，都不致因乳类含铁甚微而发生缺铁性贫血。可是，经过几个月的消耗，储存铁用尽，此时如果不及时补充铁，婴儿就会患缺铁性贫血。满百天的婴儿，体重大约是出生时的2倍，唾液腺开始发育，视觉、听觉有了发展，手眼协调动作也开始了。百天的宝宝已经对外界环境有明显的反应。从4个月开始，要添加鱼泥、动物血、菜泥等辅食。另外，补充维生素C有助于铁的吸收。

(3)初尝五谷香　出生后最初几个月，婴儿唾液分泌量少且缺乏消化淀粉的酶，肠道也缺乏消化淀粉的酶。婴儿从乳类中获得乳糖，乳糖接近葡萄糖，好吸收，好利用。对于睡眠多、活动少的小婴儿来说，乳糖所提供的能量也就基本够用了(牛奶含乳糖少，要另加蔗糖)。

随着婴儿渐渐长大，睡眠少了，活动多了，而且唾液腺也发育完善，唾液增多，内含淀粉酶，一般到4个月，就具备了初尝五谷的条件。开始可加米糊、乳儿糕、烂粥等含淀粉的食物，以后逐渐改成烂面、饼干、软饭等。

但是，五谷不能代替乳类。如果从三四个月就以五谷作为婴儿的主食，因缺少优质蛋白质，会造成婴儿体质差，虚胖，容易生病(表5-11)。

表5-11　婴儿添加辅食的顺序

月龄	添加的辅食	供给的营养素
1—3	鲜果汁、青菜汁	维生素C和无机盐
4—6	米糊、乳儿糕、烂粥 蛋黄、鱼泥、豆腐、动物血 菜泥、水果泥	热能、维生素B 蛋白质、铁、维生素A 维生素C、无机盐、纤维素
7—9	烂面条、烤馒头片、饼干 鱼、蛋、肝泥、肉末 菜末、水果泥	热能、维生素B 蛋白质、铁、锌、维生素A 维生素C、无机盐、纤维素
10—12	软饭、面条、馒头、面包 碎肉、豆制品 碎菜、水果丁	热能、维生素B 蛋白质、维生素、无机盐 维生素C、无机盐、纤维素

(4)手拿食　六七个月，婴儿乳牙开始萌出。给婴儿一些手拿食，如饼干、烤馒头片、面包干之类，一是可以磨磨牙龈，止痒，并促进牙齿萌出；二是可以锻炼眼、手、口的协调能力和抓握动作。

2. 辅食的制作方法

(1)蔬菜水　蔬菜水并不等于蔬菜汤。制作蔬菜水的方法是：先将绿叶菜约500 g洗净，切成小块，待水开后，将菜放进锅内，加盖大火烧开，起锅，加盖放30 min，滤出菜汁，加入少许盐，菜水就做好了。

(2)西红柿汁

做法一：将新鲜西红柿洗净，开水烫软皮，切碎后用匙加压(或用糖腌1 h)，用纱布过滤取汁。

做法二：将洗净西红柿的底部划开，置于纱布中，再放入碗中，隔水蒸数分钟，用纱布包着，用匙加压取汁，待汁冷却后加糖食用。应注意，开始加果汁时，应用一些水稀释，待婴儿适应后，再吃原果汁。

(3)橘子汁　洗净橘子，取出橘瓣，用匙加压，压出果汁为止。或用榨汁器取汁，在喂婴儿之前，在橘子汁中加一些糖即可。

(4)乳儿糕　用乳儿糕(或奶糕)一块(约15 g)，糖15 g、水300 ml为原料，先将乳儿糕内加少量水化开，待锅里水煮沸后，将已化开的乳儿糕慢慢倒入锅内，边倒边搅，不要使之成块，适时加入糖即可。

(5)牛奶乳儿糕　先将半块乳儿糕或 8 g 米粉用水浸泡溶化备用，将牛奶煮沸，再将已化开的乳儿糕慢慢加入，边加边搅，然后加入糖，即成牛奶乳儿糕。

(6)水果泥　用新鲜苹果或香蕉做原料。做苹果泥时，将苹果从中切一刀，去除果心，用匙刮出细末即可。做香蕉泥时，香蕉去皮，也用匙刮取果泥。水果泥应边刮边喂婴儿。

(7)蛋黄泥　将鸡蛋煮得老一些，剥开蛋白，取出蛋黄放在碗中，加入少许开水，用匙压碎搅匀即成蛋黄泥。

(8)蔬菜泥　将新鲜绿叶蔬菜洗净，放到沸水中煮至菜叶烂，捞出蔬菜放于细钢丝漏勺上，用匙刮滤，所滤出的浆状物就叫菜泥。可将菜泥放入菜汤里，用其煮面条、粥。也可用油将菜泥炒一下喂婴儿。

(9)土豆泥、胡萝卜泥　将土豆或胡萝卜煮熟煮透，去皮，胡萝卜去心，用匙压成泥，在锅里炒一下即可。

(10)鱼泥　将鱼煮熟或蒸熟后，用匙仔细地刮去鱼刺，再用匙将鱼压成鱼泥，如用鱼泥煮粥即为鱼粥。

(11)猪肝泥　将新鲜猪肝洗净后，用刀切开，再用刀在切面上刮，所刮下的末状物就叫肝泥。将肝泥放入锅内，连同面条或粥煮熟，加入油、盐，即可食用。

(12)蛋花粥　将一个鸡蛋打匀，用粥上面的米汤半碗，倒入打匀的鸡蛋中，放在火上煮，边煮边搅，使鸡蛋煮熟。放入少许食盐和熟油，再加入适量已煮熟的粥，煮开，即为蛋花粥。

(13)碎菜　将任何蔬菜洗净，切成细末，在锅内炒熟放入少许盐、葱、姜即可。

(14)肉末　将精瘦肉用刀剁成细末，锅内放入适量油，倒入肉末，炒到八成熟，加入葱花、姜末、盐、酱油等佐料，炒熟后起锅即可食用。

(15)鱼松　选用刺少一些的鱼，去内脏洗净，将整条鱼放在锅内蒸。放入酒、葱、姜，蒸熟后除去刺，锅中放油，将鱼肉倒入锅内，边炒边加入一些调味品，起锅前加入一些糖、醋。

第六章
学前儿童身体疾病及预防

本章导读

本章介绍如何观察并及时发现学前儿童生病的迹象，怎样对常见疾病进行初步辨别；对常见疾病的主要临床表现作了简单的叙述；明确提出托幼机构在传染病流行时期应采取的预防措施。通过学习初步掌握有关学前儿童常见病及传染病预防基本方法。

知识目标

1. 熟悉婴幼儿常见病的一般临床表现。
2. 熟悉常见传染病的一般临床表现。
3. 学会观察并发现学前儿童生病的特殊现象。

技能目标

1. 对婴幼儿疾病的一般症状具有初步的辨别能力。
2. 理解传染病的特性及流行规律，掌握传染病的预防方法，并能在传染病流行时期采取有效的措施。
3. 初步掌握对患病婴幼儿的基本护理技能。

素养目标

1. 关心每个儿童的健康状况，提高观察能力，能及时发现生病的儿童。
2. 学会对特殊儿童（如肥胖、体弱多病）的关爱和保护，并给予适当的帮助。

学习本章之前共同讨论

1. 在平时的接触与观察中，你能发现儿童生病吗？
2. 儿童生病时有哪些症状和表现？
3. 你知道哪些常见病？哪些传染病？

学前儿童虽然具有人体的基本结构，但由于其各系统、器官的发育很不完善，机体免疫能力处于发育不成熟阶段，对外界环境的变化较成人敏感，极易受到不良环境的伤害，容易发生各种疾病。托幼机构是儿童集中生活的地方，一旦发生传染病，极易造成流行。因此，积极预防、早发现、妥善处理，是托幼机构卫生保健工作中的重要任务。

第一节　学前儿童疾病的早发现

学前儿童年龄小，抵抗力差，生活自理能力不强，容易生病且病情变化快。但学前儿童往往不能正确地自述身体的不适，必须依靠成人的观察和辨别，才能及时判断其是否患病。因此，家长、教师对学前儿童健康的观察是早发现疾病的关键。

一、学前儿童生病的迹象

学前儿童年龄较小，如果患了病，身体不舒服了，往往自己不能清楚准确地表达出来，需要靠成人细心观察，才能及时发现病情。学前儿童生了病，吃、玩、睡、大小便等都会出现异常现象，此外疾病还会引起一些特殊的现象。发现有生病的迹象，应予以重视，并及时去医院诊治。

学前儿童生病的迹象可从以下方面观察和检查。

1. 精神及神情

健康的幼儿活泼好动，爱玩，对周围环境事物的兴趣浓厚，而生病的孩子会表现出烦躁不安、疲倦嗜睡、不爱玩、哭闹等精神方面的异常。健康的幼儿眼神灵活，看上去挺有精神，如生病会出现眼神呆滞，有尖声啼哭等现象。

2. 皮肤

健康的幼儿面色红润。若面色苍白或发黄，翻开下眼皮看，明显缺少血色，则显示可能营养不良性贫血；若皮肤与眼巩膜同时染黄则说明是黄疸。若面色红中带微紫表示有高热。颊部、口唇、鼻尖等处发绀紫，可见于某些先天心脏病。若幼儿面色苍白，皮肤有暗黄色斑块，巩膜部位有蓝斑，可能体内感染了蛔虫；出汗过多常见于结核与佝偻病患儿。皮下脂肪的厚薄则表示儿童营养状况的好坏。

3. 饮食

一般幼儿生病都会影响食欲，表现出“不想吃东西”的状态，并伴随一些症状，如：平时食欲好，突然不想吃饭，尤其厌食油腻，并伴有恶心、呕吐，常是传染性肝炎的表现；食欲逐渐减退，脸色渐渐失去红润，应检查血红蛋白是否正常；若大量食用鱼肝油，就会由于摄入过量的维生素 A 和维生素 D 引起中毒，主要表现是厌食、头发脱落、骨头痛等；如果幼儿吃得多、喝得多、尿得多，即有“三多”症状，同时皮肤常生疮生疖，应该检查是否患有糖尿病；若幼儿对食物以外的非食物物品表现出不可自制的食欲，如喜食泥土、煤核、纸张、墙皮等，称为异嗜癖，常见于体内锌、铁严重缺乏的儿童，在我国南方也可见于钩虫病。

4. 睡眠

正常幼儿上床后应很快入睡，睡得安稳，无鼾声，身上可有微汗。如果以往入睡很快，现入睡困难或睡眠不安，常见于不能适应新的环境、精神紧张、佝偻病；嗜睡常是脑炎、脑膜炎等疾病的早期表现。

5. 大小便异常

（1）大便异常表现

脓血便 大便次数多，刚拉完又想拉，总有排不尽大便的感觉，并伴有发烧，大便为脓血样，为细菌性痢疾的表现。

“红果酱样”大便 幼儿阵阵腹痛，频频呕吐，大便呈“红果酱样”（为血和黏液），可能为肠套叠，2岁以下幼儿多见。

“白陶土样”大便 患黄疸型肝炎，粪便呈白陶土样，同时尿色加深。

“柏油样”大便 假如幼儿未见流鼻血，大便呈柏油样，表示发生了消化道出血，应立即诊治。

（2）尿色及排尿次数异常 正常的尿液清晰透明，呈淡黄色。如果尿的颜色出现明显异常，则是疾病的信号。

红色尿 尿像洗肉水，同时眼皮水肿，可见于急性肾炎。

橘黄色尿 尿色加深呈橘黄色或棕绿色，可见于肝、胆疾病。但服某些药物，如呋喃唑酮、维生素 B_2 等，尿也会呈橘黄色。

乳白色尿 若泌尿道感染，尿内有脓，可使尿呈乳白色，同时有尿急、尿频、尿痛的现象。

（3）尿量及排尿次数异常 尿量明显减少，眼皮水肿，常是肾脏疾病的表现。腹泻伴有尿量明显减少，是脱水的表现。排尿次数明显增加，一点儿也憋不住尿，常是泌尿道感染的症状。

6. 囟门

（1）前囟凹陷。前囟未闭的幼儿，可以因脱水而囟门松弛、凹陷。

（2）前囟鼓出。幼儿于坐位时，前囟紧张、鼓出，主要见于脑膜炎、脑炎等颅内压力增高的疾病。维生素中毒后也可出现这种现象。

7. 其他

眼睑是否肿胀、下垂或出血，结膜是否充血；拉动外耳时有无痛感，耳道有无耵聍、脓液；口腔有无口臭，口腔黏膜是否干燥、发红或出血、有无溃疡，扁桃体是否肿大、吞咽困难与否等。如鼻腔出现慢性黏脓性分泌物，可能预示鼻窦炎。

二、学前儿童疾病一般症状的辨别

患病时病人的异常感觉（如头痛、腹痛等），以及体征（如黄疸、肝大、皮疹等）称为症状。小儿患病，会出现若干症状。略知一些症状的辨别要点，有助于初步判断疾病的轻重缓急，以便采取积极措施。

（一）婴幼儿哭喊

婴幼儿缺乏语言表达能力，“哭”就是他们表达要求和痛苦的一种方式。哭喊常见的原因如下：

1. 非疾病所致

新生儿时期，“哭”是一种本能的反应，不表示身体有异常的改变；相反，新生儿患病时常有不哭、不吃奶等表现。婴儿哭闹多因饥饿、口渴、睡眠不足、过冷、过热、尿布湿、衣服紧、蚊虫叮咬等引起。幼儿则情绪色彩更浓，常为要挟性哭闹。非疾病所致的哭吵均无发热，哭声洪亮如常，精神、面色正常；当满足需要或清除不良刺激后，哭闹即停止。

2. 疾病所致

任何疾病，凡能引起婴幼儿不适或疼痛的都可引起哭闹不安，以腹痛最为常见。以下仅举出以哭吵为突出表现的常见疾病。

（1）肠道急性感染或消化不良。可因肠痉挛致阵发性腹痛，如伴脱水则哭声无力或嘶哑；肠套叠可引起阵发的嚎叫不安，伴以脸色苍白、呕吐、血便。

（2）神经系统疾病。如颅内出血、颅内感染等，除引起哭吵，常伴有喷射性呕吐。

（3）哺乳时婴儿耳部贴近母亲则啼哭，或哭时摇头，应考虑外耳道疖或中耳炎。

（4）大便时哭吵，可能为肛裂；小便时哭吵、哭闹为尿道感染所致。

（5）卧位时安静，抱起时或触动肢体时哭吵，应考虑肢体痛，可能因骨折、脱臼所致。

（6）蛲虫所致哭吵多在夜间，伴肛周痒。

（7）喂奶或进食时哭吵，应考虑鼻堵塞、咽炎、口腔炎等。

（8）夜间哭闹，多汗，人称“夜哭郎”，应检查有无佝偻病。

（9）婴儿湿疹、荨麻疹、痱子等瘙痒难忍，均可致烦躁哭闹。

（二）发烧

正常儿童腋下体温为 36 ～ 37.4℃，体温波动的幅度为 1℃。幼儿体温 37.5 ～ 38℃为低烧，体温在 39℃以上为高烧。

发烧是疾病最常见的症状，是机体的一种积极防御反应。体温升高可促进体内抗体生成，促进吞噬细胞的活动，有利于消灭细菌、病毒。但如果是高烧，会引起许多不舒服的感觉，并使体内的能量消耗增加，心率加快，消化能力减弱。婴幼儿因神经系统发育不完善，高烧还可引起抽风，因此当其发高烧时应采取降温措施。

儿童突然发高烧，常见的疾病见表 6–1。

表 6–1　可致高烧的常见疾病

与高烧相伴随的症状	可能患的疾病
鼻塞，流涕，咳嗽，咽红	感冒
嗓子痛，扁桃体红肿	急性扁桃体炎
发烧三四天后烧退，出现皮疹	幼儿急疹
嗓子痛，呕吐，猩红色小米粒大小皮疹，杨梅舌	猩红热
冬春季，头痛，喷射性呕吐，皮肤上有出血点	流行性脑脊髓膜炎（流脑）
夏秋季，头痛，喷射性呕吐，嗜睡，抽风	流行性乙型脑炎（乙脑）
有不洁食物史，抽风，可伴有脓血便	中毒性痢疾

（三）食欲不振

食欲不振的常见原因有精神因素、不良饮食习惯和疾病等。

1. 精神因素

常因家长不了解婴幼儿生长发育的规律和个体之间的差异，过多地干涉，强迫婴幼儿多吃，引起婴幼儿情绪上的反感，发展为厌食。

2. 不良饮食习惯

吃零食过多，尤其是甜食；边吃边玩，不能专心进食；饮食不定时，不能形成促进食欲的“动力定型”。

3. 疾病

消化系统疾病可使消化机能紊乱而导致厌食。各种感染，尤其是传染性肝炎，突出表现为食欲不振。贫血、缺锌等营养障碍常影响食欲。

（四）腹痛

较大点儿童可自诉，但诉说的部位和性质往往不准确。婴幼儿如出现烦躁不安，剧烈或阵发性哭闹，两下肢蜷曲，面色苍白，出冷汗等，应考虑到腹痛之可能。

腹痛的初步鉴别：

疼痛部位在上腹正中：急性胃炎、急性胰腺炎等。

疼痛部位在右上腹部：胆道蛔虫及肝、胆疾病等。

疼痛部位在左上腹部：脾脏创伤等。

疼痛部位在脐周围：蛔虫症、急性肠炎等。

疼痛部位在右下腹部：急性阑尾炎等。

疼痛部位在左下腹部：痢疾、粪块堵塞等。

疼痛部位在腰部：肾盂肾炎等。

不管是任何原因引起的腹痛，都应尽可能到医院做出初步诊断后，再用止痛药，以免影响诊断，延误正确治疗。

（五）腹泻

婴幼儿腹泻又称婴幼儿消化不良，是一种消化道综合征，在婴幼儿中比较多见。可分为感染性和非感染性腹泻两类。常见原因有：

1. 体质因素

婴幼儿胃肠道消化功能尚不健全，神经调节不完善，免疫功能不成熟，故发病率较高。

2. 消化功能紊乱

（1）饮食不当　食物摄入过多，或食物中蛋白质含量少，糖类含量高，脂肪含量高，或突然改变食物性质，食入大量水果类食物等，都可引起。

（2）食物过敏　如牛奶过敏就可引起肠功能异常，导致腹泻。

（3）腹部受凉、感冒，致肠蠕动加剧。

（4）食物、药物影响　如食入含有增加肠蠕动的食物、药物。

（5）用药不当，致使肠道菌群失调。

3. 感染

消化道内感染，病原微生物通过污染的食物和食具进入患儿消化道。

病源主要有以下几种：

① 细菌性，以大肠杆菌为主，多于夏季流行。

② 病毒性，有多种。如婴幼儿秋季腹泻的主要病源是轮状病毒。

③ 其他病原体感染，真菌和寄生虫也可致腹泻，其中以白色念珠菌多见。

（六）呕吐

食管、胃或肠道呈逆蠕动，并伴有腹肌强力痉挛性收缩，迫使食管或胃内容物从口、鼻腔涌出，称为呕吐。不同年龄，呕吐发生的原因往往不同。

1. 新生儿呕吐

常因分娩时吞入羊水所致，胃内容物吐净后，可自行缓解；消化道畸形；脑部受伤，可致喷射性呕吐，常伴有尖声哭叫。

2. 婴儿时期呕吐

喂养方式不当，奶瓶孔太大，喂奶过急；各种感染，如咽炎、化脓性中耳炎、支气管炎、肺炎等；中枢神经系统疾病，如化脓性脑膜炎；肠套叠，伴腹痛，血性黏液便。

3. 幼儿时期呕吐

除上述原因外，还可因滥用维生素 A 或 D 制剂发生中毒，引起呕吐等症状。胃肠道感染最易引起呕吐，其他如呼吸道、泌尿道感染等以及中枢神经系统疾病，各种中毒，蛔虫病的并发症，均有呕吐症状。

（七）便秘

大便干硬、量少，排便困难，称为便秘。小儿发生便秘的主要原因有：

（1）摄入的食物及水分不足。奶液中含糖量少，消化后仅有少量残渣，使大便量少。

（2）饮食成分不恰当。饮食中蛋白质含量过高，大便呈碱性，干燥。饮食中含钙过多也会引起便秘，如牛奶含钙较人奶多，用牛奶喂养比母乳喂养容易发生便秘。

（3）排便习惯不良。

（4）大脑皮层可在一定程度上兴奋或抑制脊髓的排便中枢。如果产生便意后经常受到大脑皮层的抑制（常因幼儿贪玩），使直肠对粪便的压力刺激失去正常的敏感性，粪便在肠道内停留的时间过久，水分被吸收，粪便将变得干硬。

（八）咳嗽

咳嗽是一种防御性反射。幼儿呼吸道血管丰富，气管、支气管黏膜较嫩，易发生炎症，故咳嗽为多见的症状。引起咳嗽的常见原因有：

1. 呼吸道原因

急慢性呼吸道感染，包括伴有呼吸道炎症的急性传染病，如麻疹、风疹、百日咳等；变态反应，如支气管哮喘；异物及其他刺激，异物落入气管、支气管，牛奶、鱼肝油等油质吸入肺内，以及寒冷、干燥的空气刺激等。

2. 呼吸道外原因

胸腔内炎症、邻近器官的压迫等。咳嗽的性质：痉挛性阵咳，应考虑百日咳；在进食或口中含有小物件的情况下，突然一阵呛咳，应考虑异物落入气管、支气管；犬吠样咳，听起来像狗叫，伴有呼吸困难，应考虑急性喉炎；咳嗽伴有哮喘，应考虑支气管哮喘。

（九）多汗

汗腺分泌过多，可因生理或病理因素引起。生理性多汗见于天气炎热、穿盖过多、剧烈运动等。出汗为机体调节体温的机制。由于代谢旺盛，在夜间睡眠中，也可见幼儿有汗珠沁出。因疾病所致的多汗常见以下几种病因：

（1）佝偻病。患儿多汗，与室温、季节无关。白天活动后、哺乳后，晚上入睡后均可因多汗而浸湿衣被，深睡后汗渐消。

（2）活动性结核病。不仅前半夜多汗，后半夜、天亮前也多汗，故称盗汗。

（3）风湿热。发病年龄以 5—15 岁多见。发热、多汗、多发性关节痛。

（4）低血糖。头晕、出汗、脉快等。

（5）使用解热药物后，可见全身出汗。

（6）汞中毒、铅中毒、有机磷中毒等，可致全身多汗。

(7)休克早期。交感神经兴奋,可见多汗,伴面色苍白、肢端发凉等。

(十)惊厥

或称抽风、惊风,是婴幼儿时期常见的中枢神经系统功能异常的紧急症状,出生后2～3年内多见。发作时的典型表现是意识突然丧失,全身或局限性、强直性、阵挛性抽搐,多伴有双眼上翻、凝视或斜视。发作时间可由数秒至数分钟,严重者反复发作,甚至呈持续状态。年龄不同,惊厥发作原因、发作程度、持续时间和危害也不一样。

以高热惊厥、急性感染,如中毒性菌痢、败血症,所致中毒性脑病、化脓性脑膜炎、病毒性脑炎为最多。其次为维生素D缺乏性手足搐搦症,煤气中毒引起的脑缺氧也很常见。

第二节　学前儿童易患传染病及其预防

传染病是由病原物(细菌、病毒和真菌等)引起的一类疾病,可在人与人之间或人与动物之间传播、流行。

学前儿童机体发育还不够完善,免疫功能尚处于不成熟阶段,对疾病的抵抗能力较弱,易受病原体感染而致病。特别是在托幼机构中,学前儿童之间接触密切,一旦发生传染病,极易造成流行。因此,积极预防、及早发现、采取措施,是托幼机构保健工作的重要内容。

一、传染病的特性

由于传染病的致病因素是有生命的病原体,它在人体内所引起的疾病,与其他致病因素所引起的疾病有本质的区别,因此,传染病有它自己的特性。

(一)有特异的病原体

病原体经一定的途径进入易感者体内,引起传染病的发生。传染病的病原体包括微生物(如细菌、病毒、真菌等)和寄生虫(包括原虫和蠕虫)两大类。每种传染病都有其特异的病原体,如麻疹的病原体是麻疹病毒,肺结核的病原体是结核杆菌,疟疾的病原体是疟原虫。人们对许多传染病都是先认识其临床特征,然后才知道其病原体的(表6-2)。

表6-2　常见传染病的病原体

传染病	病原体	传染病	病原体
水痘	水痘病毒	结核病	结核杆菌
麻疹	麻疹病毒	白喉	白喉杆菌
病毒性肝炎	肝炎病毒	百日咳	百日咳杆菌
风疹	风疹病毒	流行性脑脊髓膜炎	脑膜炎球菌
流行性感冒	流感病毒	细菌性痢疾	痢疾杆菌
流行性腮腺炎	腮腺炎病毒	伤寒	伤寒杆菌
脊髓灰质炎	脊髓灰质炎病毒	蛔虫病	似蚓蛔线虫
流行性乙型脑炎	乙脑病毒	蛲虫病	蛲虫(蠕形住肠线虫)
狂犬病	狂犬病毒	钩虫病	钩虫
儿童艾滋病	人类免疫缺陷病毒	血吸虫病	血吸虫

（二）有传染性和流行性

传染病的病原体可以由人或动物经过一定的途径，直接或间接地传染给他人。个体是否传染上某种疾病，与病原体的致病力以及自身的抵抗力有关。当病原体的传染力超过人群普遍的免疫力时，就可以在一定的地区、一定的时间引起广泛流行。从流行的时间与范围来看，可以分为：

（1）流行　指某种传染病在大面积地区广泛发生，如水痘、腮腺炎、细菌性痢疾的流行。

（2）地方病　指某种传染病局限于特定的自然地区，如苏、浙、沪、皖、湘、赣等地易发生的血吸虫病。

（3）爆发流行　某种传染病在短时间内有大量病例出现，如 1988 年上海甲肝的爆发流行。

（4）大流行　某种传染病超出国界或洲界时的大发展，如 2020 年开始的新冠肺炎。

（三）有感染后的免疫性

正常人体感染病原体后，无论是隐性或显性感染，多能产生针对该病原体的特异性免疫。不同的传染病，病原体的毒性不同，感染后获得的免疫程度是不同的，有的传染病病愈后可获终身免疫，如麻疹、水痘；有的传染病免疫时间较短，病愈后可再次感染，如流感等；细菌、原虫感染后免疫时间一般较短，只有数月或数年（如菌痢），但也有例外，如伤寒的免疫时间较长。

（四）病程的发展有一定的规律性

传染病的发生、发展和恢复，大致要经历以下四个阶段：

1. 潜伏期

从病原体侵入人体到开始出现临床症状，这段时间称为潜伏期。病原体的种类、数量、毒性及人体免疫力的不同，潜伏期的长短也不一，如感冒的潜伏期仅数小时。大多数传染病的潜伏期为几天、几十天（如麻疹），而有一些传染病的潜伏期为数月（如狂犬病），有的长达数年（如麻风病）。多数传染病的潜伏期比较恒定，一般参考某种传染病的最长潜伏期决定该传染病的检疫期限。如幼儿园某班发现一名水痘患者，自患儿离园之日起，该班需检疫 21 天（水痘的最长潜伏期）。

2. 前驱期

从出现一般传染病所共有的症状，如头痛、发烧、疲乏、食欲不振等症状后到开始出现传染病所特有的明显症状，这段时期称为前驱期。起病急速的传染病可不出现前驱期。前驱期已具有传染性。

3. 症状明显期

随着病情的发展，患者逐渐表现出所患传染病的特有症状，如病毒性腮腺炎患者表现出的腮腺肿胀，流行性乙脑患者表现出的颈抵抗等。

4. 恢复期

机体免疫力增长到一定程度，病原体消失，体内病理变化终止，功能逐步恢复正常。在恢复期有时因为病原体的再度繁殖，急性期症状重新出现，病情恶化。如果传染病病人在恢复期结束以后，机体的某些功能仍长期未能得到恢复，则称为后遗症。后遗症的发生多见于中枢神经系统传染病，如乙型脑炎、脊髓灰质炎等。

二、传染病流行的规律及预防措施

(一)传染病流行的规律

传染病能够传播、流行,必须同时具备三个基本环节,即传染源、传播途径和易感者。控制其中的任何一个环节,都不会形成传染病的流行。

1. 传染源

传染源是指病原体在其体内生存、繁殖并向外排出的人或动物。传染源的类型可分为以下几种:

(1)传染病患者　传染病患者是指感染了病原体并表现出特定症状和体征的人。有些传染病,如麻疹、病毒性肝炎、细菌性痢疾等传染病,带有病原体的病人是唯一的传染源。病人排出病原体的整个时期叫传染期,传染期的长短决定病人隔离时间的长短。

(2)病原携带者　病原携带者是指无症状而能排出病原体的人或动物。可分为健康病原携带者和病后病原携带者(亦称恢复期病原携带者)。健康病原携带者是指过去无该病病史,当前无该病临床症状,但能排出病原体的人。病后病原携带者是指临床症状和体征消失后仍能继续排出病原体的人。

(3)受感染的动物　动物受病原体感染后也能成为传染源而传播疾病,如被狂犬病毒感染的狗、猫就是狂犬病的传染源。

2. 传播途径

病原体从传染源体内排出,经过一定的方式,又侵入他人体内,所经过的途径称为传播途径。传播途径主要有以下几种:

(1)空气飞沫传播　空气飞沫传播又称呼吸道传播。来自传染源的唾液、痰及鼻咽分泌物中的病原体,以空气、飞沫、尘埃等为媒介,经过呼吸道侵入机体,使其感染疾病,如麻疹、流感、百日咳、猩红热等。空气飞沫传播是呼吸道传染病的主要传播途径,在日常生活中应注意环境卫生,加强室内通风换气,实行湿式打扫,防止灰尘飞扬,采取消毒措施可有效地切断该传播途径。

(2)饮食传播　饮食传播又称消化道传播,病原体由口通过胃肠道侵入易感者体内,使之受到感染。饮食传播是消化道传染病的主要传播途径,常见的有伤寒、细菌性痢疾、甲型肝炎、蛔虫病等。有些传染病,如血吸虫病,是因为接触被污染的水而致,病原体通过皮肤侵入人体,故保护水源、饮用清洁的水是减少传染病的重要措施。

(3)接触传播　病原携带者的衣服、被褥、餐具、玩具、分泌物及排泄物等都会造成污染。在这些物品上的病原体通过人的手或其他方式传播给易感者,使之受感染。以这些物品为媒介既可传播呼吸道传染病,如白喉等;也可传播消化道传染病,如痢疾等。因此,托幼机构应严格执行消毒制度,工作人员应有良好的个人卫生习惯,家庭中也应提倡生活用品专人专用。

(4)医源性传播　医务人员在检查、治疗疾病或实验操作过程中,由于条件有限、工作失误或操作不规范而造成疾病感染。如输入带有乙肝病毒的血液而感染上乙型肝炎;药物或疫苗注射时与病源携带者共用注射器而感染上疾病等。

(5)虫媒传播　虫媒传播是指病原体以昆虫(蚊、蚤、虱、白蛉等)为媒介直接或间接地感染人体而传播疾病。经虫媒传播的疾病主要有:蚊传播的流行性乙型脑炎、疟疾;蚤传播的鼠疫;虱传播的斑疹伤寒;白蛉传播的白蛉热。

(6)母婴传播　母婴传播是指病原体从母亲传给亲生子女,出生前和出生后均可传播。

出生前病原体可通过胎盘传播给胎儿，如风疹病毒、乙型肝炎病毒感染；出生时病原体可能经产道进行传播，如巨细胞病毒、乙型肝炎病毒感染；出生后母婴密切接触传播，也可能通过哺乳传播给婴儿。

（7）土壤传播　土壤传播主要表现为寄生虫卵和细菌可随人的粪便进入土壤，再由土壤污染伤口致病（如破伤风）；在土壤中的寄生虫幼虫，从人的皮肤钻入人体致病（如钩虫病）。

3. 易感者

易感者是指体内缺乏对某种传染病的免疫力，或免疫力较弱，病原体侵入后可能发病的个体或人群。如未出过麻疹的儿童，就是麻疹的易感人群。人群易感性的高低主要取决于人群中每个人的免疫性和反应性。易感人群的多少对传染病的发生和流行有很大的影响。

（二）传染病的预防

传染病具有流行性，往往在短时间内使众多人群感染发病，危害极大，因此，积极预防是控制各种传染病流行的重要措施。预防传染病的关键在于针对其发生和流行的三个基本环节，采取综合性措施。

1. 控制传染源

病原体是传染病发生的条件，传染源是传染病流行的重要因素。因此，对传染源早发现、早隔离、早诊断并早治疗，可减少传染病传播的机会，这对托幼机构尤其重要。具体措施如下：

（1）早发现传染源　托幼机构应建立健全各项健康检查制度，及早发现传染病患者或病原体携带者。学前儿童入园（所）前必须进行健康检查，若发现儿童为传染病患者或接触者暂不接受入托、入园；入园（所）后应定期进行健康检查。每天认真做好晨间检查工作，发现有异常或可疑情况必须作进一步观察。工作人员必须通过健康检查并被证明为健康合格，方可参加工作。

（2）早隔离病人　多数传染病在疾病早期传染性最强，托幼机构应设隔离室，一旦发现传染病患儿，应立即隔离并进行个别照顾，避免其与健康儿童接触。同时对其所涉及的活动场所采取必要的消毒及预防措施，防止传染病的传播。

（3）对接触者检疫　检疫是指对病人待过的房间、使用过的物品进行消毒，对密切接触者进行控制管理，直至最长潜伏期结束。检疫时间按该传染病的最长潜伏期实施，如检疫期间又有新病例出现，检疫期延长至新病人的最长潜伏期满。

2. 切断传播途径

根据各种传染病的不同传播方式，采取相应的防范措施，以切断传播途径。

（1）加强日常预防工作　加强托幼机构的环境卫生、饮食卫生和个人卫生是减少传染病传播、流行的基础性工作。幼儿园的日常卫生工作包括：

① 室内通风换气。幼儿园的活动室要定时开门窗通风换气，保持空气新鲜。尤其是冬季每天定时开窗通风 10 ～ 15 min，可有效减少室内空气中病原体的数量。

② 清洁卫生。室内外环境应每日清扫，保持清洁。特别注意消灭苍蝇、蚊子和老鼠。

③ 食品卫生。不吃生冷、腐败变质、不清洁的食品。

④ 个人卫生。养成良好的卫生习惯，饭前便后用流动水洗手；养成勤洗澡、勤换衣、勤剪指甲的好习惯。

⑤ 减少幼儿去公共场所的活动。在传染病流行季节，应控制儿童不去或少去公共场所，减少感染机会。

（2）传染病发生后采取的措施　对传染病患者所接触过的环境和日用品进行彻底消毒。呼吸道传染病，应彻底通风换气；肠道传染病和皮肤类传染病，病人使用或接触过的物品应进行彻底消毒。

3. 保护易感者

学前儿童免疫功能不够完善，属于易感人群，应采取积极措施，提高其非特异性免疫能力。如组织幼儿进行适当的体育锻炼和户外活动；合理营养；培养良好的卫生习惯；为幼儿创设良好的生活环境，增强其体质。

除此而外，保护学前儿童免受传染病危害也很重要，主要措施就是进行有计划、有系统的预防接种。预防接种又称人工计划免疫，人工计划免疫就是将一些病原体用人工方法制成菌苗或疫苗，再接种到健康人体内，使人在不发病情况下产生抗体，从而获得对该病的免疫力，达到预防传染病的目的。例如，接种麻疹疫苗，可以预防麻疹；口服小儿麻痹糖丸，可以预防小儿麻痹症等。

人工计划免疫包括基础免疫和加强免疫两部分。

基础免疫　一般出生 6 个月以后的婴儿能从母体获得的对抗一些传染病的抗体已经消失，容易感染疾病。选择几种对婴儿危害较大传染病的疫苗，在短期内接种至婴儿体内，使他们获得对这些传染病的抵抗力，并为其今后的免疫打下基础，这种初次接种，称为基础免疫。因胎儿不能从母体获得抵抗乙型肝炎和结核的抗体，所以一生下来就要接种。

加强免疫　进行基础免疫后，体内获得了一定的免疫力。其后免疫力逐渐下降，当下降至一定程度时，重复接种一次，就可使免疫力再度提高，以巩固免疫效果，这种复种叫作加强免疫。

各地卫生防疫部门应根据当地传染病的流行趋势、人群免疫水平及各种预防制剂的免疫效果，制定出该地区的免疫程序，供应疫苗，组织接种工作；儿童须按照计划的免疫程序，及时接种疫苗。

三、学前儿童常见传染病及防治

学前儿童的免疫功能发育尚不完善，与外界环境接触的范围也不同于成人，故其在传染病发病的病种、临床表现及预后等方面，与成人相比有许多不同之处。如麻疹、水痘、流行性腮腺炎等传染病主要在学前儿童年龄段流行，由于感染后可获得持久免疫力，这些传染病在成人中很少见到。

近年来，人们生活水平不断提高，医疗卫生条件不断改善，计划免疫得到全面施行，传染病发病的疾病谱发生了很大变化。当年肆虐的天花已在全球范围内消灭，烈性传染病鼠疫几近绝迹，以前发病率很高的麻疹、百日咳、白喉、破伤风、流脑等很少发生。目前，学前儿童常见的传染病主要是水痘、流行性腮腺炎等。

近年来社会上一些新问题的出现，引起了各方面的关注。例如，由于城镇居民宠物热的一再升温，由家养犬、猫等宠物导致的狂犬病时有发生；成人艾滋病发病率的逐年升高，必然会间接波及学前儿童。

托幼机构是儿童集中生活的地方，一旦发生传染病，容易造成流行。为了预防传染病在托幼机构的发生和流行，保教人员应熟悉常见传染病的病因、主要症状及其预防措施。

(一)呼吸道传染病

1. 呼吸道传染病病因及症状

(1)流行性感冒　流行性感冒简称流感,是由感冒病毒感染引起的急性呼吸道传染病,传播力强。流感病毒易发生变异,当人群对其变异株尚无免疫力时,常酿成世界性大流行。

流行特点　患者为主要传染源,尤其是轻型患者,活动范围广泛,为主要传染源。流感经飞沫直接传播,起病 3 日内传染性最强。飞沫污染手、用具、衣物时也可发生间接传染。人类对流感普遍易感,感染后获得对同型病毒的免疫力,一般仅维持 8 ~ 12 个月,不超过两年。儿童及少年患此病者为多,5—20 岁发病率最高。大多于冬末春初流行,冬季流行时情况较重,热带则大多发生于雨季。

症状　潜伏期为数小时至 1、2 日。起病急骤,有高热、畏寒、头痛、背痛、四肢疼痛、疲乏等,不久即出现咽痛、干咳、流鼻涕、眼结膜充血、流泪以及局部淋巴结肿大。体温可波动于 38 ~ 41 ℃,高热时可出现惊厥。婴儿还可出现严重的喉、支气管炎伴黏稠痰液,甚至发生呼吸道梗阻,危及生命。

(2)流行性腮腺炎(又称痄腮)　流行性腮腺炎是由流行性腮腺炎病毒感染引起的急性呼吸道传染病。

流行特点　病人和隐性感染者为主要传染源。主要经唾液飞沫吸入传播。腮腺肿大前数日至整个腮腺肿大期间均有传染性。一次感染终身免疫。学龄前及学龄儿童多见,2 岁以下特别是 1 岁以下很少发病。冬春季为流行高峰,夏季较少,一年四季可散发。容易在集体儿童机构暴发流行。

症状　潜伏期 14 ~ 24 日。腮腺肿大前 1 ~ 2 日,部分患儿可有发热、倦怠、肌肉酸痛、食欲不振、呕吐、头痛、结膜炎、咽炎等不同症状。腮腺肿胀多见于两侧,一般先是一侧发病,1 ~ 2 日后波及对侧。肿大的腮腺以耳垂为中心,向周围蔓延,肿胀部位疼痛、感觉过敏,张口或咀嚼时表现更为明显,表面灼热。腮腺高度肿大持续 4 ~ 5 日,后逐渐减退。

(3)麻疹　麻疹是由麻疹病毒感染引起的急性出疹性传染病,婴幼儿多见。

流行特点　患者是主要的传染源。主要经呼吸道飞沫进行传播。直接接触病人的分泌物,也可感染该病。未出过麻疹,亦未接种过麻疹疫苗者,均易感。7 个月以前的婴儿,从母体获得的麻疹抗体尚未消失,发病率较低;7 个月以后的婴幼儿,因免疫系统发育尚不成熟,免疫力低下,故临床上较为多见。集体儿童机构,由于婴幼儿接触频繁,麻疹较易发生。该病晚春最多,夏秋少见,到冬季渐多。病后可获得终身免疫,接种麻疹减毒活疫苗亦可获得对该病的免疫力。

症状　潜伏期为 6 ~ 18 天不等。前驱期为 3 ~ 4 日,此期最明显的症状是发热(39 ~ 40 ℃),常见结膜发炎、眼皮发肿、流泪、畏光、喷嚏、流涕、咳嗽、咽部充血、声音嘶哑。自第 2、3 日起,口腔两侧的颊内黏膜上,可见白色斑点,有时有红晕环绕,即为麻疹黏膜斑,对麻疹的早期诊断起决定性作用。患儿同时伴有全身不适,食欲不振、畏寒、四肢酸痛及头痛。热度骤升时,可发生呕吐、腹泻、腹痛或呼吸道症状。有时昏睡,偶见惊厥。皮疹自耳后、发际及颈部开始,渐及前额与颊部,然后自上而下,迅速蔓延全身,最后到达四肢。皮疹为玫瑰色斑丘疹,大小不等,但疹间可见正常皮肤。皮疹出透之后,从面部起依出疹顺序逐渐消退,热度同时下降,精神食欲好转,上呼吸道症状也很快消退。皮疹消退时,出过皮疹的地方略见麦麸状脱屑,留存棕色瘢痕,1 ~ 2 星期后吸收消退。

（4）结核病　结核病是由结核杆菌引起的慢性全身性传染病，全身各个器官都可累及，但以肺结核最为多见。目前，在一些发达国家和发展中国家，结核病的疫情有所回升，尤其是婴幼儿患病者明显增多。

流行特点　成年患者是主要的传染源。主要经呼吸道飞沫传播。病人咳嗽和吐出的痰液里均含大量致病菌，这些致病菌漂浮于空气或尘埃中，经呼吸道进入易感者体内，造成传播。此外，饮用未消毒的污染了牛型结核菌的牛奶，亦可被感染。未接种卡介苗的婴幼儿普遍易感。

症状　婴幼儿时期以原发性肺结核最为常见，即结核菌初次侵入肺部引起的原发感染。病初可有低烧、轻咳、食欲减退。病情发展，则出现长期不规则低热、盗汗、乏力、消瘦等症状。及时就医合理治疗，则原发病灶钙化，预后良好。若未经及时合理治疗，病灶长期残留，可发展为继发性肺结核。若结核病儿又出现头痛、烦躁、呕吐、嗜睡等症状，可能并发有结核性脑膜炎，应及早医治。

2. 呼吸道传染病护理及预防

（1）呼吸道传染病患儿护理

卧床休息。患儿居室应保持空气新鲜、室温恒定、湿度适宜，应有充足的阳光照射，但应避免让风直吹患儿。

注意眼部卫生，常用温开水清洗，保持眼部清洁，不要让分泌物封住眼睛。

注意鼻腔、口腔清洁。多喝温开水，用棉棒蘸温开水清除鼻涕。

饮食宜富于营养、易消化。发热时，以流食为主，多喝水。热退后，饮食仍宜清淡，但不必吃素。

高热时应采取适当的退热措施，如果高烧不退，可加重病情，甚至引起抽风。

另外，如麻疹的疹子内陷，应注意有无并发症。若高烧不退，咳嗽加重，气喘发憋，是并发肺炎的表现。腮腺肿胀时可用湿毛巾冷敷，亦可外敷清热解毒的中草药。

（2）呼吸道传染病的预防

空气消毒，可用醋、乳酸进行熏蒸，紫外线照射，加强通风换气。

对玩具、食具、家具等可用来苏尔、高锰酸钾等喷洒、湿抹，衣服可煮沸、日晒消毒。

加强体育锻炼、户外活动和"三浴"。

流行季节不到人群密集的公共场所或应戴口罩。

早发现、早隔离、早治疗。

（二）发病率较高的传染病

1. 水痘

水痘是一种常见的病情较轻的急性病毒性传染病，病原体为水痘病毒。

流行特点　水痘主要通过接触传染或飞沫传染，孕母也可直接传给胎儿或新生儿。水痘传染性极强，易感接触者约90%发病。任何年龄均可发病，婴幼儿多见。冬春两季高发。一次发病，终身免疫。

幼儿常见传染病

症状　潜伏期一般为13～17日。往往先见皮疹。皮疹初为丘疹或红色小斑疹，数小时或一日后转为"露珠"状疱疹，大小不等，几天后，疱疹变干结痂，数日或1～3周痂皮脱落，不留瘢痕。疱疹奇痒，搔抓后可反复感染。痂盖脱落后少见瘢痕。同一患者身上可见斑疹、丘疹、疱疹和痂盖同时存在，称为"四世同堂"。皮疹在躯干、腰、头部、头皮多见，四肢稀少，为向心性分布。出疹同时或有发热或不舒适的感觉，一般症状较轻。体温多在39 ℃

以下，1 ～ 5 日后消退。

护理及预防 除采用呼吸道传染病的方法外，还应注意：在疱疹部位用炉甘石洗剂止痒，防止搔抓；勤换内衣及床单，以免造成反复感染，迁延不愈。

2. 手足口病

手足口病是由柯萨奇病毒感染引起的疱疹性传染病。

流行特点 患者是主要的传染源。患儿的水疱液、咽分泌物及粪便中均可带有病毒。夏季高发，1 ～ 2 岁婴幼儿多见。

症状 潜伏期 4 ～ 6 日。最先出现轻微症状如发烧、咳嗽、咽痛及全身不适。在指（趾）的背面、侧缘、手掌、足踏，尤其是指（趾）甲周围，有时在臀部、躯干和四肢发生红色斑、丘疹，很快发展为水疱。口腔内在舌、硬腭、颊黏膜、齿龈上发生水疱，破溃后形成浅在的糜烂，因疼痛而影响进食。8 ～ 10 日水疱干涸，疾病痊愈。

护理及预防 发烧时应卧床休息，多饮水；食物应有营养，以流质、半流质为主；饭后漱口，保持口腔清洁；患儿食具、便具应专用，用后消毒。

3. 细菌性痢疾

细菌性痢疾又称杆菌性痢疾，由痢疾杆菌感染所致。

流行特点 病人和带菌者是主要传染源。经粪、口感染。病人或带菌者的粪便，以及被粪便污染的衣物、用品、玩具等，通过手、食物、水或饮料进入胃肠道而传播痢疾。人群对痢疾普遍易感，患病后免疫力不持久。夏秋季节高发，学龄前儿童多见。受凉、疲劳、饥饿以及其他急性疾病都可诱发痢疾。

症状 起病急，高热、腹痛、腹泻。一日可泻十数次甚至几十次，脓血便，患儿有明显的排不净大便的感觉，即所谓的“里急后重”。若患儿并发高热，抽风、昏迷，为中毒性痢疾，需急救。

护理及预防 护理：患儿饮食以流质、半流质为主，忌食多渣、油腻或有刺激性的食物。病情好转后逐步改为软饭，并加强营养。排便后，用温水清洗臀部、肛门及臀部皮肤，涂 5% 的鞣酸软膏。拉痢疾使肛门松弛，易诱发脱肛，患儿不宜长时间蹲坐在便盆上。注意消毒隔离，患儿饭前便后用肥皂洗手，食具、便盆专用，单独洗涤消毒。护理者亦应注意洗手消毒。

预防：早发现、早隔离病人和带菌者，加强个人卫生、环境卫生和饮食卫生。

4. 急性结膜炎

急性结膜炎俗称“红眼病”，是由病毒或细菌引起的传染性眼病。

流行特点 春夏季多见，主要通过日常生活接触传播，各年龄均可发病。

症状 细菌性结膜炎一般常有脓性或黏性分泌物，早上醒来时上下眼睑被粘住，怕光，眼部疼痛，有异物感。病毒性结膜炎症状略轻，眼分泌物多为水样。结膜炎的发病部位是眼球表面及上下眼睑。内侧结膜发炎，表现为白眼珠发红，故名“红眼病”。

护理及预防 护理：可用生理盐水或硼酸溶液清洗眼睛。白天点眼药水，晚上涂眼药膏，忌包扎眼睛，以免分泌物无法排出。预防：急性结膜炎传染性很强。要重视预防和隔离消毒。教育幼儿不要用手揉眼睛。手绢、毛巾、脸盆等要专用，用后及时消毒。最好用流动水洗脸。成人为患儿滴过眼药后须认真用肥皂洗手。

5. 流行性乙型脑炎

流行性乙型脑炎简称“乙脑”，是由乙脑病毒感染引起的急性中枢神经系统传染病。

流行特点 猪为本病的主要传染源。疾病流行时，新生仔猪，经过一个夏季，几乎100%被感染。乙脑主要经蚊虫叮咬进行传播。蚊虫吸猪血则带上乙脑病毒，再叮咬健康人时，就把乙脑病毒注入人体。夏秋季多见，学前儿童高发。

症状 起病急，症状为高热、头痛、嗜睡、食欲不振、喷射性呕吐、凝视、惊厥。神志由精神萎靡、烦躁、嗜睡至半昏迷、昏迷。高热40 ℃以上、深度昏迷患者，多发生脑疝、肢体瘫痪，病死率高，存活者多留有明显的神经系统后遗症，如肢体瘫痪、智力减退等。

防治 中西医结合治疗乙脑，使病死率明显下降。在流行期到来前1～2个月接种乙脑疫苗，可使保护率达80%～90%。搞好环境卫生，消灭蚊虫孳生地，在流行季节防蚊、驱蚊、灭蚊，是预防和控制乙脑流行的关键。

6. 狂犬病

狂犬病又称恐水症，是由狂犬病毒感染引起的急性传染病。

流行特点 人被感染了狂犬病的动物咬伤后，会感染狂犬病。任何年龄，任何季节，世界各地均可发生。近年来，由于"宠物热"，使一些地区狂犬病发病率上升。狂犬病的主要传染源是狗，其次是猫。

症状 潜伏期长短不一，可短至8日，长达3年。病人低热、头痛、焦虑、乏力、易激惹、易怒、忧郁，甚至出现濒死感。皮肤发凉、发麻、感觉过敏，情绪暴躁，看到水或饮水时可诱发强烈的肌肉抽搐，随后出现麻痹、昏迷而致命。

发病率及预后 人被病犬咬伤的发病率为10%～70%，发病率的高低与下述因素有关：

伤口的情况。伤口距离头部越近，发病率越高。伤口越深越大或多处被咬，发病率高。

咬伤后的处理。对伤口的处理及时而彻底，及早接受狂犬病疫苗注射者，发病率明显降低，后者的发病率约1%。

治疗与预防

治疗：首先在咬伤的近心端缚一止血带，让血流出，然后用肥皂水彻底冲洗伤口（不少于30 min）。再用清水洗净，用0.1%新洁尔灭溶液擦洗。必要时可切除部分污染组织，伤口不必缝合及包扎。发病后，无特殊有效的治疗药物。处理主要为对症。患儿应单间隔离，室内保持安静，避免强光及大声刺激。护理时严防患儿伤人或伤己。

预防：加强对家畜和宠物的饲养管理，家养宠物应及时接种疫苗。及时杀灭野犬、狂犬并焚毁或深埋。咬伤后及时接种狂犬疫苗。

（三）婴幼儿其他常见传染病（表6–3）

表6–3 其他常见传染病

疾病名称	病原体	传播途径	流行特点	症状	预防措施	
					特异性	非特异性
风疹	风疹病毒	1. 呼吸道飞沫散播传染 2. 分泌物直接接触传播	冬春两季高发，5岁以内多见	咳嗽、喷嚏、流涕、咽痛、声音嘶哑、头痛、眶后疼痛、结膜炎、食欲不佳、发热、斑丘疹	接种风疹疫苗	1. 加强体育锻炼 2. 空气消毒

续表

疾病名称	病原体	传播途径	流行特点	症状	预防措施	
					特异性	非特异性
幼儿急疹	病毒（尚未分离出来）	呼吸道飞沫散播传染	冬春两季多见，6—18 个月婴幼儿高发	起病急、高热。高热持续 3～5 日便自然骤降。咽炎，消化道功能紊乱，热退疹出	无主动免疫制剂	3. 对衣物、玩具、食具、家具进行消毒 4. 流行季节不去人多的公共场合 5. 早发现、早报告、早隔离、早治疗
猩红热	乙型溶血性链球菌	主要是空气飞沫传播，也可经细菌污染的食物、玩具等间接传播	冬春季多见	起病急，畏寒、发热，呕吐、咽痛、头痛。咽部发红，扁桃体红肿，有脓性渗出物。皮疹为弥漫性猩红色小点，口腔周围苍白，舌面光滑，舌乳头肿大，状如杨梅	无主动免疫制剂	
百日咳	百日咳杆菌	主要是呼吸道飞沫传播	人群普遍易感，包括新生儿。多为散发，托幼机构易发生流行	阵发性痉挛咳嗽，常伴有深长的鸡啼样吸气声	接种百白破三联疫苗	
甲型肝炎（简称甲肝）	甲肝病毒	急性甲肝患者为主要传染源。从粪便到口是甲肝的主要传播途径。水源污染、输血、污染的针头也可传播该病	人对甲肝普遍易感，但学龄前儿童为多，且多为黄疸型	发热、黄疸、精神不振、嗜睡、全身乏力、倦怠。食欲减退、厌食油腻，恶心、呕吐、右上腹及心窝部胀痛或不适	接种甲肝疫苗，接触者一周内注射丙种球蛋白可防止肝炎发生	1. 注意个人卫生和环境卫生 2. 食具、日用品、家具、地板消毒 3. 早发现、早报告、早隔离、早治疗
乙型肝炎（简称“乙肝”）	乙肝病毒	主要是注射、输血（或血液制品）及密切的生活接触。胎儿还可通过母婴垂直传播	乙肝患者有家庭内聚集的倾向。人对乙肝普遍易感。发病率以城市青壮年较高	食欲减退、厌食油腻，恶心、呕吐、右上腹及心窝部胀痛或不适。精神不振、嗜睡、全身乏力、倦怠	接种乙肝疫苗和乙肝免疫血清	1. 使用一次性针头和注射器 2. 医疗器械彻底消毒 3. 所用血液制品应经过严格检测

续表

疾病名称	病原体	传播途径	流行特点	症状	预防措施	
					特异性	非特异性
沙眼	沙眼衣原体	患者的眼部分泌物及分泌物污染的毛巾、脸盆等，都带有病原体，接触后均可造成传播	人群普遍易感，四季均可发生	眼部发干发痒，分泌物多，久之则形成瘢痕，瘢痕挛缩造成倒睫，引起角膜损伤，从而影响视觉功能，造成视力下降	无特异性免疫	1. 普查普治 2. 毛巾、脸盆消毒，专人专用 3. 教育儿童养成良好的生活和卫生习惯，经常洗手，不用手揉眼睛 4. 患者不用隔离
脓疱疮	细菌	主要通过日常生活接触传播	散发	皮肤暴露部位，如面、颈部，双手、头皮及上肢暴露部位多见。病变部位出现红斑、丘疹和水疱，迅速变成脓疱，脓疱破裂，流出黄色脓液，脓液污染受损伤皮肤，出现新的脓疱	无特异性预防措施	1. 勤剪指甲 2. 病变部位保持清洁 3. 患者所用衣物及时煮沸消毒 4. 将患儿隔离至皮疹全部结痂 5. 护理患儿后及时清洁消毒
脊髓灰质炎	脊髓灰质炎病毒	1. 饮食污染传播 2. 日常接触传播 3. 空气飞沫传播 4. 皮肤创伤感染，有可能，但较少见	4个月至5岁发病率最高，夏秋季多见	病程大致分为五期，即前驱期、瘫痪前期、瘫痪期、恢复期和后遗症期	口服小儿麻痹糖丸。未服糖丸者可注射丙种球蛋白	1. 注意个人卫生和环境卫生 2. 对食具、用具、玩具、家具等日常用品及患儿生活环境用紫外线或消毒液彻底消毒 3. 早发现、早隔离、早治疗
流行性脑脊髓膜炎	脑膜炎双球菌	主要经飞沫由空气传播	带菌者和患者为流脑的主要传染源，冬春季高发	1. 病初类似感冒，高热、寒战、喷射性呕吐、头痛，甚至关节痛、全身痛 2. 全身多部位迅速出现出血点。分布不均，多少不定 3. 患儿烦躁或神志恍惚、嗜睡，重则昏迷、惊厥 4. 患者肌肉僵直，颈抵抗明显	流行季节前一个月接种流脑疫苗	1. 室内经常开窗，通风换气，保持空气新鲜流通 2. 冬春季，少去人多的公共场合 3. 接触者需检疫，可服磺安嘧啶预防，服药期间多喝开水

第三节　学前儿童常见疾病及预防

一、呼吸系统常见疾病

（一）上呼吸道感染

上呼吸道感染简称“上感”，是以病毒为主的病原体引起的鼻咽部炎症，是学前儿童最常见的疾病。当受凉、缺乏锻炼或过敏体质等造成的机体防御能力下降时，儿童容易患病，而且症状一般都比较严重。

症状　轻症者起病时咽痛、鼻塞、流涕、打喷嚏、微咳，患儿多于 3 ～ 4 日内自愈。若病变范围较广，这些症状更明显，并伴有发烧、头痛，病程可延长至 1 周以上。重症者在起病时即有高烧，可发生惊厥。患儿全身无力，食欲不振，睡眠不安，鼻涕很多，咳嗽较厉害，咽部充血。

治疗及护理　主要是对症治疗。适当注意休息，多饮水。高热时可用物理降温或服用退烧药。一般不用抗生素，当合并其他炎症时，需在医生指导下慎用。

（二）急性扁桃体炎

人体一旦受寒着凉，抵抗力下降，隐藏在扁桃体内的细菌就大量繁殖而发生炎症。急性扁桃体炎是儿童中的常见疾病。

症状　发烧（体温可达 39 ～ 40 ℃）、嗓子痛（咽食物时更痛）、头痛、全身不适。两侧扁桃体红肿增大，可见到附着在上面的白色脓点。

治疗及护理　根据病情轻重给予治疗，急性扁桃体炎需给予抗生素治疗。注意对高热的处理，防止发生惊厥。饮食应选择流质或半流质食物，饭前饭后用温淡盐水漱口。扁桃体属于免疫器官，对慢性扁桃体炎，一般情况下不予切除扁桃体。

（三）肺炎

肺炎是学前儿童的常见病、多发病，四季均可发生，但以冬、春季节及气候骤变时多发。肺炎是主要由细菌或病毒引起的肺部炎症，它可由支气管炎向下蔓延所致，也可由致病病原体侵入肺部所致。

症状　临床表现有轻有重，常常先有上感和气管炎的一般症状，如发热、咳嗽、气喘等。发展到肺炎阶段，病情轻者可表现为上述症状加重，高热可达 39 ～ 40 ℃；严重者可见鼻翼扇动，鼻唇周围出现青紫，由于患儿缺氧，面色发灰、胸部出现吸气性凹陷。还可伴有呕吐、腹泻。患儿烦躁不安、精神萎靡，肺部听诊有细湿啰音。

治疗及护理　肺炎是一种比较严重的疾病，发病后应及早住院治疗。患儿房间内要保持空气新鲜，室温最好维持在 18 ～ 22 ℃；穿衣盖被均不宜太厚，以防因过热而加重气喘；吃易消化的食物，多喝水，免得痰液黏稠难以排出。

（四）呼吸系统疾病的预防

（1）尽量避免接触呼吸道感染病人。

（2）注意室内通风，保持居室空气新鲜。

（3）不宜穿着过多，根据气温变化及时增减衣服。

（4）加强营养，坚持锻炼，增强儿童体质，提高抗病能力。

二、消化系统常见疾病

（一）急性胃肠炎

急性胃肠炎是指由各种病因所引起的胃、肠黏膜的急性炎症，主要由吃了腐败变质、有毒的食物或被细菌、病毒污染的食物所引起，也可因为暴饮暴食、腹部受凉引起。

胃、肠道同时发生病变时为急性胃肠炎，单纯的胃或肠道病变时，则分别叫作急性胃炎或急性肠炎。

症状 急性胃炎的主要症状是上腹部疼痛和恶心、呕吐，呕吐物为有酸臭味的未消化食物。急性肠炎以腹痛、腹泻为主，腹泻次数多少不一，病情轻者一日泻数次，大便呈蛋花汤样或水样，可有发热、食欲差等一般症状；病情重者一日泻十余次甚至几十次，大多为黄色水样便，有黏液。既有恶心、呕吐，又有腹痛、腹泻者，则为急性胃肠炎。急性胃肠炎患者严重时可造成脱水，甚至发生休克。

治疗及护理 治疗原则是：短期禁食，服用抗菌药物消除炎症，止住腹泻；轻度脱水时应多饮淡盐开水，严重脱水时须静脉补液。应注重对患儿的饮食调理和护理。

（二）肠套叠

肠套叠是一部分肠管套入相邻的肠管中，婴幼儿发病率较高，主要由于饮食改变和辅食刺激而引起。婴幼儿期是肠蠕动规律处于较大变化的时期，易发生肠蠕动紊乱，如增加辅食、食物性质的改变、环境与气温的变化、肠炎等因素，都会引发肠套叠。

症状 患儿阵发性哭闹、屈腿、面色苍白、拒食，每次发作数分钟，过后患儿全身放松，处于安静或入睡状态，数十分钟后再发作。腹痛发作后不久频频呕吐。8 ～ 12 h 后出现红果酱样便。

治疗及护理 在为婴儿添加辅食时，应由少到多，逐步进行，并随时观察婴儿的大便是否正常。如婴儿出现红果酱样便，应及早进行灌肠复位。

（三）消化道疾病的预防

（1）培养学前儿童良好的卫生习惯，饭前便后要洗手。

（2）注意喂养方式和饮食卫生，不喝生水，不吃腐败变质的食物，不暴饮暴食。

（3）注意气候变化，防止受凉或过热。

（4）对患儿要多喂水，防止脱水。

（5）搞好环境卫生，大力扑杀苍蝇和蟑螂。

三、五官常见疾病

（一）龋齿

龋齿是牙齿硬组织逐渐被破坏的一种疾病，也是儿童常见的疾病。世界卫生组织将龋齿列为世界范围内重点防治的疾病。

病因 龋齿的发生受多种因素的影响，而细菌、糖类和机体抵抗能力的联合作用是最主要的致病因素。细菌和菌斑是产生龋齿的根源，食物残渣是产生龋齿的物质基础，机体的抗龋力降低是龋齿发生的重要条件。

症状 龋齿发生初期一般较轻，如不及时治疗将越来越严重。根据牙齿破坏的程度，将龋齿分为浅龋、中龋和深龋。浅龋是指龋蚀破坏只在牙釉质内，出现褐色斑点或斑块，表面粗糙，患儿无自觉症状。中龋是指龋蚀已到牙本质，形成龋洞，患儿对冷、甜、酸食物感到酸疼。深龋是指龋蚀已达牙本质深层，接近牙髓或已影响牙髓，冷热等刺激或食物嵌入龋洞均会引起疼痛。可并发牙髓炎。

防治 龋齿的防治措施主要有：

(1)发生龋齿应及时请牙科医生用特殊材料填补龋洞。

(2)注意口腔卫生。应培养儿童饭后漱口和睡前刷牙的习惯，宜选用儿童保健牙刷及含氟牙膏，刷牙要顺着牙缝直刷。

(3)注意营养，增强体质。要供给儿童合理的膳食，除注意一般营养外，可经常服用一些维生素 A、D 和钙片，多吃富含粗纤维的食物，增强口腔的咀嚼力量；多晒太阳，以保证牙齿的正常钙化。

(4)定期进行口腔检查。早期发现龋齿，及时治疗，乳牙患龋齿应早治，否则会影响恒牙的正常发育。

(二)化脓性中耳炎

病因 化脓性中耳炎是化脓性细菌侵入中耳所致的炎症。细菌入侵中耳以咽鼓管为主要途径。如患上呼吸道感染时用力擤鼻涕、卧位吃奶而发生呛咳，均可导致细菌经咽鼓管进入中耳；挖耳取耵聍时不慎损伤鼓膜，细菌可自鼓膜破损处进入中耳。

症状 可出现发烧(体温达 38 ~ 39 ℃)，耳内有搏动性疼痛(严重时剧烈疼痛)、耳鸣、听力下降等。一旦鼓膜穿孔，流出大量脓液后，疼痛即显著减轻。婴儿因无表达能力，可表现为不明原因的烦躁哭闹、睡眠不安，摇动头或用手揉耳。

防治 化脓性中耳炎的防治措施主要有：

(1)对急性化脓性中耳炎应及时用抗生素药物进行治疗，而且治疗要彻底。

(2)积极、及早治疗鼻腔、咽部、扁桃体等上呼吸道各部分的炎症。

(3)擤鼻涕要得法，应只压住一侧鼻翼，用力不要太大。

(4)注意不要损伤外耳道和鼓膜。

(三)弱视

弱视是指眼球没有器质性病变，视力低下经矫正后达不到正常值。弱视仅发生在视觉尚未发育成熟的学前儿童中，是常见的危害性较大的儿童视觉发育障碍性疾病。

病因及症状 弱视的主要症状及其病因如下：

(1)斜视。因斜视引起复视(视物成双)和视觉紊乱，使患儿感觉极不舒适。由于视觉中枢有抑制来自斜眼的视觉冲动，使该眼视觉功能长期被抑制，就形成弱视。

(2)屈光参差。由于两眼的屈光参差较大，造成物像的清晰度和大小不等，久而久之便发生弱视。

(3)形象剥夺。由于角膜浑浊、先天性白内障等原因遮挡瞳孔，使光线不能充分进入眼内，产生功能性障碍而发生弱视。

(4)先天性弱视。先天性弱视的发病机制尚不十分清楚。预后不佳。

防治 弱视的防治措施主要有：

(1)弱视者应进行散瞳验光，佩戴合适的矫正眼镜或遵医嘱采取其他矫正措施。

(2)年龄越小，治愈率越高，年龄大于 8 岁，治疗效果明显下降。

(3)对弱视应引起广泛重视，学前儿童应在 4 岁前检查视力和眼位，以便及早发现，及时治疗。

四、皮肤常见疾病

（一）痱子

病因　痱子是由于汗液排泄不通畅而引起的汗腺周围发炎，大多发生在夏季天气炎热、出汗过多时。

症状　痱子多发生在多汗或易受摩擦的部位，如前额、颈部、胸部、腋窝、腹股沟等处。皮肤先出现红斑，很快形成针尖大小的疹子或水疱，感到刺痒。通常气候凉爽时自行消退。

防治　无特殊治疗，主要为护理和预防。

（1）夏季注意居室内通风、降温。

（2）对患儿应定时用温水洗净皮肤，敷上爽身粉。

（3）儿童的衣服要宽大、柔软，夏季宜穿透气吸汗的纯棉衣服。

（4）儿童应避免在烈日下玩耍。婴幼儿易出汗，应勤洗澡，保持皮肤干燥清洁。

（二）湿疹

病因　湿疹是婴幼儿常见的过敏性皮肤炎症。湿疹病因较复杂，可由小儿的遗传过敏体质引发；也可由致敏食物引起，如鱼、虾、牛羊肉、鸡蛋、牛奶；还可因接触丝制品、人造纤维、外用药物等引起。

症状　湿疹多发生于婴儿期，幼儿期也时有发生。皮疹多见于头面部。也可能出现在身体的其他部位，如额、颈、肩、背等处。最初为细小的疹子，之后有液体渗出，干燥后形成黄色痂皮。由于患儿时感奇痒，往往烦躁不安，脾气急躁。

防治　多数可以自愈。应回避致敏原，如牛奶过敏，可试用其他乳类。乳母尽量少吃刺激性食物。不要用碱性较强的肥皂为婴幼儿洗脸、洗澡、洗衣服或尿布。不用化纤、羊毛织品做贴身的衣服、帽子等。

五、常见营养性疾病

（一）缺铁性贫血

缺铁性贫血是学前儿童的常见病，主要发生在 6 个月至 3 岁的婴幼儿中。

病因　缺铁性贫血主要由于体内缺乏足够的铁，导致血红蛋白合成减少。缺铁的原因有以下几方面：

（1）生理需要的增加。正常情况下，新生儿在体重增加 1 倍之前，不应有明显的缺铁性贫血。当体重增加较多时需补充足够的铁，如果铁的补充不及时，必然造成缺铁性贫血。生长发育过快会过早将体内储存的铁用尽。

（2）饮食缺铁。乳类含铁量不多，婴儿若不及时添加含铁丰富的辅食，可导致铁缺乏。幼儿往往因饮食习惯不良或营养供应太差而导致缺铁性贫血。

（3）疾病的影响。长期腹泻会引起铁的吸收障碍；长期、反复患感染性疾病，如肺炎、气管炎，也可因消耗增多而引起贫血。

症状　轻度贫血主要表现为面色苍白，睑结膜、口唇、指甲床等处缺少血色。重症时以上症状加重，并出现呼吸、脉搏频率加快，活动时容易疲劳，注意力不集中。

防治　缺铁性贫血的防治措施主要有：

（1）应坚持母乳喂养，如人工喂养应选择富含铁的乳制品，并及时添加辅食。

（2）及时治疗各种感染性疾病。

(3)合理搭配膳食，注意含铁食物，如动物血、肝脏等的摄取，注意富含维生素 C 食物的提供。提倡用铁制炊具烹调。

（二）肥胖症

因过量的脂肪储存使体重超过同年龄同身高儿童体重平均值 2 个标准差，可诊断为肥胖症。

病因 主要是进食过多，特别是甜食和多脂肪的食物摄取太多；平时活动太少。此外，遗传及心理因素也有一定的作用。

症状 食欲旺盛、食量超常，偏食；懒动、喜卧、爱睡。体格发育较正常儿童迅速，体重明显超过同年龄同身高者。

危害 肥胖除了使人行动笨拙、体型不美观以外，还会影响健康。由于腹部脂肪堆积，横膈上升，使呼吸不畅，容易疲劳。经研究发现，一些成年人的慢性病，如高血压、糖尿病、高血脂，与肥胖有一定关系。近年来随着生活水平的不断提高，超重或肥胖的儿童越来越多。肥胖已成为成年后一些慢性病的发病基础，日益成为公众关心的严重社会问题。因此，控制肥胖必须从儿童抓起。

防治 肥胖症的防治措施主要有：

(1)合理饮食。提倡膳食平衡，为儿童提供的饮食应合理搭配蛋白质、脂肪、糖类和水果、蔬菜。

(2)坚持运动。儿童每天应有一定的活动量，特别是胖娃娃，要让他们在跑、跳、蹦、攀、爬、钻、掷等活动中找到乐趣，喜欢运动，使体内热量收支平衡。锻炼要坚持不懈，持之以恒。

(3)定期测体重，若超重应及时采取措施。

（三）维生素 D 缺乏性佝偻病

佝偻病是学前儿童常见的营养缺乏症病，特别是 3 岁以下婴幼儿发病较多。体内维生素 D 不足，引起全身性钙、磷代谢失常，从而影响骨骼的生长发育，严重者导致骨骼畸形。

病因 维生素 D 缺乏性佝偻病的致病原因主要有：

(1)日光照射不足。这是维生素 D 缺乏的主要原因。人体所需要的维生素 D 主要通过皮肤接受日光中紫外线照射后获取，但日光中紫外线易被玻璃、尘埃、烟雾、衣服等遮挡，进而影响机体的吸收，所以学前儿童如果缺少户外活动，则会影响体内维生素 D 的合成，从而导致佝偻病的发生。冬季紫外线较弱，故本病在冬、春季多见。

(2)维生素 D 摄入不足。乳类中维生素 D 的含量很少，如不晒太阳或未及时补充含维生素 D 丰富的食物，如鱼肝油、蛋黄等，则极易患佝偻病。

(3)生长速度过快。骨骼的生长速度与维生素 D 和钙的需要量成正比。婴儿生长速度快，维生素 D 需要量大，佝偻病发生率也高。特别是早产儿、双胞胎，先天储存在体内的钙少，出生后生长速度快，更容易患病。

(4)疾病、药物的影响。慢性呼吸道感染、胃肠及肝胆疾病等都会影响维生素 D 和钙、磷的吸收与利用，导致佝偻病的发生。

症状 维生素 D 缺乏性佝偻病的症状为：

(1)一般症状。当维生素 D 缺乏到一定程度时，婴幼儿会出现多汗、夜惊、烦躁、睡眠不安等症状。患儿大脑皮质兴奋性降低，条件反射形成缓慢，动作和语言发展迟缓，对周围环境中的事物缺乏兴趣。

（2）骨骼病变。在骨骼生长期间，由于维生素 D 的缺乏而致骨骼发育不正常。头部可见囟门加大，颅缝加宽，囟门闭合延迟，出牙迟，7 ～ 8 个月时出现方颅。婴儿期出现胸部肋骨软化，由于胸壁两侧下陷，致胸骨向前突出而出现“鸡胸”。四肢由于骨质缺钙软化，缺乏支撑力，且肌肉关节韧带松弛。婴幼儿学站、学走时，下肢因负重而弯曲，出现“O”形腿或“X”形腿。

防治　维生素 D 缺乏性佝偻病的防治措施有：

（1）患儿不宜久坐、久站、多走，以防骨骼畸变；合理补充维生素 D 和钙制剂。

（2）坚持户外活动，充分接受阳光中紫外线的直接照射。

（3）提倡母乳喂养并及时添加富含维生素 D 的辅食，如蛋黄、动物肝脏等。

六、常见寄生虫病

（一）蛔虫病

蛔虫病是由于蛔虫寄生于人体小肠所产生的疾病，是学前儿童常见的肠道寄生虫病。

病因　蛔虫寄生于人的小肠内。雌虫产卵能力极强，蛔虫的受精卵自粪便排出，如温度和湿度适宜，就发育为感染性虫卵。人通过受污染的手、食物和水，可将虫卵吞入，至小肠处孵化为幼虫，经过多次蜕皮发育为成虫，整个过程约需 2 个月。成虫能存活 1 ～ 2 年。

症状　蛔虫病的主要症状有：

（1）幼虫期症状有干咳、发热、哮喘，脸上可见蛔虫斑。

（2）成虫引起的症状有食欲减退、消化不良、厌食、营养不良；脐周阵痛、烦躁、睡眠不安、磨牙、易惊。

（3）并发症。蛔虫有移行及钻孔的习性，易发生胆道、阑尾、胰管蛔虫，或引起肠梗阻。

防治　蛔虫病的防治措施有：

（1）积极为蛔虫感染者驱虫。

（2）做到普查普治，每年服用一次驱虫药。

（3）搞好个人卫生和饮食卫生，粪便需经无害化处理。

（4）学前儿童不穿开裆裤，不在地上滚、爬。

（二）蛲虫病

蛲虫病是由蠕形住肠线虫（简称“蛲虫”）寄生于肠道内的儿童常见寄生虫病。

病因　在盲肠、阑尾、回肠和升结肠附近，雌、雄虫交配后，雄虫死去，雌虫在夜间移行至肛门周围排卵，经 6 h 即可发育成含有幼虫的感染性卵。通过感染虫卵的手指经口传染，也可通过被褥、内裤、便盆及玩具传播，或因空气中含有虫卵的灰尘经呼吸道进入造成感染。成虫寿命 20 ～ 30 天。

症状　蛲虫病的主要症状有：

（1）雌虫产卵引起肛门、会阴部皮肤瘙痒，影响睡眠，患儿烦躁不安。患儿入睡 2 h 后，可在肛周见到成虫。

（2）蛲虫对肠壁的机械性刺激引起食欲减退，腹痛、腹泻。

（3）蛲虫移行至其他部位可引起轻微消化道症状。

防治　蛲虫病的防治措施主要有：

（1）避免自身重复感染，婴幼儿应穿满裆裤睡觉，早晨起床后立即洗手。

（2）勤换、勤洗、勤晒内衣裤及被褥，常剪指甲。患儿的内衣裤及被褥应消毒。

（3）托幼机构应进行集体防治，玩具、用具要经常清洗、消毒或经阳光紫外线照射。

第四节　患儿常用护理技术

常言道“三分治，七分养”。对于学前儿童来说，由于年龄小、能力差，病后的护理显得更为重要。精心的护理可减少各种疾病对儿童健康的危害，保证儿童的病后康复。因此，掌握常用护理技术，是做好护理工作的必要条件，也是幼教工作者的职责。

一、测量体温

1. 测量方法

测量体温要使用体温表。体温表有腋表、口表和肛表三种。分别用腋表、口表和肛表所测到的体温可能略有差异，一般依次递增 0.5 ℃。这三种体温以肛温最为准确。

（1）口表　每次使用口表前用 75%的酒精对之擦洗消毒，将水银柱甩至 35 ℃以下。使用方法：将口表水银端放在大、中班幼儿舌下，让幼儿抿住嘴巴，用手扶住体温表测量 3 min，取出，读出测量数。

（2）肛表　肛表适用于托班幼儿，使用前后均要用肥皂和清水洗干净，表头水银柱为椭圆球形。使用方法：将表头涂上润滑油、凡士林或植物油，将肛表轻轻插入幼儿肛门内约 1/2 至 2/3 深，测量 3 min，在肛表温度实际读数上减去 0.5 ℃为实际体温数。

（3）腋表　口表和肛表都可以使用。将消毒后的腋表放在幼儿腋下，让幼儿夹紧手臂。使用方法：一般腋表测量时间较长，约为 5 min，取出后在读数上加 0.5℃。

（4）注意事项

① 无论是使用口表、肛表还是腋表，在进食、进水、洗浴、剧烈运动后，须间隔 30 min 再测量，以免不准确。

② 测量时最好有家长或老师陪伴。

2. 体温判断

36.0 ～ 37.1 ℃为正常体温，37.1 ～ 37.4 ℃为微热；37.5 ～ 37.9 ℃为低热；38.0 ～ 38.9 ℃为中度发热；39.0 ～ 39.9 ℃为高热；40 ℃以上为超高热。

二、物理降温

发热为机体的一种保护性生理反应，当体温略有升高（低热）时，可刺激机体免疫系统，增加机体免疫力。但当体温升至中度发热以上时，会对机体造成伤害，应当采取相应的措施。

1. 物理降温的方法

当儿童体温超过 38 ℃时，要松解衣服，多饮水和饮料，同时可选择给儿童采用物理降温的方法。

（1）温水洗浴　让发热的儿童洗澡，水温在 40 ～ 50 ℃。

（2）酒精擦拭　用 75%酒精（或白酒）加温水 1 倍。让儿童平卧，用纱布或小毛巾蘸上配好的酒精，先擦四肢，从上至下，再擦颈部、耳后、额头、腋下、腹股沟、腋窝等大血管丰富部位，然后擦身体躯干前面、背部，最后擦手心、脚心，注意不要擦拭腹部。擦时要注意保暖，若发现儿童表情痛苦或身上出现大理石花纹时要立即停止。此方法降温效果很好。

（3）冷敷　把小毛巾折叠成几层，浸在凉水里，拧成半干，敷在前额，也可敷于颈部两侧、腋窝、肘窝、腘窝、大腿根等大血管通过的地方。每 5 ～ 10 min 换一次毛巾。也可用热水袋灌进冷水或碎冰，做成冰枕或冰袋敷在额头上或枕在脑后（冷敷除降温作用外，还可起到收缩血管、促进止血的作用。所以鼻出血、脚部扭伤、软组织损伤也可用此方法止血）。

2. 注意事项

进行物理降温要注意避风。物理降温配合药物降温时，要注意药物的作用机理，否则会适得其反，影响药效甚至对机体造成伤害。物理降温可以单独使用，也可配合药物降温使用。

在高热初起的时候，皮肤血管收缩，常常打寒战，这时候要保暖，不要降温。寒战过去了，体温迅速上升，就要采取降温措施，使体温降至 38 ℃左右。热退后，要及时把汗揩干。

三、测量脉搏次数（脉率）

脉搏是心脏收缩、血液流经动脉时所产生的波动。脉搏次数与心率相一致，日常生活中往往通过测量脉搏次数来了解心率。

测量脉搏次数常选用较浅表的动脉，最常采用的部位是腕部的桡动脉。

因脉搏或心率易受体力活动或情绪变化的影响，为减少误差，需在安静 15 min 以后再测量。

测量方法　让儿童取卧位或坐位，检查者将食指、中指、无名指并拢置于被测儿童腕部桡动脉处，测量 1 min 内的脉搏次数。如果感觉到脉搏有时不够规则，为准确起见，可重复测量 1 ～ 2 次。

正常成人的脉搏在 60 ～ 100 次 /min 之间，小于 60 次提示心动过缓；大于 100 次提示心动过速，脉搏不规则提示心律失常。学前儿童的脉搏要比成人快，年龄越小越明显。例如，6—12 个月的婴儿脉搏平均值约为 124 次 /min；2—3 岁约为 108 次 /min；5—7 岁约为 91 次 /min。

四、观察呼吸频率

2 岁前的学前儿童呈腹式呼吸，2—7 岁逐渐出现胸式呼吸，表现为腹胸式混合呼吸，以腹式呼吸为主。因此，观察学前儿童的呼吸频率，不能像观察成人一样观察胸部运动，而应注重观察腹部的起伏。一起一伏即一吸一呼，计算为一次呼吸。

正常成人的呼吸频率为 16 ～ 20 次 /min，学前儿童的呼吸频率比成人快，年龄越小，呼吸频率越快。呼吸频率平均值 1 岁以内为 30 ～ 40 次 /min；1—3 岁为 25 ～ 30 次 /min；4—7 岁为 20 ～ 25 次 /min。如在安静状态下呼吸频率明显变快，可见于肺部疾病以及心脏疾病、严重贫血等。

五、热敷法

热敷是利用温热刺激皮下毛细血管扩张的机制，活血化瘀，达到局部消炎、消肿的目的。该法适用于：疖肿初起时；陈旧性瘀血、瘀斑难以吸收的时候。

热敷方法为：

（1）准备 40 ～ 45 ℃温热水，将毛巾浸湿，折叠后置于患处。待热量部分散发后更换，重复多次，每次持续 20 ～ 30 min。

（2）也可将热水装入热水袋中，将袋内气体排出，拧紧盖子，用毛巾裹好，放在需要热敷的部位。

热敷一般用于扭伤所致局部肿胀 24 h 后、皮肤感染疖肿初起时、眼结膜炎等。

六、喂药

（1）给小婴儿喂药，可将药片研成细小粉末，溶在糖水、果汁等香甜可口的液体中，喂服；或用奶瓶，像喂奶一样喂入。

（2）1 岁左右的婴儿，常常又哭又闹拒绝服药，有时需要灌服。

灌服的方法 将药片压成粉末，放在小勺里，加点糖和少许水，调成半流状。固定婴儿头部，使头偏向一侧，左手控制其下颌，趁其哭闹张口时，右手将勺尖紧贴其嘴角将药送下。待药物咽下后，松开左手，立即让其喝水，以去除口中苦味。

（3）对 2、3 岁以后的幼儿，应讲明道理，鼓励他们自己服药，不宜再采用灌服的方法。甜药先吃，苦药后吃，必须在老师、家长的监督下把药吃下。

七、滴眼药水

首先必须正确用药，用药前认真核对药名，以防搞错。

方法 操作者将手洗净，让儿童取仰卧位。先用清洁毛巾或纱布擦净分泌物；操作者用左手食指、拇指轻轻分开上下眼睑，让其头后仰、眼向上看；右手持滴眼瓶，将药液 1 ～ 2 滴滴入眼内；让儿童轻轻闭上眼睛；操作者用拇指、食指轻提眼睑，并嘱咐儿童转动眼球，使药液均匀布满眼内。眼药膏宜在睡前涂用，分开其上下眼睑，将眼药膏挤入眼内，闭上眼轻轻揉匀即可。

八、鼻腔滴药

让学前儿童仰卧，肩下垫枕头，头后仰，鼻孔向上；或让其坐在椅子上，背靠椅背，头尽量后仰。这样可避免药液通过鼻咽部流到口腔。右手持药瓶，在距鼻孔 2 ～ 3 cm 处将药液滴入鼻孔，每侧 2 ～ 3 滴，轻轻按压鼻翼，使药液均匀接触鼻腔黏膜，滴药后保持原姿势 3 ～ 5 min。

九、简便通便法

1. 肥皂条通便法

将普通肥皂削成或捏成圆锥形，蘸少许温水，使之适当变软并使其表面光滑。将肥皂条尖端在前慢慢塞入肛门，利用肥皂的机械刺激，引起排便。

2. 开塞露通便法

开塞露内装有甘油。使用前将管端封口处平行剪开，挤出少许液体润滑管口，然后缓慢插入肛门，用力挤压塑料壳后端使药液射入肛门内，激发排便。

3. 手抠排便法

如学前儿童长时间不能排便，大量干硬大便堆积在直肠内，用以上方法通便均无效时，可戴橡皮手套，用油脂类润滑手指，动作轻柔地插入肛门，一点一点抠出积存在肛门中的硬粪块。注意应根据学前儿童年龄选用不同手指，防止手指过于粗大损伤肛门皮肤黏膜。

学习要点

- 学前儿童身体疾病及预防
  - 学前儿童疾病的早发现
    - 学前儿童生病的迹象
    - 学前儿童疾病一般症状的辨别
  - 学前儿童易患传染病及预防
    - 传染病的特征
    - 传染病流行的规律及预防措施
    - 学前儿童常见传染病及防治
  - 学前儿童常见疾病及预防
    - 呼吸系统常见疾病
    - 消化系统常见疾病
    - 常见营养性疾病
    - 五官常见疾病
    - 常见寄生虫病
    - 皮肤常见病
  - 患儿常用护理技术
    - 测量体温
    - 物理降温
    - 测量脉搏次数
    - 观察呼吸频率
    - 热敷法
    - 喂药
    - 滴眼药水
    - 鼻腔滴药
    - 简便通便法

思考练习

1. 怎样才能发现儿童生病？应如何根据病情进行处理？
2. 传染病的特性有哪些？传染病流行过程的三个基本环节是什么？
3. 发生龋齿的主要原因是什么？怎样预防龋齿？
4. 儿童肥胖有什么危害？对肥胖儿应采取哪些措施？
5. 在传染病流行时期，托幼机构应采取哪些措施？
6. 在日常工作中如何做好学前儿童疾病预防工作？

岗位任务

任务一　对传染病疑似病例采取防护措施

案例：新星幼儿园在某日晨检时发现一例水痘疑似病例，该园立即采取了以下措施：

(1)将病儿进行隔离，时间为30天。

(2)对病儿使用过的玩具、食具进行消毒。

(3)对该中班儿童进行医学观察。

要求：请分析以下问题：

1. 该园采取的措施哪些是恰当的？哪些不够明确？
2. 你认为还应采取哪些防护措施？

任务二　对病儿的病情进行初步辨别和分析

案例：幼儿园某幼儿近来夜里常常惊起。已经是冬天了，睡觉时不停地出汗，头枕部的毛发也变得越来越稀疏。虽然家长给孩子补充了钙片、牛奶，但半个月后症状仍未减轻。

要求：1. 运用所学知识对该幼儿出现的症状进行辨别。

2. 对该幼儿家长进行科学指导，帮助家长分析原因，并找到解决问题的办法。

任务三　幼儿患龋齿情况调查

内容：结合幼儿园实习或见习，完成对幼儿患龋齿情况的调查

要求：1. 选择一个班级，对全班孩子进行龋齿患病情况调查。

2. 对调查结果进行分析，并完成调查报告。

相关链接

链接一　国家免疫规划疫苗儿童免疫程序表（2021年版）

可预防疾病	疫苗种类	接种途径	剂量	英文缩写	接种年龄														
					出生时	1月	2月	3月	4月	5月	6月	8月	9月	18月	2岁	3岁	4岁	5岁	6岁
乙型病毒性肝炎	乙肝疫苗	肌内注射	10或20 μg	HepB	1	2					3								
细核病[1]	卡介苗	皮内注射	0.1 ml	BCG	1														
脊髓灰质炎	脊灰灭活疫苗	肌内注射	0.5 ml	IPV			1	2											
	脊灰减毒活疫苗	口服	1粒或2滴	bOPV					3								4		
百日咳、白喉、破伤风	百白破疫苗	肌内注射	0.5 ml	DTaP				1	2	3				4					
	白破疫苗	肌内注射	0.5 ml	DT															5
麻疹、风疹、流行性腮腺炎	麻腮风疫苗	皮下注射	0.5 ml	MMR								1		2					

续表

可预防疾病	疫苗种类	接种途径	剂量	英文缩写	接种年龄														
					出生时	1月	2月	3月	4月	5月	6月	8月	9月	18月	2岁	3岁	4岁	5岁	6岁
流行性乙型脑炎[2]	乙脑减毒活疫苗	皮下注射	0.5 ml	JE-L								1			2				
	乙脑灭活疫苗	肌内注射	0.5 ml	JE-I								1、2			3				4
流行性脑脊髓膜炎	A 群流脑多糖疫苗	皮下注射	0.5 ml	MPSV-A							1		2						
	A 群 C 群流脑多糖疫苗	皮下注射	0.5 ml	MPSV-AC												3			4
甲型病毒性肝炎[3]	甲肝减毒活疫苗	皮下注射	0.5 或 1.0 ml	HepA-L										1					
	甲肝灭活疫苗	肌内注射	0.5 ml	HepA-I										1	2				

注：1. 主要指结核性脑膜炎，黑恶性肺结核等。

2. 选择乙脑减毒活疫苗接种时，采用两剂次接种程序，选择乙脑灭活疫苗接种时，采用四剂次接种程序；乙脑灭活疫苗第 1、2 剂间隔 7-10 天。

3. 选择甲肝减毒活疫苗接种时，采用一剂次接种程序，选择甲肝灭活疫苗接种时，采用两剂次接种程序。

链接二　预防接种后反应

反应发生时间		临床表现	处理
一般正常反应	局部反应 接种后 24 h 左右	局部红、肿、痛，直径 2.5 ～ 5.0 cm，强反应，有时可引起局部淋巴结肿大	局部淋巴结红、肿，可热敷
	全身反应	发热 37.5 ～ 38.5 ℃，还可能伴有头痛、恶心、呕吐、腹痛及腹泻	排除感染后，可对症处理
异常反应	晕厥 注射后突然发生	轻者心慌、虚脱、恶心或手足发麻。一般短期即好转，如不好转应进行处理	皮下注射 1/1 000 肾上腺素 0.3 ～ 0.5 mL
	过敏性皮炎 数小时至数天	以荨麻疹最常见，可布于全身	抗过敏
	过敏性休克 注射后立即发生	面色苍白、头昏、冷汗、恶心、胸闷，呼吸窘迫、血压下降乃至休克	立即注射肾上腺素，静脉给升压药、氢化可的松（方法同抢救青霉素过敏性休克）
	血清病 注射后 8 ～ 12 天	发热、荨麻疹、眼睑等黏膜水肿和哮喘；或白细胞减少，关节疼痛、淋巴结肿大	抗过敏
	变态反应性脑脊髓膜炎 注射后 1 ～ 4 周	头昏、头痛、发烧、关节痛，继之肢体麻木、瘫痪，少数人可因呼吸麻痹于数日内死亡	早期使用氢化可的松或地塞米松

链接三　常见急性传染病的潜伏期、隔离期和检疫期限（供参考）

病名	潜伏期 / 日			病人隔离时间	接触者检疫期 / 日
	一般	最短	最长		
麻疹	10 ～ 14	6	21	出疹后 5 天解除隔离，合并肺炎延长 5 天	21 天，经人工被动免疫者 28 天
水痘	13 ～ 17	10	21	全部皮疹干燥结痂	21
流行性感冒	1 ～ 2	数小时	4	退热后 2 天	3
流行性腮腺炎	18	4	21	腮腺消肿后 1 周	21
百日咳	7 ～ 14	2	21	发病 40 天后或痉咳 30 天后	21
流脑	2 ～ 4	1	7	症状消失后 3 天，不少于病后 7 天	7
痢疾	1 ～ 4	0.5	7	症状消失后 1 周	7
甲型病毒性肝炎	21 ～ 28	14	40	发病后 40 天	40
猩红热	2 ～ 5	1	12	从治疗起不少于 7 天	7
乙型脑炎	7 ～ 14	4	21	至体温正常	不检疫

第七章
学前儿童的安全与救护

本章导读

本章从预防托幼机构安全事故，维护和增进学前儿童身心健康，减少意外伤害发生的角度，讲述托幼机构安全教育的重要性，以及学前儿童安全教育的具体内容和方法。旨在树立安全意识，并掌握儿童意外伤害的基本应急处理方法。这是保证学前儿童健康成长的重要环节，也是幼儿园保教工作中的重要任务。

★ 知识目标

1. 高度重视安全教育，熟知学前儿童安全教育的具体内容及方法。
2. 了解自然灾害的常见种类，灾害的预防措施及应急避险要领。
3. 初步掌握学前儿童意外伤害的种类及其特点。

★ 技能目标

1. 掌握学前儿童意外伤害的急救原则，学会常用的急救方法和技能。
2. 能观察学前儿童常见外伤情况，并能做简单的处理。
3. 学会对常见自然灾害的防护，并能带领学前儿童进行自救。

★ 素养目标

1. 熟知托幼机构安全教育的重要性，形成保护儿童生命的意识和情感。
2. 保障学前儿童安全是托幼机构的首要任务，必须树立“以人为本、依法监管、安全第一、预防为主”的思想，努力成为学前儿童安全的守卫者。

★ 学习本章之前共同讨论

1. 托幼机构为什么要高度重视安全问题？
2. 针对学前儿童如何开展安全教育？
3. 学前儿童常见的意外伤害有哪些类型？
4. 谈谈你对突发事件应急处理的了解？

保障学前儿童安全是托幼机构的首要任务。在托幼机构里，儿童处于集体教养状态。保教人员必须高度重视安全工作和儿童的安全教育，牢固树立“以人为本、依法监管、安全第一、预防为主”的思想，从促进儿童健康成长、维护家庭根本利益、维护社会稳定的高度出发，重视和加强安全教育工作，提高教职工对伤害事故的预防和应急处理能力，给孩子创造适宜、快乐的生活环境，避免和减少意外事故的发生。

第一节　托幼机构安全教育

近年来，托幼园所食物中毒、踩踏、火灾、人质危机等伤害事件时有发生。除却儿童的年幼无知，事故背后往往存在责任淡漠、措施不力、安全教育不到位等问题。托幼园所安全事故的发生与安全管理有着密切关系。通过教育和预防，80% 以上的儿童意外事故是可以避免的。托幼园所的安全教育事关每个儿童的健康成长，牵动着千千万万家长的心，更关系着整个社会的安定和谐。

一、托幼机构安全教育的重要性

托幼园所的安全工作，涉及方方面面，除建立健全安全保障制度、层层落实岗位安全职责外，安全教育显得尤为重要。如果孩子不能区分什么是安全，什么是危险，不懂得保护自己，那么教师再严密的保护也不能保证万无一失；如果教师安全防范意识淡薄，应急救护技能缺失，那么当灾难和意外发生时，儿童遭受的伤害和损失就会更严重。因此，托幼机构的安全教育是一项非常重要的工作。

1. 安全教育是保障学前儿童健康成长的重要举措

儿童是祖国的花朵，承载着家庭的希望，孕育着国家的未来。儿童的安全和健康成长是全社会的责任。学前儿童缺乏生活经验，对自己行为产生的后果缺乏预见，不能实施有效的自我保护和伤害防范。学前儿童生性好动，对一切新鲜事物充满好奇，喜欢主动探索。教师不可能时时刻刻跟在孩子身边，也不能因为怕出事故而束缚儿童的手脚，限制他们的行为。学前儿童极易发生安全问题。加强安全教育，提高伤害防范意识，是保障幼儿健康成长的根本性工作。

2. 安全教育是强化保教人员安全意识的必须手段

保教人员是学前儿童在托幼机构的监护人，负责他们日常生活的照料和教育，避免、防止意外事故的发生，是保教人员的工作职责。保教人员应明确了解学前儿童容易出现的意外事故种类，熟练掌握有关学前儿童安全教育专业知识、意外事故处理的技能，牢固树立“安全第一，预防为主”的思想，始终把确保学前儿童的安全放在第一位，提高防范学前儿童意外事故的能力，消除有可能造成意外的安全隐患。为此，托幼机构要加强对保教人员的安全常识教育和职业道德教育，提高保教人员对意外伤害事故的警觉性。

3. 安全教育是落实国家相关法律法规的必然要求

长期以来，党和国家政府对中小学和幼儿园学生的安全健康十分重视，全社会也给予高度关注，陆续出台了《中华人民共和国未成年人保护法》《托儿所、幼儿园卫生保健管理办法》《学生伤害事故处理办法》《中小学幼儿园安全管理办法》等一系列法律法规，从法制层面对广大中小学和托幼园所的安全工作和安全教育提出了明确具体的要求。《幼儿园教育指导纲要》(以下简称《纲要》)指出“幼儿园应该把保护幼儿的生命和促进幼儿的健康放在工作的首位”,《中小学幼儿园安全管理办法》则明确规定,有关教育机构“应当按照国家课程标准和地方课程设置要求,将安全教育纳入教学内容”。要求开学初、放假前集中开展安全教育;开展体验活动的安全防护教育,开展交通、消防和江河湖海游泳的安全卫生教育;开展避险、逃生、自救演练等。可见,对学前儿童进行安全教育是托幼园所的职责所在,更是落实国家相关法律法规的必然要求。

二、托幼机构安全教育的内容及方法

《纲要》对幼儿园安全教育目标和要求提出了明确规定,要求幼儿“知道必要的安全保健常识,学习保护自己”,在教学内容和方法上要“密切结合幼儿的生活进行安全、营养和保健教育,提高幼儿的自我保护意识和能力”。当然,随着时代的发展,幼儿安全教育也会衍生出新的内涵,出现新的教育手段与方式。

(一)学前儿童安全教育的内容

学前儿童安全教育的内容广泛,概括起来有三个方面:安全和自我保护意识的培养、安全知识与技能的教育、规则意识和安全习惯的养成。

1. 安全和自我保护意识的培养

学前儿童需要安全的环境,但世上没有绝对安全的环境,无论是幼儿园,还是家庭或公共场所,都难免存在一定的安全隐患。因此,提高学前儿童自身的安全意识,让其学会自我保护,显得尤为重要。3—6 岁的学前儿童大脑发育速度较快,已能较好地认识外界事物,较好地调节和控制自己的行为,但好奇,活动欲望强,自我保护意识薄弱,生活、社会经验少,是非辨别能力差,尚不能准确判断什么是安全的,什么是不安全的,以及后果如何。迫切需要成人加以引导和有意识的教育。父母和老师可以利用学前儿童模仿能力和求知欲强的特点,通过讲故事、做游戏等对他们进行教育引导,使他们逐步认识到生活中的危险因素,提高对伤害的预判能力和自我保护意识。儿童需要保护,同时也需要教育与训练,过分受保护不利于避险能力的培养。父母与老师应对儿童进行必要的安全教育,培养他们的自我保护意识,增强他们的自控能力,同时也要注意培养他们独立应对环境、适应环境的能力,以减少意外伤害的发生。

2. 安全知识与技能的教育

每个人都需要有基本的安全知识和自我保护意识。特别是学前儿童,他们缺乏生活经验,防范意识和保护技能薄弱,更需要有针对性的引导和系统性学习。与学前儿童相关的安全知识与技能有很多,主要包括生活安全、交通安全、消防安全、食品安全、环境安全、玩具安全、自然灾害避险、求救方法教育等方面(表 7–1)。

(1)生活安全　了解幼儿园、家庭生活中各种安全要求,如上下楼梯、出入教室不拥挤、不嬉闹、按次序走;外出活动不擅自离开班级和老师,和爸爸妈妈外出要紧跟大人;不接受陌生人的东西,不跟陌生人走;拒绝他人随便触摸自己的身体。

(2)交通安全　通过幼儿园教育活动让幼儿认识交通标志,如红灯、绿灯、黄灯、人行横道线,并知道这些交通标志的意义和作用;懂得基本的交通规则,如红灯停、绿灯行;过马路要看红绿灯,要走人行横道线等。

(3)食品安全　饮食有规律,不暴饮暴食,进食时不嬉戏打闹、专心就餐;不随便饮用或食用来路不明的食品；不吃不卫生的、变质的食物；吃带刺、骨的食物时要小心，避免被卡住。

表 7–1　安全知识与技能

教育内容	知识	技能
生活安全	有关生活用水、电、火、气等的安全知识； 爱护动物，与动物和谐相处并有基本的防护知识；有药品、杀虫剂、洗涤剂以及其他生活危险品的安全知识	具备基本的生活技能和危害防范意识。如上下楼梯、出入教室不拥挤、不嬉闹、按次序走；对陌生人有警觉性，拒绝他人随便触摸自己的身体
交通安全	交通基本规章和安全出行知识	能正确识别交通信号和标识，遵守交规，有安全出行的意识、习惯
食品安全	饮食卫生和食品健康知识	对有毒、过期、不卫生食物的初步辨识能力，养成良好的卫生习惯
活动安全	游戏和体育等活动中的安全知识	提高身体素质、机体活动能力和运动保护技能
灾害避险	恶劣天气和地震、火灾等状况发生时的避险基本知识	求助、报警、急救电话的使用要点和注意事项，灾害发生时的避险、逃生技能

（4）活动安全　幼儿在户外体育活动和游戏时特别兴奋，加之活动范围广、活动量较大，幼儿人数众多等因素，发生意外伤害的概率相对较高。因此，一定要教育幼儿遵守活动规则，按次序进行，活动中礼貌谦让。不做危险的动作，特别对于大型玩具、运动器械，要教会幼儿正确的使用方法。

（5）避险求救　教育儿童在独处遇到危险时，大胆向周围人群呼叫，利用一切机会求救；平时要记住家人的联系电话、父母姓名及工作单位；知道 110、119、120 等求救电话的作用和使用方法。

3. 规则意识和安全习惯的养成

规则意识和行为规范在集体环境和人类社会无处不在，小到家庭生活习惯，大到国家的法律法规。只有具备规则意识、自觉遵从社会行为规范，才能更好地融入集体，更有效地保护自我。在孩子的生活中，规则很大一部分就是行为养成和习惯培养。他们喜欢熟悉的生活程序。重复性的、有规律的生活让他们觉得有安全感，让他们对生活有预见性，更有利于保护自己和他人安全。比如在托幼机构，要教育小孩保持群体间和睦相处，善待同伴，遵守公共秩序，尽力避免或减少直接冲突，更不允许有咬、打、踢、抓等不当行为；要指导小朋友遵守上下楼梯秩序，避免拥挤或者踩踏等不安全情况发生。再比如户外游戏，不能一下子把小朋友从秋千上揪下来，否则有可能伤害到他。告诉孩子玩秋千的规则：你可以等一下，或者礼貌地问“什么时候可以轮到我”，或者先去玩别的。教育小孩不仅仅是讲解规则，还要为孩子提供一些解决方法，让孩子自己选择和决定，发挥他们的主动性。当然，学前儿童的规则应该是以保护孩子自身的安全、不伤害他人和公物为界限，这跟“为了成人的方便而设立规则去限制孩子”是有区别的。制定规则并不是为了限制孩子，也不是说要站在孩子的对立面去管制孩子。相反，制定必要的规则，是为了引导孩子建立良好的行为规范，学会人际互动以及保护自己和他人安全。

（二）学前儿童安全教育的方法

只有学会自我保护，远离危险，孩子才能拥有幸福，享受美好生活。为了孩子的健康和安全，家长和老师应该及早教给他们一些必要的安全常识以及处理突发事件的方法。实施中，注意考虑不同年龄段儿童已有的核心经验和接受能力，充分体现寓教于乐思想。

1. 在环境中渗透安全意识

富有内涵的环境创设，是托幼园所最直观的教育载体。通过有趣的图片、漫画、标志符号、照片等，布置安全宣传栏或墙饰，让幼儿在环境中潜移默化地受到熏陶与感染。如在园所电器插座旁，贴上自制的安全标志，在走廊的显眼处，张贴上安全疏散示意图和安全标志等，让幼儿在有意无意中认识安全标志。

2. 在主题中强化安全认知

活动是幼儿安全教育的重要渠道。通过开展丰富多彩的安全主题教育活动，让幼儿增加体验，加深对安全知识的认知，提高自我保护意识和防护能力。如开展“注意饮食卫生”主题活动，通过设计食品安全知识调查表，讨论：为什么肚子疼了？路边的小吃能吃吗？三无食品能吃吗？让幼儿知道食品卫生的重要性，学习如何鉴别安全食品，辨识哪些食品属于健康食品，哪些属于“危险”食品，懂得要吃干净的食物，饭前便后要洗手，饭后要漱口，早晚要刷牙，从小养成良好的卫生习惯。还可以开展“保护自己办法多”“小小安全员”等类似主题活动，增强幼儿自我保护能力，让幼儿亲身体验安全自救的方法和技能，增强安全防护意识和防护能力。

3. 在游戏中学会安全保护

通过创设情景游戏，让幼儿在游戏活动中学习自救和求救方法。如开展“警察叔叔”的角色游戏，让幼儿扮演他们所崇拜的警察叔叔，使之懂得横穿马路要走斑马线，走失或遇险时要找值得信任的大人帮忙；在“这种时候，你该怎么办?”的情景游戏中，创设不同情景：“你一个人在家，有陌生人敲门怎么办”“小伙伴的手指划破了，你该怎么办”“夏天发现有人中暑了，你该怎么办”“闻到厨房有煤气味怎么办”等，引导幼儿设想出各种各样的自救、自护方法，并进行演练。同时，组织大家讨论哪种方法更好，让幼儿熟练说出父母的姓名、家庭住址、电话号码或用电话求救，学会采用最有效的自我保护方法，培养幼儿临危不惧、机智勇敢的品质，提高自我保护能力。

4. 在生活中养成安全习惯

在幼儿一日生活的各个环节，会有许多渗透安全教育的契机，如晨检、午餐、散步、盥洗、户外活动、自由活动等。幼儿教师、保育员、保健员等都可以成为安全教育员，时时抓住机会对幼儿进行安全教育。如，幼儿吃饭、喝水前摸一摸、吹一吹，不会烫到嘴；吃饭时不嬉笑打闹可避免异物进气管；鞋带不系牢就会被绊倒；上楼梯时，你挤我推互不相让，会摔倒……反复强调这些日常生活中常常遇到的问题，培养幼儿形成良好的生活习惯，起到自我保护的作用。这种养成，需要教师的细心和耐心，要随时捕捉幼儿在活动中出现的问题，抓住契机，适时、及时地提醒，对幼儿进行必要的、合理的引导和教育。强化随时出现的安全行为，巩固已有的安全知识、让安全意识逐步在幼儿心里扎根，让安全行为逐渐成为习惯。

5. 在演练中培养安全技能

为防止水、火、地震等突发事件可能对幼儿造成的伤害，托幼园所教师可以有组织地开展系列模拟演习活动，让幼儿在演习中学习安全防护技能。比如，为了预防烧伤，教师告诫幼儿：万一衣服着火，不要惊慌失措、到处乱跑，而要做好“停步→倒地→翻滚”，然后让幼儿逐一演习，掌握自救逃生的本领，更好地保护自己。除了让孩子们学习生活中针对人为事故的避险，托幼园所还可以进行一些面对地震、暴风雨等自然灾难的模拟逃生演习，利用录像等现代信息技术，让孩子们学习逃避自然灾害的能力。

6. 在合作中共担教育职责

在孩子的安全教育中，家庭的积极参与是十分必要的。有了家长的支持与配合，安全教育才能达到最理想的效果。托幼园所可以通过家长会，让家园教育目标达成一致；也可以通过幼儿园班级的家园共育栏、致家长一封信、告家长书等形式，向家长宣传安全教育的重要性和必要性；还可以不定期地组织专题讲座或亲子游戏活动，让家长参与到托幼园所的安全教育中来，向家长传递安全教育和增进幼儿自我保护能力的知识，让家长主动参与对幼儿自我保护能力的培养，切实将安全教育的内容延伸到每个幼儿的家庭。

总之，在幼儿教育中，安全是第一位的，是工作底线。只靠教师和保教人员的外在保护是远远不够的，必须在各种教育活动和日常生活的点滴中，对幼儿时时进行安全意识的强化教育，培养幼儿的自我保护能力，才能更好地为幼儿撑起一片安全的天空。

三、托幼机构安全事故的预防

托幼园所安全事故是指学前儿童在园所期间或外出集体活动但处于园所管理范围内所发生的儿童人身伤害事故，包括儿童在园所内发生的人身伤害，也包括在园所外但属于园所组织的活动，如春游、秋游、节日活动等，发生的人身伤害。引发托幼园所安全事故的因素种类复杂，有的与托幼机构内部管理有关，有的与教职工责任心有关，有的与园所设备设施有关，有的与保育或教育活动组织的严密性有关。常见的事故类型，有管理疏漏或其他原因引发的火灾、踩踏、食物中毒等危机事件，有制度不严或环节漏洞导致的幼儿冒领、非法入侵等伤害事件，有防护设施设备隐患或教学活动组织不当造成的人身伤害，也有在园所外组织活动时发生的交通事故、人员走失等。要加强托幼园所安全事故的预防，须重点做好以下几方面工作。

1. 建立健全规章制度

托幼机构的安全规章制度，是学前儿童在托幼机构的环境以及组织的各项活动中的安全保障，是教养人员必须遵守的行为准则和职业规范。各托幼机构应当按照国家相关法律法规要求，同时结合园所实际情况，建立健全各项安全管理制度，通常包括：实施门岗管理制度；严格幼儿接送制度；落实设备安全检查制度；遵守食品卫生安全制度；执行药品保管制度；健全突发事件应急预案等。通过全园性规章制度、部门性规章制度、岗位责任制度等一系列制度的健全，规范、制约教职员工的行为和责任。一旦发现事故隐患，应该在第一时间及时处理给予解决，并要求反馈，彻底消除安全隐患，做到“有章可循，有制可依”。

2. 明确职责严格执行

托幼机构领导一定要将安全工作视为生命线，列入园所的重要工作内容。为了不让各项安全制度成为一纸空文，托幼机构应当实行园长安全工作责任制和事故责任追究制，成立由园所领导直接负责的“平安校园”领导小组，组建由园所管理者、幼儿教师、医务人员、食堂和安保负责人等关乎幼儿保教生活各方面人员参与的安全工作小组，对园所内各项安全制度的执行落实情况进行定期检查和不定期抽查，及时排除隐患，防范安全事故发生。托幼园所还应定期召开安全工作会议，有计划地组织安全培训和安全演练，密切家园合作联合开展安全教育等。应使安全工作纳入园所工作的各个环节，做到全员参与，人人有责，保证幼儿在安全、整洁的环境中健康快乐地成长。

3. 进行相关安全教育

托幼园所的安全教育应从教师与幼儿两方面入手。一方面，托幼机构要加强对保教人员的安全常识教育和职业道德教育，将相关安全教育纳入园所整体教育计划，定期组织培训和演练，学习预防安全事故的知识与技能，分析解读典型安全事故的经验和教训，提高保教人员对安全事故随时可能发生的警觉性，使保教人员在对学前儿童进行教育教养活动时，对其中有可能造成伤害的外在环境条件有一种戒备、警觉的心理状态，防护能力更趋专业化。另一方面，对幼儿进行多种形式的安全教育及相关能力培养，从认知与行动两方面入手，加强日常行为规范及其养成、安全知识教育和素质的养成、自我保护意识的培养与训练、逃生知识与技能的学习与训练等。

第二节　学前儿童常见的意外伤害与救护

近些年，随着国民经济的快速发展，社会医疗保健的水平及儿童保健工作的开展都有了明显的提高。意外伤害已取代传染病等，成为导致儿童死亡和伤残的主要因素。意外伤害的发生与各种各样的影响因素相关，了解学前儿童意外伤害的常见类型和特征规律，采取积极有效的干预措施，可避免意外事故的发生或降低其破坏程度，减轻对儿童身心的伤害。

一、学前儿童常见意外伤害的类型与特点

意外伤害是指突然发生的各种事件对人体所造成的损伤，它是一种突发事件，也是人类生活中对生命安全和健康有严重威胁的一类特殊伤病。目前，国际上已将意外伤害归为一类疾病，将意外伤害的常见类型分为交通伤害、溺水、跌落、烧烫伤、中毒、窒息、自杀等 14 类。据相关调查结果显示，学前儿童意外损伤最常见的类型有车祸、跌落、烧烫伤、溺水、窒息和中毒等。在我国，学前儿童意外伤害以跌伤、烧烫伤、交通事故和中毒为主。

（一）学前儿童意外伤害的常见类型

1. 跌落

青少年、儿童是意外伤害的高危人群，且在几种主要伤害中，意外跌落居非致死性伤害的首位，其严重性在于常见、多发、后遗残疾多。婴幼儿和学龄前儿童的意外伤害类型主要为跌落，随着年龄的增长，跌落伤害的比重逐渐降低。跌落伤害的主要损伤部位为下肢，损伤类型以骨折为常见。

随着高层楼房的增多，因阳台、门窗、楼梯缺乏保护装置，儿童坠落事故的发生有增多趋势。跌落伤害多发生于 5—9 岁儿童。该年龄段儿童刚刚脱离成人照看独自外出活动，缺乏安全与危险的体验，已经涉险而不自知。同时这个年龄段儿童好奇、爱动，喜欢追逐打闹，冒险爬高，缺乏安全自控能力，容易在玩耍中滑跌、坠落造成悲剧。3 岁以下儿童跌落往往是因成人照看不周从楼道滚落或抱坐于高台疏于防护，甚至趣逗幼童甩抛失手。跌落伤是城区儿童常见创伤之一，是农村儿童意外伤害的首位原因。该类伤害的发生有其规律性，改变危险环境可降低跌落伤害的发生率，可以通过加强防护栏及改变坠落面的性质如软硬程度

加以预防。

2. 烧伤与烫伤

烧伤与烫伤的发生与儿童生活环境和生活习俗有关。烧伤热力源主要是火，由于缺乏防护，儿童误靠误踩、烤火不慎、玩火、火药爆燃等引起。热液烫源主要是开水、热油、蒸汽，大部分是儿童自取开水打翻开水瓶导致；放置在不安全处的热油、热汤、热粥，儿童因好奇掀翻或误玩也可致伤。有 2/3 的烫伤病例发生于尚未明确形成安全概念的 5 岁以下儿童，尤其集中于 2—3 岁幼童。

3. 交通事故

在发达国家，交通事故一直是主要的意外伤害类型之一。1—19 岁人群交通事故伤害发生率为 16.4/10 万，其中男性显著高于女性。交通事故死亡率为 3.9/10 万。小学生和学前儿童的交通事故伤害占比显著高于其他人群。

随着现代交通的发展、交通工具的增加，儿童受交通伤害人数逐年上升。车祸是意外伤害致死的首位原因。车祸后果轻重不一，多见头部受伤、骨折、内脏出血、休克、死亡。研究表明在步行交通事故中，危险人群为 5—9 岁儿童。

4. 中毒

儿童的食物中毒较为常见，主要由于进食污染、食物变质。误食有毒食物或误服药物发生的中毒，多见于 0—4 岁儿童。常见的有毒物质有药品、洗涤剂、煤油、汽油、杀虫剂、灭鼠剂、含有毒物质的根茎及果实等。学龄前期儿童爱吃零食又无辨别能力，如吃霉变甘蔗、误食野生有毒蘑菇，或用有机磷农药空瓶装水解渴等，均可发生中毒事件。

除食物中毒外，以下情况也会导致儿童中毒：机动车辆排放高含铅尾气是城市儿童铅中毒发生率高的原因；工厂排放的污水、废气和其他有害气体也是毒源；受误导过量补充微量元素如锌、硒、碘等也会引起中毒；有一些“口服液”，如不恰当服用会出现儿童体格、生理发育异常，这是容易被人们忽视的潜在毒源；还有家长因缺乏卫生知识，未经医生指导而给儿童滥用药导致的医源性中毒。

冬季有些家庭用蜂窝煤炉取暖，夏季家中用煤气淋浴器洗澡，如通风条件差，亦可导致一氧化碳中毒甚至死亡。

5. 溺水

据国内外的医学资料表明，溺水是 1—14 岁儿童意外伤害死亡的重要原因。溺水主要发生在湖泊、水网密集地区，以夏季为高峰。溺水发生的地点主要为池塘、沟渠、无盖水井、河流湖泊及其他水域。儿童溺水的原因主要是在水源岸边行走、玩耍、戏水或涉水等。泳池、澡池和缺盖下水道是城市儿童发生溺水意外的场地。

6. 踩踏

踩踏指在某一事件或某个活动过程中，因聚集在某处的人群过度拥挤，致使一部分甚至多数人因行走或站立不稳而跌倒未能及时爬起，被人踩在脚下或压在身下，短时间内无法及时控制、制止的混乱场面。托幼园所的踩踏常常发生在行进的人群中有人摔倒，而后面不知情的人继续向前，这时人群中极易出现像“多米诺骨牌”一样连锁倒地的拥挤踩踏事故。针对这种情况，平时的演练和良好的心理素质是应急避险的重要保证，否则大家都争先恐后地外逃，可能会加剧危险，甚至出现更大惨剧。

(二)学前儿童意外伤害的特点

1. 学前儿童意外伤害的性别特点

大量统计分析和研究表明,男童意外伤害发生率明显高于女童,而且随着年龄的增加不断加大。学前儿童意外伤害调查资料表明,男女童之比在(2.05∶1)~(3.34∶1)。在学前儿童非致命性伤害方面,男童也高于女童。原因在于男童生性更顽皮好动、精力旺盛、活动频率高,喜好危险性和刺激性的游戏和玩具,接触危险性因素的机会多于女童,更易发生意外伤害。所以家长和老师应对此引起足够的重视,加强对男童意外伤害的预防工作。

2. 学前儿童意外伤害的类型特点

跌落损伤是发生较多的类型,明显高于切割伤、脱臼等其他损伤。活泼好动、充满好奇心是学前儿童的特点,容易使他们在活动中忽视周围的环境因素,在追逐奔跑、嬉笑玩闹时,稍不留意,极易摔倒、碰伤,甚至骨折。因此,保教人员要始终有安全意识,对潜在的意外伤害有预见性,提高警惕,发现危险苗头,及时加以处理。

3. 学前儿童意外伤害的季节特点

春夏季气温较高,儿童衣着减少,户外活动增多。儿童活动量的增大、汗液的刺激等会导致其自控能力、动作准确性降低,加之儿童冲动易怒,发生意外伤害的可能性大大超过其他季节。因此,托幼机构意外伤害预防应该考虑季节的特点。

4. 学前儿童意外伤害发生的时间特点

很多教师在组织儿童上课或室内游戏后,思想状态由紧张转为放松,对儿童的安全监护也开始有所松懈,儿童也从兴奋期进入疲劳期,体力和自控能力明显下降,这一时间段是儿童意外伤害发生的高峰期,托幼机构应该加强防范意识和相关措施。

5. 学前儿童意外伤害发生的场所特点

户外活动场所中的大型玩具造型新颖、色彩鲜艳、玩法有趣,儿童在活动时兴奋忘形、缺乏自我保护能力,极易发生意外伤害。故大型玩具场所发生意外伤害的概率明显高于其他场所。这就要求教师仔细观察大型玩具的结构特点,活动前,对儿童反复强调玩法和注意事项。活动中,做到放手不放眼、放眼不放心,动静结合、自由与有组织相结合,做到循序渐进,逐步适应,教师特别要关注儿童的疲劳程度,及时发现儿童的体态表现,并且提醒儿童进行休息或者缓和情绪,从而减少儿童意外伤害的发生。

二、学前儿童意外伤害的现场救护

学前儿童随着年龄的增长,活动范围不断扩大,活动内容逐渐丰富,与外界环境的接触更加频繁,发生意外事故的可能性也随之增大。因此,托幼机构的保教人员应该掌握一些基本的应急急救常识和技能,一旦有突发事件发生,能够第一时间采取科学、有效的方法,进行必要的救助,最大限度地减轻儿童的痛苦,把事故对儿童造成的伤害降到最小。

(一)突发事件的应急响应

根据《中华人民共和国突发事件应对法》,突发事件是指突然发生,已造成或者可能造成严重社会危害,需要采取应急处置措施予以应对的自然灾害、事故灾难、公共卫生事件和社会安全事件。托幼机构的突发事件具有突发性、危害性和紧迫性等特点,为有效降低事故的破坏程度,托幼机构应第一时间采取应急响应机制。应急响应由突发事件通告、突发事件评估、应急启动、应急处理和后期处置五个步骤组成。它规定了托幼机构突发事件发生后应采取的工作流程和相应工作内容,目的是保证应急响应措施能够被有组织地执行,从而最大限度地保证应急响应的有效性。其中,突发事件通告要求做到快速有效,最大限度地保证各方的知情权,同时避免造成恐慌和事态扩大;突发事件评估是对突发事件进行分类和定级,以便启动相应应急预案;应急处理是在应急启动后,按照事先制定的应急预案进行应对;后期处置主要是对事件的善后和反思总结,从而进一步完善托幼园所应急响应机制。在托幼机构应急处理过程中,我们需要充分发挥园所教师的作用,同时还应充分发挥托幼园所保健医生的作用,及时对在园儿童进行救护,必要时还应快速地让医疗机构介入相关救护。

(二)现场救助的原则及程序

在突发事件的应急响应中,人员现场救助是应急第一要务。要一切以人为重,体现以人为本的宗旨,尽最大努力去减少事故造成的人员伤亡和痛苦。

1. 急救原则

学前儿童发生意外伤害后,在医生还未赶到现场时,需要采取一些必要的急救措施,实施急救应遵循抢救生命、防止伤残、减少痛苦三个基本原则。

(1)抢救生命　呼吸和心跳是生命维系的基本保证。任何原因导致呼吸、心跳完全停止4 min以上,就可造成死亡或濒临死亡,若超过10 min就很难起死回生了。因此,发生意外伤害事故后,首先要关注受伤幼儿的呼吸、心跳是否正常。一旦幼儿呼吸、心跳出现严重障碍,无论现场情况如何,必须立即采取人工呼吸和心脏按压相结合的急救措施,抓紧最初的几分钟时间,帮助维系被动呼吸、心跳,同时联系急救中心,为后续抢救赢得时间。

(2)防止伤残　意外发生后,在抢救时要尽量预防和避免二次伤害,也要尽量防止伤儿日后留下残疾。如幼儿严重摔伤,有可能造成脊椎骨折时就不能用担架、帆布抬送,也不能背或抱,要用硬板固定后转运,否则会伤害脊髓,造成终身残疾;其他部位的骨折,也要注意固定并减少伤处的体位移动,防止韧带和血管的再损伤。

(3)减少痛苦　意外事故造成的伤害,常常会给幼儿身心带来极大的痛苦,因而在现场救助、处理时动作要轻柔,语言要温和。不要只顾着抢救,其他的都不管不顾,这样会加重幼儿的心理负担或导致幼儿不配合,适得其反,达不到救助效果。

2. 急救程序

托幼机构意外伤害的急救处理程序一般为:初步判断伤情→现场紧急施救。

(1)初步判断伤情　幼儿发生意外伤害事故后如能迅速判断伤情的轻重,则有利于采取相应的急救措施,对挽救生命或减轻伤害意义重大。一方面,可依据发生意外的原因进行判断,如溺水、触电、气管异物、车祸等严重伤害事故,必须争分夺秒地进行有效急救,以避免伤亡发生。有些伤害事故如烧伤、骨折等虽然不会顷刻致命,但也十分危险,如迟迟得不到处理或处理不当,也会造成严重伤害。另一方面,可依据受伤儿童的情况来判断,当人体突然受到外界强大刺激或伤情发展恶化至最后阶段,重要的生命机能会出现紊乱、衰竭,新陈代谢降到最低水平,呼吸、心跳等都会发生改变。垂危的伤者呼吸会由正常节律变得不规则,时快时慢、时深时浅,呼气不均匀;脉搏也由规律的跳动变为细快而弱,或节律不齐;眼睛会变得无神,瞳孔也不会随着光线的增强而迅速缩小,最后瞳孔会逐渐散大,对光线完全失去反应能力。

(2)现场紧急施救　若伤情严重,则须立即进行现场急救,同时打急救电话→送医院→通知家长。若伤情不严重,则可通知园内保健医生→根据伤情进行处理→通知家长。

三、常见意外伤害的处理

（一）通用急救技术

1. 心肺复苏术

心肺复苏术是指在心跳、呼吸骤停的情况下所采用的一系列急救措施，使心肺功能恢复正常，生命得以维系。心肺复苏操作步骤如下：

心肺复苏术

（1）观察评估　快速评估环境对抢救者和患儿的安全性。评估患儿的反应、生命体征和意识状态。若患儿无反应、无呼吸或仅存喘息，救护者应立即大声呼救并拨打 120 电话求助。

（2）胸外按压　将幼儿仰卧于地面或硬板床上，解开衣扣，松解裤带，采用胸外心脏按压帮助建立人工循环。常用方法包括双掌按压法（适用 8 岁以上儿童和成人）、单掌按压法（适用于幼儿）和双指按压法（适用于婴儿）。

救护者位于患儿右侧。1 岁以内的婴儿采用双指按压法，急救者将一手食指和中指置于患儿两乳头连线中点下方的胸骨部位（图 7–1）。1— 8 岁的幼儿采用单手手掌根部按压，按压部位为幼儿两乳连线与胸骨交叉处（图 7–2）。单掌按压时手指不可触及胸壁以免损伤肋骨，放松时手掌不应离开患儿胸骨，以免按压部位变动。肘关节伸直，使肩、肘、腕关节呈垂直轴面，借助身体重力垂直向下用力按压，要避免冲击式用力，按压深度约为幼儿胸部前后径的 1/3。每次按压后放松，使胸廓完全回弹，按压与放松时间比基本一致，按压频率为 100 ～ 120 次 /min。

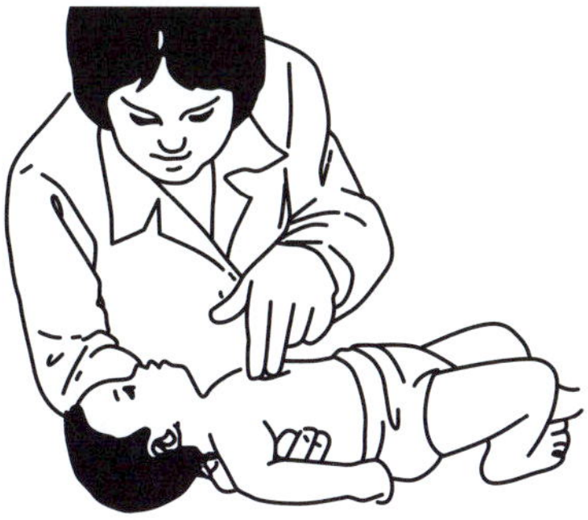

图 7–1　1 岁以内婴儿胸外心脏按压

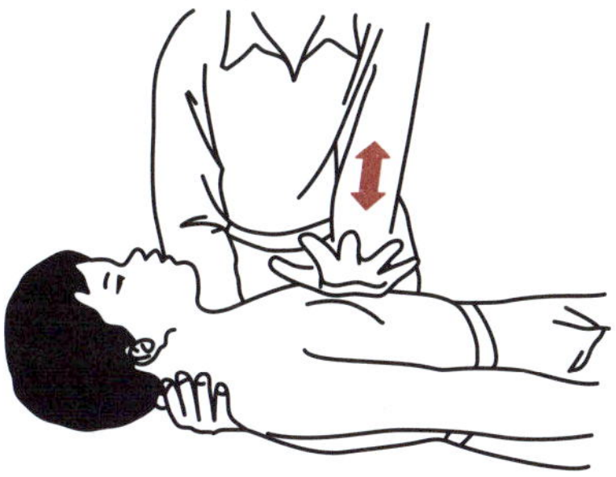

图 7–2　1—8 岁幼儿胸外心脏按压

（3）开放气道　清除口、咽、鼻的分泌物、异物或呕吐物，采用仰头提颌法开放气道。救护者一手掌鱼际按压患儿前额使头后仰，另一手食指和中指将下颌骨托起，使下颌角和耳垂连线与地面呈 60°（婴儿 30°），保持呼吸道通畅。

（4）人工呼吸　救护者一手拇指和食指捏住患儿鼻孔，掌根部保持患儿头后仰，另一只手扶持下颌使小儿口部张开；口对口封住往里吹气，每次送气时间 1 s，同时观察患儿胸部是否隆起，若胸部无隆起，应再次尝试开发气道。吹完一口气，松开患儿鼻孔、嘴，使肺部气体自然排出。两次吹气间隔 3 ～ 4 s，吹气与排气时间比为 1∶2。有节奏地重复进行，直至患儿恢复自主呼吸（图 7–3）。

（5）胸外按压与人工呼吸比配　单人做心肺复苏操作时，按压与通气比为 30∶2；双人心肺复苏操作时，按压与通气比为 15∶2。完成 5 个循环后，评估患儿呼吸和心跳情况，评估时间不超过 10 s。若未恢复自主呼吸，重复 5 个循环后再次评估，直到急救人员赶到送往医院救治。

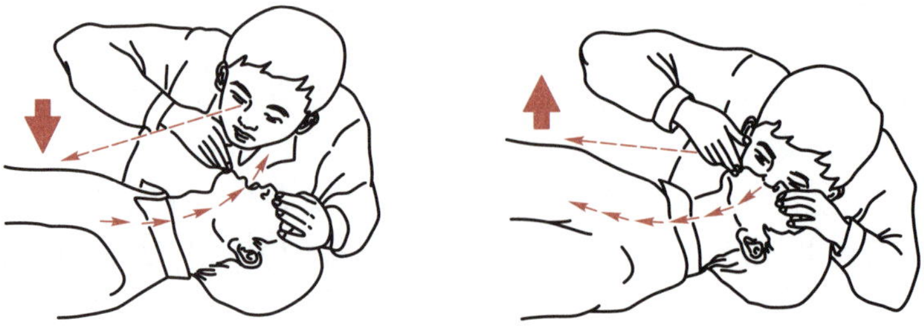

图 7-3　人工呼吸的方法

（6）使用 AED　已普及自动体外除颤仪（AED）的地区，急救时应尽快激活紧急反应系统，使用 AED 进行心肺复苏。

2. 气道异物梗阻

学前儿童呼吸道异物阻塞往往发病突然，非常危险，如不及时处理将导致幼儿窒息死亡。常用处理方法有背部叩击与胸部冲击法（婴儿）、腹部推压法（幼儿）等。

背部叩击与胸部冲击法　托住婴儿下颌及头颈部，将患儿俯卧并骑跨于救护者的前臂上，头向下低于躯干，另一只手掌根向下叩击患儿背部两肩胛间 4 ～ 6 次。若异物仍未排出，立即施行胸部冲击，将婴儿翻转于前臂上，成仰卧位，在两乳头连线中部下方，用两指快速冲击 4 ～ 6 次。若异物排出，则迅速用手指从一侧口角抠出；如异物仍未排出，则重复交替背部叩击与胸部冲击，直至异物排出（图 7–5）。

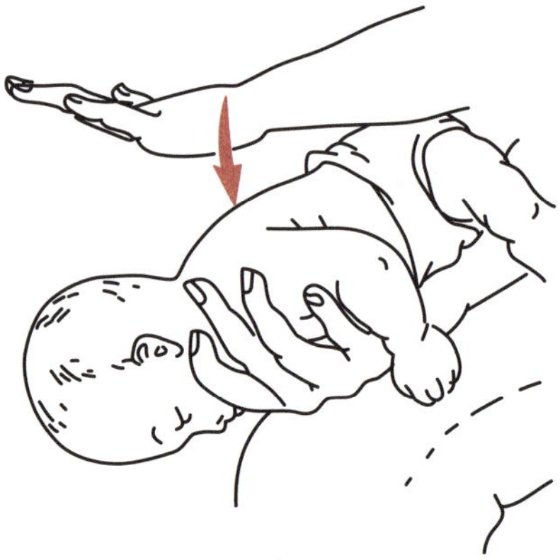

图 7-4　背部叩击

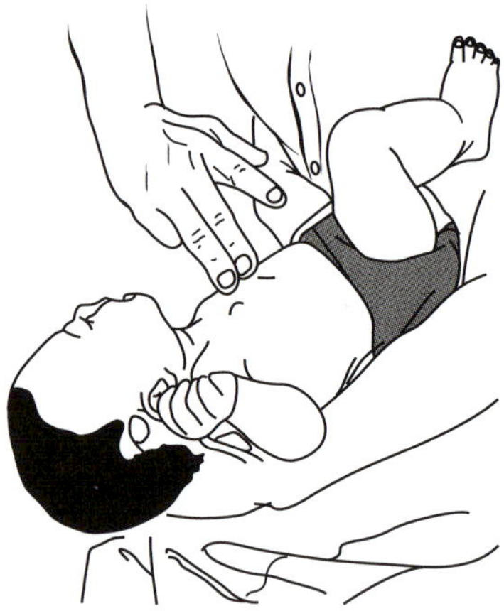

图 7-5　胸部冲击

腹部推压法　让患儿取站立姿势，救护者从背侧用双手臂环抱患儿上腹部；一只手放在正中线脐上，另一只手紧握此手；救护者用力压患儿腹部 6 ～ 10 次，促使上呼吸道阻塞物吐出（图 7–6）。

止血包扎方法

3. 创伤止血

许多意外伤害事故会引起不同程度的出血。对于出血，特别是大出血，必须采取有效措施迅速止血，然后再做其他处理。常用的止血方法有加压包扎止血法、指压止血法和止血带止血法。

加压包扎法 适用于静脉、毛细血管、小动脉损伤等体表和四肢的出血。用数层消毒纱布、干净毛巾或布块等盖在创口上，再用三角巾或绷带扎紧，将受伤部位抬高。这是最常用的止血方法，一般要 5 ～ 15 min 能够奏效。

指压止血法 适用于中等以上动脉损伤的出血。在出血部位的上端（即近心端），用手指将出血动脉压向骨骼，阻断血流达到止血。此法较难持久，只能作为应急措施，须在短时间内改换成其他止血方法。

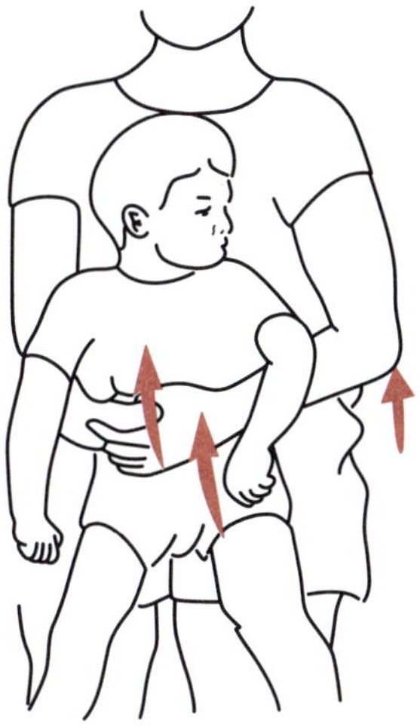

图 7–6 腹部推压法

止血带法 适用于四肢较大动脉损伤，一般止血方法无效时。常用的止血带为橡皮带、充气止血带等。用止血带扎在伤口上方，阻止血液流出。使用止血带时应注意：① 捆扎前，应在止血带的部位垫放衬垫物，以免损伤皮肤。② 松紧度要适宜，以摸不到远端的脉搏为宜。③ 每隔 15 ～ 30 min 放松一次止血带，松解时可用指压法暂时止血。

4. 骨折固定

骨折常伴有剧烈疼痛，骨折处肿胀、畸形。骨折的急救原则是“固定”，即限制伤肢再活动，防止在搬运过程中骨折断端损伤周围组织（如神经、血管等）。在骨折部位处理前，要先观察伤者全身情况，若有大出血，应先止血处理。

骨折的判断与救助

（1）四肢骨折

闭合性骨折 可使用绷带和夹板，将骨折处上下关节固定起来。上肢采取曲肘固定，下肢采用直肢固定。绷带不宜绑得太紧。四肢固定时应露出伤肢的指尖和趾尖，以便观察血液循环，如指、趾出现苍白、发凉、麻木、青紫等现象，说明绑得太紧，应及时松开重新固定。紧急情况下也可用木板、竹片、硬纸壳等代替，应垫上毛巾、衣服等松软物品。下肢骨折也可将伤肢与健肢绑在一起固定，上肢骨折可固定在躯干（图 7–7）。

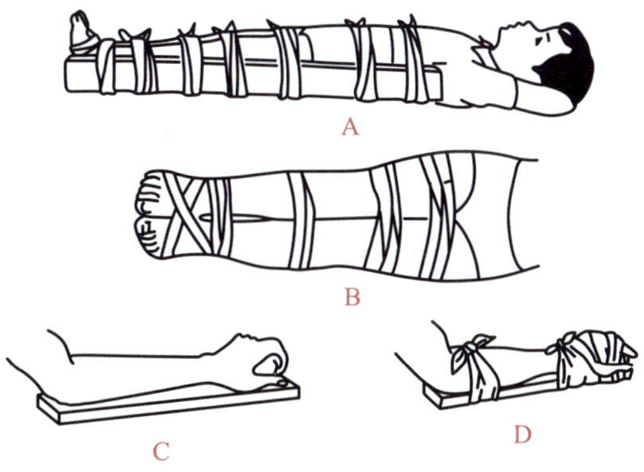

图 7–7 四肢骨折的固定方法

开放性骨折 应先止血，将外露骨头用无菌纱布覆盖，再用夹板固定。固定好骨折肢体后，及时搬送至医院。

（2）脊柱、颈椎骨折 儿童从高处摔下，若头、肩、臀着地，容易发生脊柱损伤。如果怀疑伤者有颈椎或脊椎骨折，千万不能随便移动伤者，以防因处理不当导致脊神经“二次损伤”，造成严重后果。可选用硬板或门板等硬支架作为搬运和固定工具，采用滚动法或平托法搬动。由 2～3 人托住伤者的肩胛、腰部、臀部及下肢，同时用力抬起或滚动伤者，小心地平移到硬板或支架上。用绷带或布绳将整个身体固定好，然后搬运到医院。如无法按照上述方法处理，可让伤者不动，打 120 等救护车到后施救（图 7–8）。

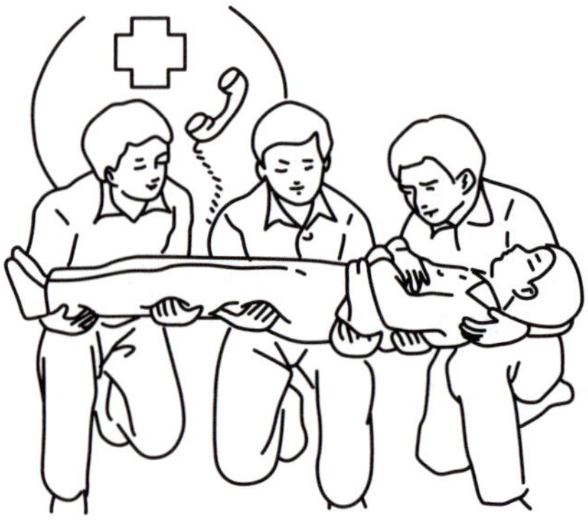

图 7–8　脊柱骨折的正确搬运方法

（二）一般性损伤处理

1. 小外伤

（1）擦伤

观察伤情　摔倒等原因导致皮肤破损。

处理方法　根据伤口的深浅进行处理。若仅蹭破了表皮，只需将伤口处的泥沙清理干净即可。如果伤口较深有出血，应该用自来水或生理盐水清洁伤口，消毒水消毒伤口，处理后无须包扎。若伤势较严重，需去医院治疗。

（2）扎刺

观察伤情　花草刺、竹刺、木刺等扎入皮肤，有时有一部分露出皮肤，有刺痛感。

处理方法　将伤口用自来水或生理盐水清洗。用消毒过的针或镊子顺着刺的方向把刺挑、拔出来。挤出淤血，随后再用酒精消毒伤口。如果刺扎在了指甲里或难以拔除，应送医院处理。

（3）划伤

观察伤情　使用剪刀、小刀等文具或触摸纸边、草叶和打碎的玻璃器具、陶器时，都可能会发生手被划破的事故。

处理方法　用干净的纱布按压伤口止血。止血后，用 75% 的酒精由里向外消毒，敷上消毒纱布，用绷带包扎。如果是玻璃器皿扎伤，应先用清水清理伤口，再用镊子清除碎玻璃片，消毒后进行包扎。

（4）扭伤

扭伤的应急处理

观察伤情　运动时在四肢关节容易发生扭伤，患处疼痛，运动时疼痛加剧，可出现肿胀或青紫淤血。

处理方法　迅速采用冷敷的方法，可止痛防肿，不宜揉搓和活动伤处，一天后再改用热敷。

（5）跌伤

观察伤情　幼儿奔跑、跳跃和上下楼梯时容易跌倒，也会因相互推拉、打闹等摔倒，出现破皮和淤血。幼儿跌伤后，除注意局部损伤情况外，还应注意其他部位及内脏有无损伤。

处理方法　如果没有破皮，迅速采用冷敷的方法，防止皮下继续出血，以达到止血、消肿、止痛的目的。若伤口小而浅，可用生理盐水清创，然后敷创可贴；若伤口大而深，出血较多，要先止血，并立即送医院。如果跌倒后，出现意识丧失，几秒、十几秒后才有反应，注意观察有无呕吐、嗜睡等脑震荡症状，同时送到医院检查处理。

2. 脱臼

观察伤情　幼儿的关节韧带松，如用力过猛，则可能造成关节面脱离原来的位置，以肩关节、肘关节脱位为常见。表现为功能丧失、局部疼痛。

处理方法　不要活动受伤的部位，迅速送往医院，让外科医生处理。教师切不可贸然试行复位。

3. 烧烫伤

观察伤情　烧烫伤是幼儿经常遇到的意外事故，日常生活中以烫伤多见，主要症状表现为创面疼痛、红斑、水泡。幼儿的皮肤特别娇嫩，往往受伤比成年人更为严重，感染机会多，并发症也多。

烫伤的急救处理

处理方法　切断热源，立即冷却处理。如果仅是轻度烧烫伤，皮肤红肿刺痛无水泡，可以迅速用干净的冷水连续冲洗 20 ～ 30 min，然后用纱布包扎；如出现水疱，最好避免用冷水冲洗，以免导致水疱破裂，可以迅速放在冷水中浸泡；如果水疱破损、有血水渗出，要避免冷水冲洗，应立即送往医院。处理过程中不要破坏发生烧烫伤的皮肤，如果衣物与创面粘连，不可强行撕拉，可使用剪刀等物体将发生烧烫伤创面周围的衣物剪去。 根据伤情程度给予不同的处理，一般的浅表烧烫伤，可在局部涂烫伤药膏或促进创面愈合的药物。若出现水泡，尽量不要弄破，可用医用纱布覆盖包扎，以保证皮肤的完整性，防止感染。若受伤面积较大，程度也较重，应将烧烫伤部位覆盖保护后，立即送医院处理。

4. 动物咬伤

观察伤情　随着家庭宠物增多，被动物咬伤的事件大幅增多。动物咬伤主要包括猫和狗咬伤、蛇咬伤、蜂蜇伤等。无论被哪类动物咬伤，都必须及时处理，防止伤情进一步加重。

处理方法

（1）猫、狗咬伤　伤后立刻用水龙头放水急冲，持续时间至少 15 min。随后立即送医院处理并注射疫苗。现场若无水源，可用矿泉水冲洗，尽可能使毒素侵入降到最低。被狗或猫等动物咬伤或抓伤，无论轻重，要在 24 h 之内注射狂犬疫苗，如果伤口严重还需要进行清创术，注射破伤风抗毒素。

（2）蜂蜇伤　蜜蜂蜇伤可用弱碱性溶液（如 30% 氨水、2% ～ 3% 碳酸氢钠、肥皂水等）外敷，以中和酸性毒素。黄蜂蜇伤则用弱酸性溶液（如醋，0.1% 稀盐酸）中和。若毒刺还残留在皮肤内，可用消毒针将刺挑出。局部症状较重，红肿、疼痛甚至伴有全身症状（头晕、恶心、呕吐、休克、昏迷），需尽快送医院治疗。

（3）蛇咬伤　被蛇咬伤后，应尽量记住蛇的基本特征，离开蛇出没的地方，不要乱跑，防止蛇毒扩散。去除受伤部位佩戴的限制物品（如手链、手表、鞋子等），以免肿胀后无法去除。用止血带或软布条等在咬伤处近心端 5 ～ 10 cm 处绑扎，以防毒液随血液循环而流向全身，但每隔 15 ～ 20 min 要放松 1 ～ 2 min。扎缚后生理盐水或清水反复冲洗伤口，将伤口浅处的毒液冲走。挤压伤口周围或用有效负压器（如吸奶器、拔火罐等），将毒液排出。保持伤口低于心脏，急速送医院救治。

5. 鼻出血

观察伤情　鼻部外伤，挖鼻孔损伤了鼻黏膜，发热时鼻黏膜充血肿胀，血管脆性增加，鼻腔异物等，均可造成鼻子突然流血不止。

处理方法　鼻出血时应安慰幼儿不要紧张，用口呼吸，头略低。捏住鼻翼 5 ～ 10 min，同时用湿毛巾冷敷鼻部和前额，促进止血。若无法止血或幼儿经常出鼻血，应去医院诊治。生活中很多人都习惯于将头向后仰，鼻孔朝上，认为这样做可以有效止血，其实是错误。此法只是看不见血外流，但实际上血在向内流。正确的方法是将头部保持正常或稍向前倾的姿势，使已流出的血液向鼻孔外排出，以免留在鼻腔内干扰到呼吸的气流（图 7-9）。冷敷止血后停止活动 2 ～ 3 h。

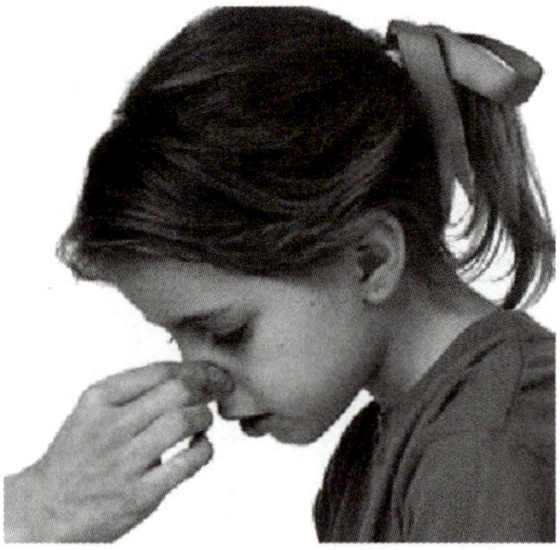

图 7-9　鼻出血正确处理方法

6. 眼、鼻、咽异物

（1）眼内异物

观察伤情　小沙粒、小飞虫等东西入眼后，粘在结膜的表面或角膜上，有时也进入眼睑结膜囊内。

处理方法　沙粒粘在眼结膜表面和角膜时，不能用手揉搓，可用清水冲洗眼睛，或利用泪水将异物带出，还可翻开上、下眼睑，找到异物后用干净棉签或纱布轻轻拭去。若眼损伤较严重，则要用无菌纱布覆盖眼睛，尽快送医院诊治处理。

（2）鼻腔异物

观察伤情　幼儿因好奇、好玩，无意中常将小物件塞入鼻孔，如豆粒、果核、扣子等异物，造成鼻孔堵塞，影响呼吸的通畅，还会引发炎症。

处理方法　若一侧鼻孔异物，可让幼儿用手堵住无异物的一侧鼻孔，做擤鼻涕的动作，通过气流将异物排出；或用棉签、纸捻刺激鼻黏膜而打喷嚏，将异物喷出。若以上方法无效，应尽快送医院处理。切不可擅自用镊子夹取，以免将异物捅向深处，甚至落入气管，发生意外。

（3）咽部鱼刺

观察伤情　鱼刺、骨刺等卡在咽部，引起吞咽疼痛，不能进食。

处理方法　此时要仔细观察，了解情况，如能看见异物，可用镊子将卡在咽部的刺取出。如看不见异物，可下压刺激幼儿舌根，促使呕吐帮助异物排出，如无效则应尽早送医处理。切忌采用喝醋、吞咽馒头、饭菜强行咽下，这样会划伤食管，引起其他疾患。

7. 中暑

观察伤情　烈日长时间照射，或天气过于暑热，使体温过高，会出现头疼、头晕、耳鸣、眼花、口渴甚至昏迷。

处理方法　中暑后要及时地将患儿移至阴凉、通风处或有空调的房间内，解开其衣扣，让其躺下休息。用凉毛巾冷敷头部，擦拭全身，帮助散热。中暑会导致身体处于高热或者处于发热的状态，需要给患儿补充液体，如喝些清凉饮料，或口服十滴水、人丹等解暑药物。中暑严重者应立即送医就诊。

8. 急性中毒

观察伤情　学前儿童急性中毒可分为食物中毒、药物中毒、化学物质中毒等。一般是误食、误服有毒物质引起。一般先有恶心、呕吐、腹痛，水样便或脓血便，继而体温升高，迅速出现脱水、酸中毒，甚至休克、昏迷。

处理方法　急性中毒处理时首先要尽快清除毒物，可采用催吐（用手指、勺等刺激咽部引起呕吐）等方法，并收集剩余食物、患儿呕吐物或排泄物，立即送医院检查救治。

9. 溺水

溺水大多是在儿童无成人监护状态下造成的，夏秋季节更多见。发生溺水时，应尽快将患儿救出水面。若溺水者意识清醒，仅为体内进水，倒水就可以了。若溺水者意识不清，口内有淤泥杂草，必须迅速清除其口鼻的异物，松解其内衣、裤带、领口等，检查呼吸、心跳情况。若溺水者呼吸心跳已停，应迅速施行心肺复苏术，并拨打求救电话尽快送至医院。

第三节　自然灾害中的应急避险

我国地缘辽阔，自然气候复杂，各地自然灾害也多有发生。为此，托幼机构常常会不同程度地面临各种自然灾害的威胁。如何应对自然灾害的发生，将灾害造成的损失降到最低，是托幼机构需要高度重视的问题。

一、自然灾害常见类型

自然灾害是指对自然生态环境、人居环境和人类及其生命财产造成破坏和危害的自然现象。一般包括气象灾害，如台风、暴雪、雷电、高温等；地质灾害，如地震、泥石流、塌方、火山爆发等；洪水灾害，如水灾、海啸等。而教育系统所指的自然灾害在教育部的《教育系统自然灾害类突发公共事件应急预案》中有明确规定，是指因自然灾害发生而对受灾地区学校造成人员伤亡、财产损失，对教学秩序造成影响的一类突发事件。常见的有台风、地震、洪水等。根据国家有关自然灾害的应急预案和教育系统实际状况，按灾害可能造成的人员和财产损失严重程度，从高到低划分为Ⅰ到Ⅳ级，即特别重大事件（Ⅰ级）、重大事件（Ⅱ级）、较重大事件（Ⅲ级）和一般事件（Ⅳ级）。

二、灾害的避险、减灾机制

托幼机构要建立和制订自然灾害的减灾防害机制，通过应急预案和相关教育演练，形成齐抓共管、人人参与、有备无患的良好校园防灾氛围。

1. 建立预防自然灾害应急工作小组，制订应急工作预案。

2. 加强对广大师幼进行防范自然灾害的避险教育。组织学习台风、暴雨、地震等自然灾害的预警信号、预防知识和自救常识，全园师幼每学期进行一次疏散撤离演习，提高应急逃生能力。

3. 保障专项经费，维护园所安全。加固基础设施，经常对园舍、围墙、树木、场地等开展自查，消除安全隐患，还要做好应对自然灾害的物质保障，配备必需的防灾器材如医药箱、手电等。

4. 保证信息的畅通。在第一时间掌握气象、地质等信息的预报和预测，提前在园所内做好预警发布和警示公告。

三、托幼机构常见灾害避险要领

发达国家普遍重视减灾防灾基本知识与技能教育在减轻灾害、控制风险方面的积极作用，主张将成功的防控经验和鲜活的实际案例，以通俗易懂的防灾手册或其他方式与广大师幼分享，强调通过防灾救灾技能演练提高个人、机构和社区等各方防范和应对灾害的能力（表 7–2）。

表 7–2　常见灾害的避险要领

序号	灾害	避险要领
1	地震	遇地震，小震防砸找掩蔽，大震防压找三角区；抓住机会逃出去，远离所有建筑物，余震蹲在开阔地
2	台风	台风来，听预报，加固河堤通水道，煤气电路检修好；船进港口车入库，临时建筑要远离，减少出行看信号
3	洪水	洪水猛，高处行，准备食物、手电筒，土房屋里呆不成；睡床桌子扎木筏，大树能栓救命绳，穿暖衣服度险情
4	泥石流	下暴雨，泥石流，逃离别顺沟底走，危险地方是下游；横向快爬上山头，躲避宿营不选沟，进山一定看气候
5	雷电	阴雨天，生雷电，躲雨别在树下站，铁塔线杆要避远；打雷家中要防范，关好门窗断电源，避免雷火屋里窜
6	暴雪	暴雪天，人慢跑，背着风向别停脚；身体冻僵无知觉，千万不能用火烤，冰雪搓洗血循环，慢慢温暖方才好
7	火灾	火灾起，怕烟熏，口鼻捂住湿毛巾，身上起火就地滚；不乘电梯奔楼梯，阳台滑下捆绳索，盲目跳楼伤人体

1. 地震：地震很少发生，一旦发生，会给我们的生命和财产带来巨大损失。

（1）防范措施

① 园（所）长一定在思想上高度重视，做到宁可千日无震，不可一日不防，切实把保护教职工及儿童生命和国家财产安全放在首位。

② 加强对保教人员和儿童进行防震抗灾知识及自救知识的宣传教育。

③ 选择合适位置作为避险区，制订好撤离疏散路线图，定期进行模拟演练。

（2）应急措施

① 地震发生后，保教人员要沉着冷静，先看清自己所处的位置，组织儿童有序按照平时熟悉的路线逃生，迅速撤离到安全地带。

② 如果震后不能迅速撤离或被困于室内，最安全、最有效的办法是及时躲到两个承重墙之间最小的房间，如洗手间、厕所等。也可以躲在墙体和梁倒塌后形成的三角空间，如墙角等，并且注意保护好头部。

③ 如果儿童正在睡觉，应立即叫醒儿童并有序组织儿童躲在床底或墙角。

④ 如被建筑物挤压，千万不要惊慌，不要盲目采取措施，要发出报险信号，等待救援。

⑤ 如正在室外活动，应把儿童集中到操场中间空旷场地或树木周围。

⑥ 要注意在精神上安慰儿童，不断鼓励儿童，这非常重要。

2. 台风:是沿海地区经常发生的气象灾害。

(1)防范措施

① 台风来临前:要注意收听、收看相关媒体的报道或气象台的天气预报、及时了解台风的最新动向。台风灾害预防的重点时间是台风登陆前 6 h,尤其是登陆前 3 ～ 4 h,一切准备工作要在台风登陆前完成,如加固室外的设施,清理并移除阳台等高处的物品等。应尽量留在室内,关闭门窗,如有必要,准备、储存必要的饮用水、食物等生活必需品。须知在户外发生台风伤害的概率是室内的 4 倍。

② 台风到来时:千万不要在江河湖海的路堤或桥上行走,一定要注意高空落物,远离危房、脚手架、广告牌等不牢固的建筑物或物体,大树旁、屋檐下也是危险区域。如遇雷雨大风,应及时关闭室内电器,如果看到有电线吹断掉落地上,不要靠近更不要用手触碰。

(2)应急措施

台风来临时,发生外伤、电击伤等伤害事故较多。外伤主要是头部外伤,被刮倒的树木、电线杆或高空坠落物如花盆、瓦片等击伤。电击伤主要是被刮倒的电线击中,或踩到掩在树木下的电线。如发生伤害事故,要立即采取急救措施,并拨打 120 求救。

3. 火灾事故:火灾是托幼机构发生频率最高的灾害性事故。

(1)预防措施

① 落实消防安全责任制,做好防火应急预案。托幼机构的园(所)长是消防安全的第一责任人,应全面负责本园(所)的消防安全工作,并根据消防法律、法规,结合实际情况制订托幼机构消防安全管理制度和应急预案,落实托幼机构消防安全责任制。

② 成立义务消防队伍,按规定配备消防器材。后勤负责人应负责消防器材、设备的维护与保养,经常检查和定期更换灭火器药品。要配合消防部门定期对托幼机构设施进行检查,对发现的各类火险隐情要及时排除和整改。

③ 对保教人员和儿童进行消防安全教育,普及基本消防知识。托幼机构的活动室、寝室、食堂等重点防火场所的各类消防设施、器材要完备,并保证道路通畅,不堆放杂物。定期组织保教人员和儿童进行模拟演练。学会正确使用灭火器材,掌握扑救和逃生方法。

(2)避险要领

① 一旦发生火险,应在第一时间扑救。如果火势失控,要指派专人向 119 报警,告知发生火灾的位置、燃烧物种类、被困人员情况。立即启动托幼机构的火灾应急预案,并在第一时间内向所属区县教育局和当地党委、政府报告。

② 立即切断着火楼(室)的电源。指派专人切断电源、气源,关闭供油设备。如果火灾发生在夜间,宜在人员全部撤离以后再切断电源。

③ 听到火警报告后所有工作人员应该立即进入紧急状态,按照平时消防演练逃生的路线迅速疏散儿童。如不能撤离,应迅速带领儿童进入相对安全的区域,如厕所、阳台、楼顶等有窗户的房间,把毛巾弄湿后折叠起来盖住儿童口鼻。不要随便打开窗户,以防形成冷热空气对流,加重火势或烟雾。

④ 在火灾现场的负责人要统一指挥,果断命令距离火场最近的人员首先撤离,其余人员依次疏散。将全体师幼疏散到室外安全地点并立即清点人数。在确保安全的前提下指派专人断后清场,并确认人员全部撤出。

⑤ 如有儿童或工作人员受伤要及时送往区级以上医院救治,及时通知家长或者家属。

⑥ 保护现场，配合消防部门、行政部门开展调查，有关人员撰写事故报告，协助处理善后事宜。

4. 踩踏：非常危险的公共事件。

（1）防范措施

① 举止文明，人多的时候不拥挤、不起哄、不制造紧张或恐慌气氛。

② 尽量避免到拥挤的人群中，不得已时，尽量走在人流的边缘。

③ 在拥挤的人群中，要时刻保持警惕，发觉拥挤的人群涌向自己，就要做好保护自己和他人的准备。应尽力避到一旁，不要慌乱，不要奔跑，避免摔倒。如置身人群中无法抽身，要特别注意脚下，千万不能被绊倒，避免自己成为踩踏事件的诱发因素。

④ 一旦陷入拥挤的人流，要顺着人流走，切不可逆着人流前进，否则，很容易被人流推倒。一定要注意站稳，身体不要倾斜失去重心。即使鞋子被踩掉，也不要弯腰捡鞋子或系鞋带。遇到台阶或楼梯时，尽量抓住扶手，防止摔倒。如周围有坚固可靠的东西，应尽快抓住，慢慢移动或停住，待人群过去后再迅速离开现场。

（2）应急措施

① 人群中当发现自己前面有人突然摔倒了，马上要停下脚步，同时大声呼救，告知后面的人不要向前靠近。

② 若自己不幸被人群拥倒后，要设法靠近墙壁，身体蜷缩成胎儿似的球状，双手在颈后紧扣，以保护身体最脆弱的部位。

③ 托幼园所一旦发生踩踏事故，要立刻采取有效应对措施，利用一切有效手段快速疏导现场人员，让幼儿尽快疏散到安全地点。禁止无关人员滞留现场，防止恐慌气氛蔓延，避免再次发生事故。一方面赶快报警，等待救援。另一方面，在医务人员到达现场前，要抓紧时间用科学的方法开展自救和互救。在救治中，要遵循先救重伤者的原则。

5. 走失：学前阶段容易发生的伤害事件。

（1）防范措施

① 除接送时间开门外，托幼机构的大门应该始终保持关闭状态，并有专人看守。

② 儿童应牢记父母姓名、家庭住址、工作单位及自己所在托幼机构的名称。

③ 孩子无论是在教室里，还是在园内活动，都应该始终在老师的视线之内。

④ 组织儿童外出，如散步、游玩和参观等活动，要事先了解沿途线路，目的地环境。

出发前对儿童讲清纪律要求，并反复强调。外出活动排队时，队伍前后均有老师或保育员。一个老师领头，一个老师垫后。儿童俩俩手拉手排成队，老师应该随时清点人数，以便能及早发现问题。活动中，保教人员必须随时留意每一位儿童，不得聊天或做其他与此时的工作内容无关之事。活动结束后，要清点好儿童人数。

（2）应急措施

① 一旦发生儿童走失的情况，立即与园所领导联系，同时拨打 110 电话求助。

② 园所领导立刻组织工作人员，以儿童走失地点为中心，展开辐射式搜寻。

③ 立即通知家长，散发走失儿童的照片，协助警方进行查找。

学习要点

- 学前儿童的安全与急救
  - 托幼机构安全教育
    - 托幼机构安全教育的重要性
    - 托幼机构安全教育的内容
      - 安全和自我保护意识
      - 安全常识与基本技能
      - 规则意识和安全习惯
    - 学前儿童安全教育的方法
      - 环境渗透教育
      - 主题教育活动
      - 情景游戏模拟
      - 安全习惯养成
      - 防护技能演练
      - 家园合作共育
    - 托幼机构安全事故预防
      - 建立健全规章制度
      - 明确职责严格执行
      - 开展相关安全教育
  - 学前儿童常见意外伤害与急救
    - 意外伤害的类型与特点
    - 意外伤害的现场救护
    - 意外伤害的处理方法
  - 自然灾害应急避险
    - 灾害常见类型
    - 避险减灾机制
    - 常见避险要领

思考练习

1. 简述发现气管异物时进行急救的方法。
2. 幼儿园应如何对学前儿童进行安全教育？
3. 学前儿童容易发生哪些意外事故？应如何进行处理和急救？
4. 请分析以下两个案例并回答问题。

案例1：上午，幼儿园中(3)班的小朋友正在教室内玩游戏，周老师在各种不同类型的游戏区域进行观察和引导。陈晨小朋友来到周老师面前说："周老师，我刚才上厕所时摔了一跤。可是我很勇敢，没有哭。"周老师连忙问道："摔到哪里啦?”陈晨用手指指头部。周老师赶紧细细地查起来,没有发现陈晨的头上有明显的伤痕。周老师对陈晨说:“你是个勇敢的孩子,去玩吧。”很快到吃午饭的时间,全班小朋友和往常一样,在各自的座位上,吃着自己的那份饭菜。吃着吃着,陈晨小朋友呕吐了。

问题:请分析为什么会出现这样的情况?你认为周老师应该如何做?

案例2:小马老师是在幼儿园大(2)班实习的新老师,第一次和幼儿园的小朋友一起去公园里春游,心里有点兴奋,又有点紧张。到公园后,选择了一块空地,主班田老师给孩子们讲了要求和规则,让大家开始自由活动。田老师让小马老师负责第二组的小朋友,小马老师和小朋友们开心地玩起来,不知不觉快要到集合的时间。突然,小马老师发现王××小朋友不见啦,这可把她急坏啦,她觉得自己不能扔下其他小朋友,亲自去找王××,可不去找又不行。情急之下,她对平时在班里比较能干的婷婷和李×两位小朋友说道:“你们两个,一个往那边,一个朝这边,去找找王××。”两个小朋友奉命出发,小马老师的心分成两半,一半跟随她们一起去找王××小朋友。过了一会儿,王××回来了,原来他跑到树林里去玩啦,可婷婷和李×却都还没有回来。

问题:请你说说小马老师哪里做错了?应该怎样做才对?

岗位任务

任务一　观摩幼儿园防火应急演练

防火应急演练是托幼机构安全教育的一项重要内容。幼儿园不但要在日常生活中加强幼儿防火安全教育,更要结合幼儿园自身特点,制订切实可行的防火应急预案并定期实施演练,在幼儿园突发火灾时,最大限度地保护幼儿生命安全和减少财产损失。课后将任务布置给学生,要求学生利用基地幼儿园教育见习的机会,了解和观摩幼儿园的防火应急演练工作。

一、了解幼儿园为预防火灾做了哪些前期准备工作

1. 是否建有应急组织机构,明确了各级岗位职责

幼儿园火灾应急组织机构的设置应根据实际情况,遵循归口管理、统一指挥、高效灵活的原则。一般包括应急指挥中心、报警警戒组、疏散引导组、安全救护组、灭火行动组、后勤保障组等。

报警警戒组主要负责向园长、全园师生、119报警,火灾扑灭后,负责防止幼儿和其他闲杂人员再次进入警戒地带,保护现场。

疏散引导组负责带领、引导幼儿快速疏散,并在安全出口以及容易走错的地

方、楼梯拐角处安排人员值守，其余人员机动搜索，及时将被困人员疏散至安全地区。

安全救护组负责对受伤人员进行紧急救护，并视现场情况组织转送医疗机构。

灭火行动组负责在火灾初期组织人员实施现场灭火。

后勤保障组负责通信联络、交通道路疏导、供电控制、水源供应、物质保障等。

2. 是否有清晰的疏散路线图

根据园所道路，设置疏散线路图，标明各部位人员位置，要求准确、直观、明了、详实。科学合理的疏散路线图可以避免在疏散、引导过程中挤压、踩踏、遗漏等现象的发生。

二、观摩一次火灾事故的应急演练

1. 火灾报警环节

发现火情后，报警警戒组成员立即向全园师生和119报警。报警电话一定要尽量说明：起火单位、所处位置、着火物、火势大小、火场内有人员和其他危险物品，报警人姓名、联系电话等，并派人在关键路标处等候接车和引导。同时，向园长报告，马上实施防火预案，在消防人员到达之前，由灭火行动组尽力控制火势。

2. 紧急疏散环节

发出报警信号后，应按事先制订的防火应急预案分工负责，确保紧急疏散的井然有序。

(1) 后勤人员应关闭电、气设备，切断电源。疏散人员组织引导撤离，指明疏散方向和路径，在拐角、岔道口处设置引导员，避免幼儿误入危险区域。要防止幼儿逆向跑、窜、推挤，防止踩踏事故发生。同时，提醒幼儿不要惊慌与骚乱，为保证快速、有序、安全的疏散，全体人员要听从指挥，不要在疏散时去拿个人物品，更不允许逆向跑窜、推挤。

(2) 在疏散过程中，班级教师要协力配合，组织维护好本班学生沿疏散路线和标志物从就近的安全出口撤离。一位老师负责带领，组织幼儿按照路线靠右侧撤离，让出另一侧通道给消防人员通行；另一位老师取、发浸湿的毛巾，并指导幼儿用湿毛巾捂住口鼻，跟随在队伍中间维护、照顾；带班老师断后，在分发完湿毛巾后，检查室内有无遗留幼儿，监护撤离秩序，如碰到烟火和火苗，指导幼儿弯身行走或匍匐前进。

(3) 火灾中，应按照先“着火层”、后“以上层”、再“以下层”的顺序疏散幼儿。靠近出口和最不利疏散区域的幼儿，可先安排疏散。

3. 疏散后的警戒和信息反馈

(1) 师生疏散到安全地点后要集合点名，报警警戒组控制各出口，火灾扑灭后保护现场，协助消防人员做好警戒。

(2) 集合地点应选择在上风向的非事故威胁区域，尽量与着火建筑物保持距离，防止火灾中的高空坠物。

(3) 各班老师向各小组长报告本班幼儿情况，各小组长向园长报告师生疏散、情绪、人员损伤等状况，确保信息准确畅通。

三、观摩后的反思与总结

将学生进行分组，每 4 ～ 5 人一组，先进行组内讨论，再以小组为单位提交总结报告。包括对幼儿园为预防火灾所做的前期准备工作以及应急演练环节的描述和分析评价。

任务二　托幼机构伤害事故调查分析

课后将任务布置给学生，要求学生利用基地幼儿园教育见习的机会，调查了解幼儿在园意外伤害的发生情况。

托幼机构幼儿伤害登记表

托幼机构名称：		调查时间：	
姓名：	性别：	年龄：	班级：
伤害发生时间：　年　月　日　时　分			
当班责任人：	现场人员：	填表人：	
伤害类型： 1. 跌伤(跌、摔、滑、绊)；2. 锐器伤(刺、割、扎、划)；3. 钝器伤(碰、砸)；4. 烧烫伤(火焰、高温物体、化学物质、爆炸物)；5. 交通事故；6. 动物伤害(狗、猫、蛇等咬伤、黄蜂、蜜蜂等蜇刺)；7. 中毒(药品、化学物质、毒物、毒气等)；8. 溺水；9. 窒息；10. 触电；11. 他伤(攻击、诱拐等)；12. 其他(请说明：)			
伤害发生地点： 1. 户外活动场；2. 卫生盥洗间；3. 活动室；4. 寝室；5. 楼道；6. 其他(请说明：)			
伤害发生时状况： 1. 玩耍娱乐；2. 游戏活动；3. 日常生活；4. 其他(请说明：)			
伤害时和谁在一起： 1. 独自一人；2. 小伙伴；3. 老师；4. 其他(请说明：)			
受伤后第一时间处理方式(最初处理方式)： 1. 未处理；2. 小孩自行处理；3. 班级老师处理；4. 园内保健人员；5. 医疗机构人员；6. 其他(请说明：)			

续表

受伤后最后处理方式： 1. 班级老师处理；2. 园内保健人员；3. 医疗卫生机构就诊；4. 其他（请说明：）
如果就诊，诊断是：
因伤害休息时间：
伤害愈后： 1. 痊愈；2. 有伤痕但不影响生活；3. 残疾；4. 死亡；5. 其他（请说明：）
简述伤害发生经过：
伤害事件分析：

相关链接

中小学幼儿园安全管理办法

《中小学幼儿园安全管理办法》(中华人民共和国教育部令第23号　2006年6月30日）自2006年9月1日起施行。

同学们可在教育部网站搜索学习。

第八章
托幼机构卫生保健制度及环境卫生

本章导读

通过本章学习，对托幼机构卫生保健的要求及基本设施有初步了解，熟悉托幼机构各项卫生保健制度，并学会各项制度的实施方法；通过对托幼机构场地、房舍以及常用设备卫生要求的学习，学会创设符合儿童身心发展特点，使儿童能够安全、健康、愉快地生活，游戏、学习的环境。

★ 知识目标

1. 基本了解托幼机构基本设施及卫生保健的要求。
2. 掌握托幼机构各项卫生保健制度的内容及要求。
3. 基本掌握托幼机构常用设备的种类及卫生要求。

★ 技能目标

1. 学会托幼机构各项卫生保健制度的制订方法，熟悉各项制度的实施方法。
2. 结合保育实习，基本掌握托幼机构日常用具及教玩具卫生的基本操作方法。
3. 初步做到为学前儿童提供符合卫生要求的户外活动场地。

★ 素养目标

1. 通过学习应熟悉幼儿园的各项卫生保健制度，确保学前儿童在集体教育机构中健康成长。
2. 学会为学前儿童创设安全、健康、和谐的环境，是学习本课程必不可少的重要任务。

★ 学习本章之前共同讨论

1. 你见过的托儿所、幼儿园一般都建在怎样的环境中？
2. 你接触过的托儿所、幼儿园有哪些常用设备？

著名教育家蒙台梭利曾说，教育的基本任务是让幼儿在适宜的环境中得到自然的发展，教师的职责在于为幼儿提供适宜的环境。《幼儿园教育指导纲要（试行）》中指出："环境是重要的教育资源，应通过环境的创设和利用，有效地促进幼儿的发展。"幼儿园环境是指幼儿园教育所需要的一切条件的总和，是由幼儿园的各种物质、设备器材、全体工作人员、文化氛围、信息要素，通过适宜的教育理念所形成的一种动态教育空间或场所。

第一节　托幼机构的卫生保健要求

幼儿园为幼儿提供一个良好的、符合卫生保健要求的环境，是保证幼儿正常生长发育和健康发展的基础，也是做好幼儿园保教工作的重要前提。幼儿园环境创设及卫生要求应严格执行国家各项规定，参照 2010 年中华人民共和国卫生部、中华人民共和国教育部令《托儿所幼儿园卫生保健管理办法》、卫生部妇幼保健与社区卫生司 2012 年颁布的《托儿所幼儿园卫生保健工作规范》。

一、设立保健室、隔离室

依据《托儿所幼儿园卫生保健管理办法》要求，幼儿园应设立保健室或卫生室，而且须有《医疗机构职业许可证》。

（一）保健室

为了方便幼儿园开展卫生保健工作，全园应设保健室一间，使用面积可根据幼儿园规模大小确定，一般为 14 ～ 18 m^2。

保健室内应设有儿童观察床、桌椅、药品柜、资料柜等设施，有盥洗设备、简单的医疗器械及常用药品；保健室还应配备儿童体重秤、身高计、体围测量软尺、国际标准视力表或标准对数视力表灯箱等设备；还有消毒压舌板、体温计、手电筒等晨检用品。

保健室还应配备消毒剂、紫外线消毒灯或其他消毒装置。

（二）隔离室

隔离室用于传染病患儿的隔离、患病儿童的临时观察及治疗，其使用面积可小于保健室，可设有 1 ～ 3 个床位，并配有专用的盥洗设备和独立卫生间。

保健室和隔离室宜相邻设置，应与儿童生活用房有适当的距离，出入口要远离活动室。

二、配备卫生保健人员

《托儿所幼儿园卫生保健管理办法》规定：托幼机构的法定代表人或负责人是本机构卫生保健工作的第一责任人。

托幼机构应根据儿童的数量配备卫生保健人员，聘用的卫生保健人员必须符合国家规定。托儿所、幼儿园按照收托 150 名儿童至少设一名专职卫生保健人员的比例进行配备。

卫生保健人员包括医师、护士和保健员。在保健室工作的医师须取得卫生行政部门颁发的《医师执业证书》，护士应取得《护士执业证书》。在保健室工作的保健员应当具有高中以上学历，上岗前要接受当地妇幼保健机构组织的卫生保健专业知识培训并通过考核。

三、建立卫生保健制度

幼儿园卫生保健制度的建立，是实施保育、教育工作的基本保证。目的在于创设最优化的环境和条件，用科学的方法教养儿童，确保学前儿童在集体教育机构中健康成长。同时可作为对幼儿园各项保健工作进行检查和监督的依据，以此促进保健工作质量的不断提高和完善。

幼儿园卫生保健制度除生活制度外，还包括健康检查制度、膳食管理制度等。这里重点阐述卫生消毒制度，预防疾病制度，隔离制度，环境卫生制度，卫生保健登记，统计制度，安全制度等六项制度。

（一）卫生消毒制度

建立卫生消毒制度是切断传染途径的重要措施，做好消毒工作可以有效防止传染病的传播。日常未发生疫情时应做好预防性卫生消毒工作，预防传染性疾病的发生。传染病流行期间或发生传染病疫情时，保洁和消毒工作均应加强，主要包括加大消毒剂浓度、增加消毒次数、扩大消毒范围。幼儿园卫生消毒主要包括以下几方面：

1. 空气消毒

（1）活动室、寝室、盥洗室应注意开窗通风（冬天开窗时注意防寒保暖），保持室内空气流通、阳光充足，每日通风 2 ～ 3 次，每次不少于 30 min。

（2）幼儿园室内以自然通风为主，若无法自然通风，可采用空调等机械通风措施。

（3）每天幼儿离园后用紫外线对室内进行空气消毒，每次照射时间≥30 min。

2. 物表消毒

（1）教室（活动室）的墙面、地面、桌椅、床围栏、家具、门把手、扶梯等表面，每天擦拭、喷雾消毒 1 ～ 2 次，经常触摸的物体表面是消毒的重点。活动室、寝室、盥洗室地面早晚各拖一次，先用清水拖一遍，再用消毒液拖一遍。

（2）桌面在每餐前进行擦拭消毒，擦拭方法为“清—消—清”（清：指用清水擦拭桌面，消：指用消毒液擦拭桌面），即第一遍用清水擦拭，第二遍用消毒液擦拭，需让消毒液在桌面保留 10 ～ 15 min，第三遍再用清水擦干净。

3. 玩具、图书消毒

（1）玩具、学习用品、教具用消毒液擦拭或浸泡，30 min 后用清水擦拭并冲洗干净，每周至少消毒 2 次。

（2）图书可采用阳光下曝晒的方法消毒，时间不低于 6 h，每月 1 ～ 2 次。

4. 餐饮具消毒

（1）幼儿水杯要专人专用，每天消毒一次。先用清水冲洗干净，然后放入消毒柜中或高压蒸车中，消毒时间 60 min。如果用水杯喝牛奶、豆浆或果汁，喝完后应立即清洗消毒。

（2）幼儿的餐具每次进餐后都需要消毒。食堂工作人员清洗餐具后，采用远红外蒸箱消毒，温度在 120 ℃以上，时间 15 ～ 20 min。

（3）保温桶每周清洗、消毒一次，可在周末幼儿离园后进行。先将保温桶清洗干净，然后用消毒液浸泡 10 min，再用清水冲洗干净。

5. 用具消毒

（1）幼儿使用的小毛巾，用后应清洗干净，然后用消毒液浸泡或用消毒柜消毒，每天消毒一次。小毛巾应放置在阳光通风处晾晒，毛巾挂放要有间距，以相互不重叠为宜。

（2）幼儿被褥及枕头每两周日光下曝晒一次，如遇雨可用紫外线灯照射半小时。床单、被套、枕套每月清洗、日晒一次，依据天气情况可增加洗晒次数。

6. 盥洗室、卫生间消毒

（1）洗手池需配备足够的洗手设施，有充足的肥皂、洗手液。幼儿洗手时采用流动水，按照“七步洗手法”洗手。盥洗室地面要随时打扫、定时消毒，保持清洁通风、无异味。

（2）每天用含氯消毒剂擦拭卫生间门把手，台面、水龙头、马桶按钮等，再用清水洗净。坐便器使用后及时冲洗，保持清洁、干燥、接触皮肤的部位勤消毒。

（二）预防疾病制度

1. 贯彻“预防为主”的方针，做好经常性的疾病预防工作。在传染病流行期间不要带幼儿到公共场所。

2. 按年龄及季节配合卫生防疫部门完成预防接种工作。接种前，要对家长和儿童宣传预防接种的注意事项，并了解儿童的健康情况。注射后，填写预防接种卡片，并注意观察儿童接种后的反应（凡有禁忌证者不应接种或暂缓接种）。

3. 及时了解疫情，发现传染病要及时报告，做到早预防、早发现、早报告、早诊断、早治疗、早隔离。

4. 实行及时正确的检疫措施，对所在班级进行严格的终末消毒，对接触传染病的儿童立即采取必要的预防措施，并按各种传染病规定的检疫期进行检疫。检疫期间不办理入托和转托手续。

5. 积极采用各种办法防治疾病、降低发病率。杜绝脊髓灰质炎、白喉、麻疹、猩红热、百日咳的发生，控制肝炎的暴发、续发。

6. 坚持体育锻炼，增强儿童体质，提高对疾病的抵抗力。

（三）隔离制度

各园（所）要设立保健室，要根据本单位条件设立隔离室或隔离床（寄宿制幼儿园必须建立隔离室），隔离室用品要专用。

1. 患儿隔离

发现传染病后，立即将患儿隔离，并通知家长。患儿所在教室要彻底消毒。患不同传染病的儿童应分别隔离，以防交叉感染。

在隔离室设专人护理患儿。禁止护理人员串班、进厨房，或穿着隔离室的工作服外出。患儿用过的食具、毛巾、便盆等要及时消毒，其他用具也要专用并消毒。

2. 可疑患儿的隔离

对可疑为传染病的儿童也要隔离，但应与已确诊患儿分开。检疫期满后无症状者方可解除隔离。

3. 加强对发病班的观察

对发病班的其他儿童（密切接触者）要注意观察体温、精神、食欲等情况，必要时采取预防用药。观察期间该班不收新生，不与其他班接触，但生活日程照常。

特别要指出的是，对离园（所）一个月以上或离开居住地返回的儿童，应向家长询问有无接触史，并要经过医务人员检查。如恰遇传染病流行时，幼儿园要采取更加严格的防范措施，以保证在园儿童不受传染病的侵害。

（四）环境卫生制度

1. 室内

每天于儿童入园前做好室内的清洁卫生工作。为避免尘土飞扬，应采用湿式打扫。应经常开窗通风，保持室内空气新鲜、阳光充足。

2. 室外

要定期进行室外的清洁卫生工作。做到环境整洁无污染，地面平整，无碎砖石，活动场地不堆放杂物，垃圾箱要远离活动场所，并加盖。随季节变化，有计划地做好园内绿化。

3. 卫生间

卫生间要清洁通风，定时打扫并消毒。儿童用的便盆，每次用后要立即倾倒，刷洗干净，每日用消毒液浸泡。3 岁以上儿童要提倡和训练用蹲式厕所。

（五）卫生保健登记、统计制度

要建立健全各种记录、登记、统计制度。一般要有出勤登记表、传染病登记表、疾病登记表、晨检记录表、预防接种记录表、体格检查记录表、缺点矫治记录表、膳食调剂记录表、体育锻炼观察表、意外事故登记簿、家长联系簿等。卫生统计要求做好体格发育评价、膳食评价、出席率、缺点矫治率、各种常见病患等。

以下摘录《托儿所幼儿园卫生保健工作规范》中部分表格（表 8–1 至表 8–6）。

表 8–1　晨午检及全日观察健康问题记录表

日期	姓名	班级	晨检情况 家长主诉与检查	全日健康观察（症状与体检）	处理	检查者

备注：1. 此记录供园所保教人员使用，为保教人员对儿童日常疾病处理的记录。
2. 记录内容：晨午检和全日健康观察中发现的儿童健康问题。

表 8–2　在园儿童带药服药记录表

日期	班级	姓名	药物名称	服用剂量和时间	家长签字	喂药时间及签字

表 8–3　儿童出勤登记表

班级：　　　　　　　　　　　　　　年　月

姓名	日期							备注
	1	2	3	4	5	…	31	

备注：1. 此表由班级老师填写。
2. 按下列符号填写出勤：
① “√” 代表出勤；“×” 代表病假；“—” 代表事假。
② 缺勤儿童先划 “○”，待三天内查明原因后，在圆圈内补全相应的符号。

表 8-4　缺勤儿童家长联系登记表

日期	儿童姓名	班级	家长姓名	联系内容

表 8-5　儿童营养性疾病及常见疾病登记表

班级	姓名	疾病名称	确诊日期	干预与治疗	转归

备注：登记范围包括营养不良、贫血、单纯性肥胖、先心病、哮喘、癫痫、听力障碍等。

表 8-6　班级卫生消毒检查记录表

日期	班级	消毒物体									
		开窗通风	门把手	厕所	图书晾晒	被褥晾晒	水龙头	玩具	午点盘	餐桌	—

备注：以“√”的方式完成此表。

（六）安全制度

1. 在各项活动中，保教人员要关注儿童的活动情况，随时消除不安全因素。

2. 要注意房屋、场地、家具、玩具、用具使用的安全，避免触电、砸伤、摔伤、烫（烧）伤等事故的发生。

3. 药物必须妥善保管，吃药时要仔细核对，剧毒药品要有专人管理，并严禁放在班上。药物管理和服用应由保健老师负责。

4. 建立健全儿童接送制度，确保儿童在接送过程中的人身安全。

第二节　托幼机构建筑的卫生

托幼机构的建筑环境对儿童的成长有极其重要的影响。应根据学前教育的目标、内容、规律和特点，结合建筑设计规范要求，对建筑物、室外活动场地、绿化用地等进行总体布置。做到功能分区合理、管理方便、朝向适宜，游戏活动场地日照充足，安全卫生。创造符合儿童生理、心理行为特点以及利于科学管理的环境空间。

一、托幼机构建筑的卫生要求

托幼机构建筑及卫生要求，应参考执行我国原城乡建设环境保护部与国家教育委员会共同颁布的《托儿所、幼儿园建筑设计规范》，还可参考国家和专业部门颁布的有关设计标准、规范和规定。

（一）托幼机构的规划及地址选择

托幼机构作为社会公共设施之一，其规划设计应纳入城市或农村的总体规划，这样既有利于幼儿健康成长，也能更好服务家长。

1. 幼儿园的规划

目前幼儿园的规模可划分下列三类：小型幼儿园——6个班以下；中型幼儿园——6至9个班；大型幼儿园——10个班以上。

幼儿园规模的确定以有利于幼儿身心健康、便于管理为原则，通常以中型规模幼儿园为宜，每班人数为20～30左右。幼儿园规模过小会使设施、师资利用率低，导致经济效益较差。幼儿园规模过大易造成管理不方便，也会影响教育质量，甚至使幼儿发病率增高，出现传染病时难以控制。确定幼儿园规模时也应考虑所在地区居民数量，兼顾幼儿园的性质及体制等方面因素，每个幼儿园的服务半径不宜过大。

2. 托幼机构地址的选择

托幼机构选址应充分考虑周边环境、自身发展以及家长需要等因素。

（1）环境安静、安全。托幼机构应设在周围环境卫生、安全的地方，要避开噪音、污水、毒气、臭气、各种烟尘等污染源。工厂的废气、废水、废料等会严重损害儿童身体健康，垃圾场、化粪池、牲口棚、高压供电线、易燃物品摆放处、锅炉房、变电站等也容易给儿童造成危险或影响儿童身心健康发展。因此，托幼机构应远离喧闹的交通要道、车站、码头、机场、工厂、市场等。

（2）空气清新。托幼机构的地址应选在环境优美的地区，或邻近绿化地带。这不仅能保证托幼机构空气清新，而且也有利于托幼机构借助这些有利条件开展户外活动。托幼机构应远离医院和工业区。如属这类单位的自建园，则应将园址定于常年主导风向的上风处，并有足够的防护距离或可靠的隔离措施。

（3）日照充分。托幼机构主体建筑物与四周的建筑物应保持一定距离，避免处于高层建筑的缝隙之中，以防遮挡阳光，同时也有利于绿化。主体建筑物的设计必须做到功能分区合理、朝向适宜、日照充足，为幼儿创设舒适的环境。

（4）地势适宜。托幼机构内场地应平坦、干燥、排水良好。为保证学前儿童活动时的安全，不应设在低凹处，以免因排水不畅影响儿童活动。

（5）面积充足。托幼机构是公共设施的一种，地址的选择与城市规划有关。在配合城市规划的同时，应保证足够的用地面积，并考虑到未来的发展。可从城市规划文件中查到有关商业区、工业区、交通设施等目前及未来的分布，预测其对托幼机构的影响。托幼机构的面积应符合《托儿所、幼儿园建筑设计规范》中的规定，建筑占地面积不超过总占地面积的30%，以保证有足够的建筑场地及绿化面积，并为各种户外设施的设置提供必要条件。同时留有足够的空地供学前儿童户外活动使用。

（6）方便有利。托幼机构选址时应尽量考虑可利用的社会条件，尤其是邻近的文教机构，如图书馆、博物馆、动物园、植物园等，可作为学前儿童学习的场所。同时尽可能考虑到家长的需要，方便家长接送。

（二）托幼机构房舍配置的卫生要求与安全设置

托幼机构房舍根据功能设有生活用房、服务用房及供应用房三大类。

生活用房包括活动室、寝室、卫生间（含厕所、盥洗、沐浴）、衣帽贮藏室、功能活动室等。全日制托儿所、幼儿园的活动室与寝室宜合并设置。一般各班级活动室安排在一楼，功能活动室安排在二楼。

服务用房包括医务保健室、隔离室、晨检室、保育员值宿室、教职工办公室、会议室、值班室（包括收发室）、教职工厕所、浴室等。寄宿制幼儿园加设保育员值宿室。

供应用房包括厨房、消毒室、烧水间、洗衣房及库房等。

1. 卫生要求

（1）符合学前儿童特点，各室的配置应以学前儿童为中心，要有利于学前儿童各项活动的顺利开展，确保为学前儿童一日生活的正常进行提供便利条件。

（2）能有效控制传染病在机构内蔓延或流行。各班应有一套单独使用的房间，组成独立的单元，主要包括活动室、寝室、卫生间及贮藏室。

（3）应有安全防范措施，如防火、用电安全、防止外伤等方面。

2. 安全设置

（1）注意防火。托幼机构的儿童生活用房在 1、2 级耐火等级的建筑中，不应设在 4 层及 4 层以上；3 级耐火等级的建筑不应设在 3 层及 3 层以上；4 级耐火等级的建筑不应超过 1 层。平屋顶可作为安全避难和户外活动场地，但应有防护设施。各功能区域都要设置消防设施。

（2）安全用电。设置带接地孔的、安全紧闭且安装高度不低于 1.7 m 的电源插座。

（3）防止外伤。室内避免明显凸出的物件，墙角、窗台、暖气罩、窗口竖边等棱角部位必须做成小圆角。1.3 m 以下的墙面以及地面不应粗糙，而应采用光滑且易清洁的材料。平屋顶可作为室外游戏场地，但要有防护措施，阳台及屋顶平台的护栏净高不应低于 1.2 m。儿童经常出入的门应在距地面 0.7 m 处加设儿童专用拉手，且无棱角，触感良好。在距地 0.6 ～ 1.2 m 高度内，不应装易碎玻璃，不应设置门槛和弹簧门。楼梯两侧都应安装儿童扶手，扶手高度不应超过 0.6 m。

（4）设置安全通道。应设有安全疏散通道，疏散通道中不应设有台阶，不应使用转门、弹簧门和推拉门。在寒冷地区设置的室外安全疏散楼梯，应有防滑措施。

二、托幼机构室内配置的卫生要求

（一）各室配制的卫生要求

1. 活动室

活动室是学前儿童日常生活、活动的地方，每班一间，要求儿童人均占地面积为 2.5 m^2 以上，房屋净高（天花板与地面的距离）不低于 3.3 m。活动室应布置在当地最好日照方位，并满足冬日底层满窗日照不少于 3 h 的要求。活动室最好朝南，特别是温暖地区、炎热地区应避免朝西，否则应设遮阳设施。

幼儿园室内外设备卫生

活动室窗的面积以室内地面面积的 1/4 ～ 1/2 为宜，还应使朝南一面的窗尽可能开敞，考虑冬季寒风对室内保温的不利影响，朝北的窗宽度可适当减小。单侧采光时，房间进深与窗上口距地面高度比值不宜大于 2.5。

活动室的窗户应选择平滑、透明度大的玻璃，窗台的高度应与较矮儿童身高相适应，保证儿童水平视线不受实体阻隔，避免在心理上产生封闭感。窗台距地面高度不宜大于 0.6 m，窗高不低于 2.8 m。窗的开启方式尤其应给予足够重视，因为活动室窗台较低，窗扇开启方式稍不注意，就易使儿童碰头，造成危险。因此，在距地 1.3 m 以内不得设有平开窗扇，最好采用推拉式窗扇，开启方便、安全可靠。窗户上应设有遮蔽强烈光线的窗帘。

每间活动室要有两个出口，宽度不应小于 1.2 m。门扇要向外开，不要有门槛，并经常保持通畅无阻，以避免意外事件的发生。材料应采用较为坚固的木制门，双面均宜平滑、无棱角，设有儿童专用拉手。

活动室室内装修应考虑儿童使用特点，富有童趣，保证安全，易于清洁。活动室的天棚、墙壁和课桌椅宜采用反射率高的浅色调，尤其是天花板和内墙壁，应选择反射率最高的色调，如白色、浅米黄色等。地板要保暖、富有弹性，最好是木地板，不应采用水泥和水磨石地面。那样触感太硬、缺少弹性，易使儿童摔伤，冬季对儿童腿部保暖也不利。墙表面用乙烯基材料、可洗性墙纸、油漆涂料较为合适。瓷砖用在墙面也较合适，它不仅使人感觉干净、舒适，也适宜开展儿童绘画、贴贴画等活动。窗台之下可做成壁橱，放置日常生活用品或活动用品。应在墙壁上装置黑板、夹板或绒布板，供儿童涂写、装饰或展示作品。黑板后可以放置小型用具，使墙壁空间得以充分利用。

2. 寝室

托幼机构应设有学前儿童专用寝室。寝室净高不低于 2.8 m。为了避免儿童卧床时紧密接触，减少飞沫传染的机会，方便教师和儿童在床间行走，床头间距应为 0.5 m，两行床间距应为 0.9 m。

寝室的墙面色调宜用淡色。窗户上应配置颜色比较深的、质地比较柔软的、较厚的窗帘。

地面最好铺设木地板。寝室内要注意防潮，尽量开窗通风，即使在寒冷的冬季也应每天定时开窗。被褥应经常清洗、曝晒，并根据气候及时更换。寝室内应安装紫外线灭菌灯，以便于经常进行室内的空气消毒。尤其是在传染病流行期间，其作用更为明显。

儿童在寝室内睡觉时，应避免穿堂风或让风直接吹儿童。儿童起床后，应将被子掀开，待通风透气 10 min 以后再叠整齐。

3. 卫生间

每班一间，使用面积 15 m^2 左右，内设大小便槽、盥洗池和淋浴池。

为方便儿童的生活，卫生间应临近活动室和寝室。厕所和盥洗池应分间或分隔，并应有直接的自然通风。无论采用沟槽式还是坐蹲式大便器，都应有 1.2 m 高的架空隔板，并加设儿童扶手。每个厕位的平面尺寸为 0.8 m × 0.7 m，沟槽式的槽宽为 0.16 ～ 0.18 m，坐式便器高度为 0.25 ～ 0.30 m。每个班应保证有大便器或沟槽 4 位、小便槽 4 位。保教人员的厕所应就近集中设置，如果设在班级内，应分隔设置。

盥洗池应适合儿童使用，一般高度为 0.50 ～ 0.55 m，宽度为 0.40 ～ 0.45 m，水龙头的间距为 0.35 ～ 0.40 m，每班至少有水龙头 6 ～ 8 个。

在炎热地区，各班的卫生间应设独立的冲凉浴室。热水洗浴设施宜集中设置，集中浴室的使用面积一般为 20 ～ 40 m^2；凡分设于班内的应为独立浴室，每班保证淋浴 2 位。卫生间应有独立的、专门的污水池，用于冲洗抹布、墩布或倒污水。

4. 厨房

因厨房是进行主副食加工的主要场所，不可避免地会产生油、烟、气味和噪声，故应将厨房和生活用房分开设置，但又不宜过远。

厨房可分设为主副食加工间，一般 30 ～ 45 m^2；主食间，10 ～ 15 m^2；副食间，10 ～ 15 m^2；

冷藏室，4 ～ 8 m^2；配餐间，10 ～ 18 m^2。如果厨房内设有主副食品加工机械，应注意适当增加主副食加工间的使用面积。厨房内应有各种必备的烹调设备，洗切食物、贮存生熟食物和洗刷食具的设备，以及防蝇、防鼠、防蚊、防蟑螂等卫生设备。

（二）室内配制的通风和采暖

由于季节和天气的变化影响着室内的温、湿度和气流，且儿童的身体调节机能不够完善，需要在室内得到必要的新鲜空气，故幼儿园必须有科学合理的通风、采暖设备。

1. 通风

通风是通过室内空气和室外空气的流通，排出室内的污浊空气，送入室外的新鲜空气。为防止因气温的骤然变化而引发疾病，儿童不仅时刻需要新鲜空气，而且需要适宜的微小气候。例如，寒冷季节室内需要流速较小、温度较高的空气，炎热季节室内则需要流速较大、温度较低的空气。室内微小气候的调节与通风的形式和设置关系密切。

通风的形式可以分为自然通风和人工通风两种。自然通风是由于风力和室内外的气温差，引起空气的流动。风力和室内外温差越大，气流速度就越快。幼儿园生活用房应有良好的自然通风条件，建筑物的墙壁气孔、天花板、地板、门、窗的缝隙等均能通风。但据测定，在室内外温差为1 ℃时，1 m^2的墙壁每小时仅能通过0.25 m^3的空气。因此，必须尽量开窗换气，以保证儿童室内活动时空气新鲜。如果几十名儿童长时间在紧闭门窗的室内活动或休息，或者冬季使用煤炉取暖，空气中二氧化碳的成分会很快增加。当其浓度超过0.1%时，室内产生异味，人体就会有不舒适感，儿童的注意力也容易分散，甚至产生头晕症状。为了加强自然通风，可采取以下措施：

（1）平时尽可能打开门窗，冬季即使用火炉取暖，也必须利用儿童室外活动时间及时开窗换气。一般风力和温差越大，室内每次换气所需时间越短。每次开窗时间以 10 ～ 15 min为宜。

（2）活动室及寝室设气窗，总面积不应低于地面面积的 1/60。如果室内有合理的供暖和通风小窗设备，即使在寒冷季节也可整日打开小窗，这样能够在保持一定室温的前提下，使室内具有较好的空气条件。

在自然通风的情况下，室内气温仍然达到 30 ℃时，应采用人工通风。即利用动力设备（如电扇、空调、排风扇等）使室内外空气得以交换，弥补自然通风的不足。厨房与卫生间应安装排风扇，活动室和寝室可安装电扇或空调。如使用空调，一般温度宜为 22 ℃左右。

2. 采暖

严寒季节，既要保持室内空气新鲜，又要维持一定的室内气温。因此，托幼机构在注意通风换气的同时，还必须考虑合理的采暖方式。采暖方式一般有集中式采暖和局部式采暖两种。

（1）集中式采暖　包括热水式采暖和蒸汽式采暖。热水式采暖室内温度波动较小，适合儿童活动室。采用蒸汽式采暖时，散热片表面温度较高，容易引起儿童烫伤，并会有因有机尘埃的燃烧而产生的臭味。当停止供气时，散热片很快冷却，室温波动较大。集中式采暖所用的散热片应平滑以便清扫。如果幼儿园经济条件许可，可采用效果较好的空调设备取暖。

（2）局部式采暖　北方的火墙和地炕、其他地区常用的火炉等，都是较好的局部采暖方式。烧炕在室外，要防止墙面和地面漏烟，以免烟和灰尘进入室内。用火炉采暖时一定要安装烟筒，防止一氧化碳中毒。火炉周围应安放隔热板或栏杆，防止儿童烫伤。

幼儿园冬季采暖应使儿童在室内生活和活动时感觉舒适，活动室和寝室的气温以16～18 ℃为宜，相对湿度为40%～60%，最好是50%，风速不超过0.3 m/s。年龄较小，室内气温可略调高。室内温度应尽量保持均匀，水平面各点的气温差及垂直各点（足部和头部）的气温差最好不超过2 ℃，一昼夜气温差为2～6 ℃。

（三）托幼机构室内的采光和人工照明

一般说来，活动室要充分利用自然采光，并配备一定的人工照明设备。

1. 采光

采光又称自然采光，是指利用太阳光为照明光源。活动室内桌面和黑板面要有足够的光照度，自然光分布均匀，避免眩光，塑造柔和、舒适的生活与学习环境。为综合评价活动室采光情况，一般用采光系数来表示。采光系数是指室内工作面一点的照度与同时间开阔天空散射光的水平照度的比值。离窗最远桌面上的采光系数一般不低于1.5%。为了保证窗下桌面光线的照度，窗下缘应与儿童桌面平齐，平均高度为50～60 cm。

影响采光的因素有：

（1）太阳光的强弱。

（2）玻地面积比　窗的透光面积与地面面积之比称为玻地面积比。正常儿童用房的玻地面积比值应为1/5。

（3）室深系数　窗上缘距地面高与室深之比称为室深系数。单侧采光时，室深系数不应小于1∶2，或投射角（室内桌面一点到窗侧所引的水平线与该点到窗上缘之间的夹角）为20°～22°。窗上缘尽可能高些，有利于加大室深系数。

（4）室外遮挡物　室外的建筑物、围墙或高大树木等对室内的采光影响很大。一般来说，室外建筑物（遮挡物）与活动室之间的距离最好不小于该建筑物高的2倍。活动室附近不应种植高大树木或安置大型运动器械。

（5）窗玻璃的清洁度　普通玻璃的遮光率为10%左右，而被尘埃污染的玻璃的遮光率可达20%～30%。

（6）墙壁、家具及天花板的色调　墙壁宜刷成白色，家具及天花板宜为淡色，因颜色越深，光反射率越小。

（7）活动室朝向　我国大部分地区的建筑物以南向（或南向偏东、偏西）为宜。幼儿园主体建筑物不应采用东西朝向，最好采用南北向的双侧采光。格局为南外廊、北活动室时，应以北向窗为主要采光面。教师应将小黑板、贴绒板等置于室内东面，以使儿童活动时大部分桌面能形成左侧采光。

2. 人工照明

人工照明是指利用人工光源获得光线的方法。人工照明可以弥补自然采光的不足。采光条件较好的活动室，白天一般不需要人工照明，但在冬季、阴雨天或室外有遮挡物时，白天也需开照明灯。

总的来说，人工照明应保证桌面（及小黑板面）有足够的照度，且照度分布均匀，不产生或少产生阴影。没有或尽量减少眩光，使儿童在视野内看不到强烈的发光体（如裸露的灯泡），安全可靠，并有良好的空气条件（不因人工照明而使室内气温过度增高或使空气受到污染）。一般灯与灯之间的距离为2 m，灯与墙、桌面之间的距离也是2 m。为保证室内最低限度的照度以及光线的柔和舒适，利用人工照明应注意以下方面的问题：

（1）工作面照度的大小对儿童的视觉功能以及活动效率有直接影响。照度的大小决定于灯的数量、功率及种类。如果暂时无法改变室内照度不足的情况，就应缩短儿童活动时间，增加休息次数，以防视觉疲劳过度。

（2）为形成良好的视觉环境，室内照度应均匀。照度的均匀度与灯的数量、悬挂高度、布置方式等有关。一般来说，均匀度随灯的悬挂高度的升高而加大，但要注意，桌面的照度会因悬挂高度的增加而降低。

（3）减轻或消除室内眩光。眩光分直接眩光和反射眩光。前者是指在观察物体的方向或接近这一方向的发光体引起的眩光，后者是由视野内的定向反射、表面反射的高亮度影像所产生。眩光会形成视觉范围内的不舒适，极易造成视觉疲劳。降低光源亮度或降低视野范围内的亮度对比，以及在视野范围内尽量减少形成眩光的光源面积或光源尽量避开视野，都可以减轻或消除室内眩光。

三、户外场地的卫生要求

托幼机构除需设置生活用房、服务用房及供应用房等建筑物外，应注重公共活动场所的卫生安全要求，还要有足够的户外游戏活动场地和绿化用地。

（一）户外游戏活动场地

托幼机构的户外活动场地，主要是提供给儿童进行户外游戏和体育活动时使用，分为班级户外活动场地和公共户外活动场地两种。户外活动场地面积的大小应考虑儿童活动的范围、人数的多少、节约用地等因素。分布方式要根据建筑物的位置、朝向及基地情况而定。

户外活动场地应保证日照充足，地面平整、防滑，排水通畅。

班级户外活动场地通常是利用建筑物、绿化带或连廊来组织空间，面积一般不小于 60 m^2。可设在每个活动单元的南面或侧面，最好是风雨操场，专供本班儿童使用。各班的活动场地之间宜采取分隔措施，在传染病流行期间便于各班之间的隔离，以控制传染病的蔓延或流行。

公共户外活动场地主要用于组织集体活动之用，应靠近班级活动场地或在活动室的两侧，其面积不宜小于这个公式的计算值：面积（m^2）=180+20（n−1）（式中：180、20、1 为常数，n 为班级数）。公用的游戏活动场地应设置大型玩具、跑道、沙坑、洗手池、戏水池等。

（二）托幼机构环境绿化的要求

托幼机构的环境绿化能起到吸附灰尘、杀灭细菌、制造氧气、降低噪声、调节气候、遮阳、防止太阳光反射等作用，为儿童创造卫生、优美的环境；可以作为隔离的明显标志，有利于对儿童的组织管理和安全防护；还是很重要的教育资源，能起到稳定儿童情绪、消除疲劳、保护儿童视力、陶冶儿童性情、引发儿童好奇心和兴趣、促进儿童身心健康发展的作用。因此，托幼机构应有充足的绿化面积，理想标准不应小于全园总面积的 30%。托幼机构的绿化应根据建筑布局进行规划，合理配置树木，选择合适的花草，建造优美的花坛、花台等景观。可在建筑物四周、道路两旁、各种场地边缘，科学种植树木，栽培花卉。树木高低与建筑物大小比例要相称，并注意疏密相间，灵活自然。如场地四周临街的地方，应多种茂密的常青树，构成绿化保护带，以防风沙和减少噪音。

在儿童活动场地，可以考虑种植大树遮阴，使幼儿即使在炎热夏天也可以在树荫下活动。场地周围可以种植四季开花的花草，用来点缀场地环境。建筑物的周围，可种植花色丰富的低矮灌木、绿篱作隔离,高度要低于窗户。

托幼机构的绿化应充分考虑本地气候的特点,种植适宜的花草树木,切忌种植与本地水土不相适宜的名贵花草树木。同时托幼机构应保证一定的绿草地,选择耐践踏的绿草。四季常绿树有雪松、龙柏、棕榈树、女贞、黄杨、罗汉松、石楠等。春季开花的有迎春、桃花、梨花、山茶、牡丹、红叶李、紫荆、海棠、杜鹃、紫藤、蔷薇、白玉兰等,夏季开花的有石榴、绣球花、栀子花、广玉兰、美人蕉等,秋天开花的有紫薇、丝兰、秋菊、桂花等,冬天开花的则有蜡梅、天竹等。只要品种选择恰当,搭配合理,就可以使幼儿园内春季有花、夏季有荫、秋季有果、冬季有青,每天都生机勃勃。

托幼机构的绿化应考虑儿童活动场所的采光要求。在建筑物的门窗外,可以种植较高的落叶树,夏季枝叶繁茂,可用于遮阴,冬季树木落叶,又不影响室内采光。托幼机构内严禁种植多刺、有臭味、有毒汁、有毒果的树种,以及会引起过敏反应的树木,以免引起不良反应,诱发事故。飞絮多、病虫害多的树种也不宜种植。

托幼机构的绿化还应考虑到教育、教学的需要,最好在各种植物上标示名称、产地、用途等,以增加幼儿园的教育资源。

此外,在室外用地狭小的托幼机构,最好充分利用垂直绿化,在屋旁窗下种植攀缘植物,也可培植盆栽、盆景,提高绿化效果。

第三节　托幼机构设备的卫生

一、托幼机构日常用具的卫生要求

托幼机构的家具在材料性质、款式、大小等方面都应符合学前儿童的身心发展特点,以便儿童使用时感觉舒适,杜绝可能导致外伤的各种安全隐患。房间内各种家具要合理布置,家具数量以满足日常生活和活动需要为宜。过多的家具既占据空间、缩小儿童活动范围,又不便于打扫,故应及时清理。

(一)桌椅

桌椅是儿童在托幼机构使用时间最多的家具。桌椅的用料和构造是否符合一定的卫生要求,与儿童身体的正常发育有着密切关系。

桌椅的卫生要求是:适合就座儿童的身材,有利于良好坐姿的形成,减少疲劳的产生,有助于保护视力,不妨碍儿童正常的生长发育,安全、坚固、美观、造价低廉、便于活动室的彻底打扫。其中以安全和有利于形成良好坐姿为最基本的卫生要求。

当儿童呈坐姿时,脊柱、骨盆、腹部、胸部及背肌等部位的神经肌肉以及下肢的神经肌肉,形成一个统一和谐的系统,其中,维持躯干平衡的各肌肉群的协同工作起主要作用。前位坐姿(上体重心落在两坐骨结节上或其前方的姿势)时,伸直躯干的骶棘肌、背阔肌、背长肌以及斜方肌等持续紧张,会很快出现疲劳,而有倚靠的后位坐姿(上体的重心落在坐骨结节之后的姿势)则少有这种情况。一般来说,后位坐姿适用于休息、听讲和看书,写字、作画时必须采取上体稍微前倾的体位,但不要求过度前倾。正确的坐姿是脊柱正直,写字时头部不过分前倾,不耸肩、不歪头,两肩之间的连线与桌缘平行,前胸不受压迫,大腿水平,两足着地,它是保持身体稳定而不易产生疲劳的体位。保持正确的坐姿时,血液循环通畅,呼吸自如，下肢的神经干不受压迫，看书、写字、作画时，眼睛与桌面上书本的距离一般为 30 ～ 35 cm。构造科学而合理的桌椅，是培养儿童养成正确坐姿良好习惯的重要条件，有利于防止脊柱弯曲异常及近视眼的发生。

1. 桌椅的尺寸

桌椅的尺寸应根据儿童的身高及其上、下肢的比例确定。主要包括：

（1）桌子的大小和规格　儿童的桌子可分为双人桌、四人桌和六人桌。四人桌、六人桌节省空间，但儿童间会相互干扰，也不能保证每个儿童从左侧采光。双人桌则避免了这些缺点。每个儿童占用桌面的长度不宜小于书写时两肘间的距离 50 ～ 55 cm，宽度为 35 ～ 50 cm。

（2）桌面　桌面有平面和斜面两大类。幼儿园活动室用桌往往兼顾作业、游戏及就餐，故应采用平面桌。如园内图书角用桌可采用斜面，斜度不宜过大，以 10° ～ 12° 为宜，并在桌面远侧留有大约 9 cm 宽的水平部分。平面桌有矩形、正方形、圆形及多边形等多种形状，可根据儿童活动需要加以选择和拼接。

（3）桌下净空　由于儿童用桌桌面较低，为保证儿童就座时下肢在桌下自由移动，桌面下一般不设抽屉或横木，如有特殊用途，需要设置抽屉，则大腿上面与屉箱底之间应留有空隙，一般桌面至箱底的高度不大于桌椅高差的 1/2。

（4）椅高（或椅面高）　椅高是指椅面前缘最高点至地面的垂直距离。适宜的椅高应与小腿高相同，使脚掌能平放在地板上，大小腿成直角。椅面过低或过高都容易使儿童坐姿不稳定，致使疲劳产生。

（5）椅深　椅深是指椅面前后方向的有效尺寸。儿童就座时大腿的后 3/4 应置于椅面上，小腿的后方应留有空隙。

（6）椅宽　椅宽是指椅面前缘左右方向的尺寸。椅宽应能足以支撑臀部和大腿，一般比儿童骨盆宽 5 ～ 6 cm。

（7）椅靠背　椅靠背最好与腰部外形相吻合，靠背以向后斜倾 3° ～ 7° 为宜，靠背上缘高达肩胛骨下角之下。幼儿园不应采用无靠背板凳。

（8）桌椅距离　桌椅距离是指桌与椅之间的水平距离，包括椅座距离和椅背距离两种。椅座距离即椅面前缘与桌近缘向下所引垂线之间的水平距离（图 8 –1）。在椅深适宜的条件下，正距离和零距离都不能使儿童保持良好的读写姿势，最好有 4 cm 以内的负距离。椅背距离是指椅背与桌近缘之间的水平距离，就座儿童的胸前（穿衣情况下）应有 3 ～ 5 cm 的自由距离，避免挤压胸部。

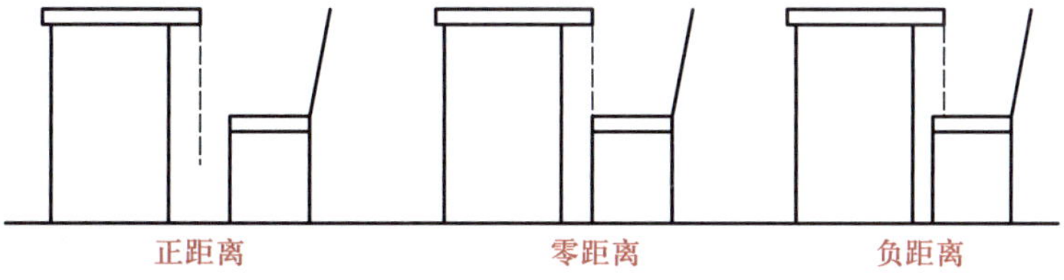

图 8–1　桌椅距离

（9）桌椅高差　桌椅高差是指桌近缘高与椅高之差。适宜的桌椅高差应为儿童坐高的 1/3。当椅高确定后，再加桌椅高差即为桌高。在桌椅尺寸的配合关系中，桌椅高差是最重要的因素，它对就座姿势的影响最大。如果桌椅高差太大，眼睛与书的距离必然缩短，两肩上提，或以单侧臂横架在桌面上，致使脊柱呈侧弯状态；如果桌椅高差太小，作业时上体必然前倾，或以单侧臂支持上体的重量于桌面，致使脊柱呈侧弯状态（图 8-2）。

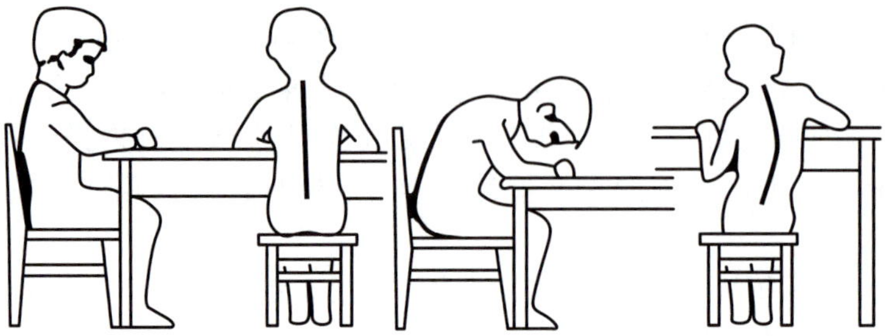

图 8-2 儿童坐着时身体的姿势取决于高差

2. 桌椅的颜色

桌椅的颜色对室内的光线和儿童的心理状态会产生一定的影响。不合适的颜色，不仅影响室内的光线，而且易使儿童产生疲劳，情绪不稳定。从光学和心理学的角度考虑，应选用反射率高，能给人以舒适、宁静、安定感的色彩，如浅米色、木本色等。桌椅不宜用白色，白色反射率太高，易伤眼睛；同时极易污染，不易清洁。

3. 桌椅的管理

儿童的桌椅要配套使用。考虑到一个班儿童的身高参差不齐，且他们正处于生长发育阶段，每个班级应准备两三种不同尺寸的桌椅。儿童身高相差 10 cm 以内的，可以使用同一尺寸的桌椅。

儿童的桌椅并非固定不变，要定期对儿童的桌椅进行卫生评价，为每位儿童配备合适的桌椅。桌面、椅面要每天擦抹消毒，其余部分要定期擦抹消毒，以保证清洁、卫生。

（二）床具

床具的选择也十分重要。由于学前期骨骼增长的速度比较快，而且骨质较软，为保证儿童骨骼的正常发育，床具应有合适的软硬度以及透气性，床具的大小应适应儿童的身高，避免因床具不适而造成骨骼发育畸形。大、中、小班床具的长、宽、高可参照表 8-7 制作：

表 8-7 幼儿园卧室幼儿床具尺寸表　　单位：cm

班别	长（L）	宽（W）	高（H）
小班	120	60	30
中班	130	65	35
大班	140	70	40

（1）床　一般以木板床、藤绷床或棕绷床为好。应避免使用帆布床或钢丝床，以免造成儿童身体下陷，使胸部受压，导致脊柱发育异常，且儿童站立在床上也不易保持平衡。为节省空间，有时可使用双层床、折叠床、伸缩床，但出于儿童安全考虑，要尽量避免使用双层床，尤其是小班不宜采用。

（2）床垫　儿童不宜睡柔软的床垫，睡过软的床垫易造成脊柱变形。通常选择加强型或超强型的席梦思床垫，以保证儿童健康成长。

有的托幼机构将床垫直接铺在木地板上供儿童午睡，这样既可以节约空间，也可由儿童自己动手铺弄床具。又是一种游戏活动，可以培养儿童的生活自理能力。但要注意垫高，应与地面保持一定的距离，避免寒气、湿气侵害儿童的身体。应注意铺床垫前要擦地板。为避免通铺及儿童按同一方向睡眠时通过呼吸传染疾病，应交错方向睡眠，最好能分块搭设床垫以减少相互影响。

（三）柜橱

托幼机构的活动室和寝室内设有玩具柜、教具柜、饮水杯子柜、牙刷杯子柜、衣帽柜、鞋柜、书包柜和被褥橱等。

为了在室内给儿童留下更大的活动空间和避免儿童在活动时碰伤，活动室不应设置过多的家具，或可将柜橱等家具设置在墙内。主要供儿童使用的柜橱，其高低以及深度，应适合儿童的身材，以方便儿童自己取放和整理。一般高度可相当于儿童的平均身高 100 ～ 115 cm，深度约相当于儿童的手臂长 35 ～ 50 cm（放置被褥等大件物品的柜橱深度可适当加大）。

为了避免柜橱底下积灰尘或方便日常打扫，可将柜橱底直落在地板上。各种柜橱在设计和制作时，应注意避免可能伤害学前儿童的棱角，最好制作成小圆角；柜橱的表面应光滑，避免有木刺或钉子露出；柜橱门上的拉手也应注意安全性。

儿童的柜橱最好是为每名儿童设计不同的标记。应定期清理、消毒。

（四）饮食用具

托幼机构儿童常用的饮食用具有碗、碟子、勺子、筷子、饮水杯等。

儿童的饮食用具质地要好、坚固耐用、光滑无毒、易于清洗与消毒，不起化学反应，不易导热，以防烫伤儿童的嘴和手，其大小、重量及结构等要适合儿童手部发育的特点，方便儿童操作。

儿童使用的饮食用具最好是耐高温、不容易破碎的塑料餐具或不锈钢餐具。碗最好是选双层隔热的，筷子最好是选圆柱体的原木或竹子制品，长度约 20 cm，外表不要涂漆。

儿童的饮食用具要及时清洗、消毒。

（五）挂衣架、毛巾架和镜子

托幼机构的更衣室内应有挂衣架。挂衣架的样式很多，一般常用的有隔离式挂衣架和敞开式挂衣架两种。隔离式挂衣架，每名儿童一格，无门，分上中下 3 层，上层可放帽子、手套等，中层挂放外衣，下层放鞋。衣钩安装在中层后壁的上方。敞开式挂衣架不分格子，可将若干个挂衣钩安装在架子的上部。挂衣架无后壁，也无门，在架底离地 10 ～ 15 cm 处可设一层隔板放置鞋子。

托幼机构盥洗室内应设有毛巾架。毛巾架一般是敞开式的，高低不同，设置 4 层左右，每一层设有挂衣钩 10 个左右，离地 100 ～ 120 cm，最好是不锈钢或木制的，轻便，并且可以自由挪动。毛巾架最好是搁置在靠近窗户，空气流通的地方。平时要多利用太阳光对毛巾架和毛巾进行曝晒消毒。

托幼机构的更衣室和盥洗室内应设有镜子，便于儿童自己穿脱衣服和检查自身的整洁状况。镜子可离地 25 ～ 30 cm，最好是安在墙体内。

（六）盥洗用具

托幼机构儿童常用的盥洗用具有肥皂、毛巾、牙刷、牙膏、洗屁股的盆、洗脚的盆、浴巾、护肤剂、手纸等。除肥皂外，其他所有盥洗用具都要专人专用。

儿童的皮肤特别娇嫩，保护机能比较差，容易受到损伤。儿童使用的肥皂、护肤剂等适宜选用刺激性比较小的儿童型化学用品。儿童使用的毛巾最好是选用质地柔软的纯棉制品。儿童的洗脸毛巾、洗脚毛巾、洗屁股的毛巾以及浴巾要分开使用，每次使用后应立即搓洗干净并分开晾挂，以保持毛巾的清洁和干燥。

儿童应使用儿童型牙刷，结构和毛的质量要适合儿童的需要，刷牙后要将牙刷上的残留物彻底清洗干净，甩干后把牙刷毛端朝上、牙刷把柄朝下放置在牙刷杯中，以保持牙刷的干燥。儿童最好是选用普通的儿童型牙膏。刷牙时一定要提醒儿童将牙膏沫漱洗干净，不要吞食。牙刷杯应定期清洗、消毒，牙刷应定期更换，最好是每个月换一次。

儿童使用的洗脚盆和洗屁股的盆要分开，并每次用后清洗，分开晾干，定期消毒。有条件的托幼机构最好是用流动水每天给儿童清洗外阴。

儿童用手纸要卫生、柔软。教师要教会儿童便后正确使用手纸的方法。

二、托幼机构玩教具的卫生要求

（一）玩具

玩具是儿童开展游戏的物质基础，伴随着儿童成长。为儿童所选择的玩具除了要符合不同年龄儿童的特点外，还要符合卫生要求。符合卫生要求的玩具对儿童身体、智力、情绪情感和人格的健康发展具有积极作用。

1. 玩具的质地

玩具的质地有木材、金属、塑料、橡胶、纸张、棉布、皮革等。塑料、橡胶玩具便于清洗消毒，且不易污染、轻巧安全，是较理想的玩具。木制、金属的玩具也比较好，如积木、小卡车、小动物玩具等。用布和皮革制成的小娃娃、小动物等，容易污染又不易于消毒，因此，应选择那些有外衣，且能穿脱的以便清洗。陶瓷、玻璃制的工艺品玩具容易破碎，只宜观赏或装饰。

2. 玩具的颜色、大小、轻重、形状

玩具颜色要鲜艳，但玩具表面涂料含有的砷、铅、汞或其他有毒物质的含量必须低于卫生标准，最好是在有颜色的外层上涂刷 2 ～ 3 层透明漆，以形成比较安全、牢固的保护薄膜。油漆要求无毒、无味、不褪色，易于消毒，且与消毒液不起化学反应，不溶于唾液和水。

玩具的大小与轻重应适合儿童，过小的玩具容易导致异物入体，如整套组合玩具中有些细小的零件、小棋子等不适合年幼的孩子玩耍，要避免误入口中，而过重的玩具又容易造成砸伤。玩具的表面应光滑，没有锐利的边角，以免造成儿童外伤。

3. 玩具本身的功能

玩具本身应对儿童有一定的吸引力，能引发儿童良好的情绪和情感感受，并具有比较好的教育价值。不应选购那些对儿童身心产生伤害的玩具。如不宜选购容易引起儿童视觉、听觉、触觉不安的，外形可怕、声响很大的玩具；使用需用嘴咬，容易传染疾病的如小喇叭、口琴、哨子等玩具；有碍于儿童心理健康发展，容易给儿童造成身体伤害的手铐、刀枪等玩具。

4. 玩具的管理和使用

玩具应有规定的存放场所，要指导儿童正确使用，并培养儿童爱护玩具、保持玩具清洁的良好习惯。对于已损坏的玩具，应及时修复；对于过分陈旧的、无法修复的玩具，应报废处理。玩具应实行经常性的消毒，可以采用温水和肥皂清洗，或使用消毒液清洗，也可以根据玩具材料的性质采用蒸煮或日光曝晒等方法进行消毒。托幼机构新添置的玩具都应经过消毒处理后方可使用。儿童玩过玩具后，要及时洗手。

（二）书籍

儿童的图书常以图画为主，并配以必要的文字说明。书籍中的图画、文字对于眼睛来说都是视觉刺激物，它们反映在视网膜上的图像清晰与否，首先取决于图画、文字的大小，其次取决于图画、文字与背景的颜色。图画、文字过小，会使视觉紧张，眼睛会很快疲劳。因此，书籍中的图画要形象生动、线条清晰、颜色鲜明、大小合适。书籍中的文字要大且清晰，年龄越小，字应越大，排版要便于阅读。文字、图画、符号等与纸张颜色要有鲜明的对比，同时色调柔和、色彩协调，避免对儿童视觉造成过度刺激。所用的纸张要洁白、光滑，不反光、不耀眼，并且要有一定的厚度，避免印刷的字体透过纸的背面。

要注意培养儿童看书的良好卫生行为和习惯。如保持眼、书距离，不在光线暗或阳光耀眼的地方阅读，不用唾液沾湿手指去翻阅书籍。要爱护图书，看过的图书要合好，送回原来的位置。

托幼机构的画刊、书籍翻阅频率高，容易污染并传播疾病。因此应及时清理、定期消毒。脏破的书籍最好作废，不再继续使用。传染病患儿用过的书籍要彻底消毒。

（三）文具

儿童的文具包括蜡笔、水彩笔、油画棒、铅笔、练习纸、书包等。

练习纸要致密、结实。铅笔、蜡笔、绘画用的彩色笔等文具都不应含有毒色素或其他有毒物质。

笔杆上的颜料表面应有一层不易脱落、不溶于水、不溶于唾液的透明漆膜。要教给儿童正确使用文具的方法，培养儿童使用文具的良好卫生习惯。如正确握笔，不咬铅笔、蜡笔，不在手上或其他部位乱涂乱画，用完彩色画笔要及时盖好并送回原来的地方等。

托幼机构儿童的书包，主要是用来装一些换洗的衣物，一般不宜超过儿童体重的 1/10，最好是双肩背包。

（四）黑板

托幼机构使用的黑板最好是可移动的磁性黑板，磁性黑板平整、无裂缝、不反光，使用方便卫生。在使用黑板时，要注意字体、符号、贴绒教具等的颜色与黑板颜色之间的反差度以及避免反光，以便儿童能看得清楚。

（五）电视

电视节目生动活泼、丰富多彩，形式新颖直观，对儿童有很大的吸引力。看电视既能扩大儿童的视野，丰富儿童的生活，又有利于儿童智力的发展。然而无选择的、长时间的看电视，对儿童的身心健康会产生不利的影响。

首先，长时间看电视会影响儿童的视力。儿童的眼睛发育不完善，眼球的调节功能比成人差，容易导致近视、斜视。其次，长时间坐着看电视，内脏受挤压，血液循环不畅，身体容易疲劳，尤其是吃完饭后马上坐着看电视，会影响胃内食物的消化。再次，长时间坐着看电视还会减少儿童的户外活动时间，减少身体能量的消耗，容易导致肥胖。最后，长时间看电视，若不注意坐姿，脊柱容易弯曲变形。此外，电视内容还会影响儿童的行为。如暴力电视节目与各年龄段儿童的攻击行为和反社会行为有关。看暴力电视节目越多，攻击性行为越多，良好的或有利于他人的行为越少。

因此，儿童看电视，必须精选电视节目的内容，让儿童享受娱乐，并获得有益的知识经验。教师应与儿童一起看电视，并讨论所看的内容。要把握儿童看电视的时间，一般每周以 1 ～ 2 次为宜，3—4 岁每次不得超过 10 ～ 15 min，5—7 岁每次不得超过 25 ～ 30 min。在白天看电视，如果室内光线较亮，为了减轻视觉疲劳，需挡上遮光窗帘。为避免屏幕强光刺激眼睛，造成近视，电视机放置的高度应与儿童坐下的视线平行，最前排距电视机不得少于 2 m，最后一排不得超过 5 m。要注意控制电视机的音量，音量太大与太小都不宜。

三、体育设备的卫生要求

幼儿园户外体育活动区域设置

学前儿童体育锻炼以动作发展为主，体育设备大多为平衡设备、攀登设备、跳跃设备及投掷设备。儿童体育用具按运动的性能可分为摆动类、攀登类、旋转类、滑引类和颠簸类五种。其中有大、中型体育器械，如滑梯、攀登架、秋千、滚桶、荡船、摇马、平衡木等；也有小型体育用具，如木马、皮球、沙包、呼啦圈、哑铃等。

体育用具要符合学前儿童的身心特点，以促进学前儿童身体素质的发展，提高学前儿童动作的平衡性、协调性及灵敏性。各种体育器械要坚固、耐用、平滑、安全；体育用具要简单、轻巧、美观，并容易修理和保养。大型体育器械一般应安置在草坪上，部分大型体育器械（如攀登类器械）下面应设有沙坑或软垫，以防儿童摔伤。

体育用具，尤其是关键部位，要有专人定期检修，以加强安全和清洁管理。如有破损、脱落、生锈等现象时，应立即停止使用，并及时处理。在儿童每次使用体育用具之前，要仔细检查；在儿童进行体育活动时，保教人员应加强指导，防止意外事故的发生。

学前儿童体育活动场地以草地或泥地为宜，必须清洁、平坦，不得留有任何会给儿童带来损伤的异物，如玻璃、石块、碎砖、木桩等，场地内也不得留有积水。

学习要点

- 托幼机构卫生保健制度及环境卫生
  - 托幼机构的卫生保健要求
    - 设立保健室、隔离室
    - 配备卫生保健人员
    - 建立卫生保健制度
  - 托幼机构建筑的卫生
    - 托幼机构建筑的要求
    - 托幼机构室内配置的卫生
    - 户外场地的卫生要求
  - 托幼机构设备的卫生
    - 托幼机构日常用具的卫生要求
    - 托幼机构玩、教具的卫生要求
    - 体育设备的卫生要求

思考练习

1. 托幼机构应建立哪些卫生保健制度？
2. 托幼机构房舍应如何配置？有哪些卫生要求？
3. 托幼机构配备桌椅的卫生要求是什么？
4. 学前儿童书籍和文具的选择应注意什么？
5. 托幼机构日常卫生消毒有哪些方法？

岗位任务

任务一　观摩幼儿园环境

要求：① 结合实习、见习，安排对幼儿园环境的观摩；
② 了解幼儿园建筑及户外场地的布局及卫生要求；
③ 熟悉幼儿园保健室、隔离室、活动室、寝室、卫生间、厨房的设备及卫生要求。

任务二　走访幼儿园

要求：① 可利用课余时间到学校附近幼儿园，也可结合实习、见习进行；
② 拜访幼儿园保健老师，了解卫生保健工作职责；
③ 请保育员带领熟悉幼儿园的安全设置。

相关链接

中华人民共和国行业标准《托儿所、幼儿园建筑设计规范》（略）

中华人民共和国住房和城乡建设部公告第1079号，施行日期：2016年11月1日。

实训实习

实训项目一　幼儿园保育工作

实训目标

1. 了解幼儿园保育工作的内容和要求。
2. 初步了解小、中、大各年龄班卫生保健工作的重点。
3. 学习运用所学理论知识分析、思考幼儿园保育工作。
4. 初步掌握幼儿园保育工作的各项技能。

实训内容

1. 观摩幼儿园卫生保健工作，比较小、中、大各年龄班卫生保健工作的区别。
2. 了解所在班幼儿生长发育状况，选择班级中身体发育异常儿童，进行个案研究。
3. 了解幼儿园老师是如何安排一日活动的，运用幼儿高级神经活动特点，如“优势原则”“镶嵌式原则”“动力定型”等进行分析、评价。

方法步骤

1. 选择学校附属幼儿园或附近幼儿园进行见习。
2. 教师按实训内容进行组织和分配任务。
3. 回校后按要求完成实训报告。实训报告内容包括实训目标、实训内容、操作要领和实训体会，下同。

实训项目二　幼儿园健康检查

实训目标

1. 熟悉幼儿期儿童生长发育的特点及规律。
2. 学会对儿童生长发育的评价方法。
3. 掌握儿童定期健康检查的要求及方法。

实训内容

1. 熟悉幼儿园定期健康检查的时间安排及要求。
2. 掌握幼儿园定期健康检查的内容及方法。
3. 学会依据检查结果为幼儿做健康评价。

方法步骤

1. 复习第二章各年龄段幼儿生长发育的特点和规律。
2. 联系附属幼儿园(或附近幼儿园),确定幼儿园定期健康检查的时间。
3. 教师组织学生去幼儿园观摩学习,并参与健康检查工作。
4. 每个学生选择一名幼儿的检查结果,进行健康评价,完成实训报告。

实训项目三　学前儿童体格测量

实训目标

1. 熟悉儿童生长发育的形态指标。
2. 掌握体格测量的工具及使用方法。
3. 掌握儿童体格测量的方法和技能。

实训内容

1. 复习第二章关于体格测量的相关内容。
2. 进行身高、体重、胸围、头围、坐高的测量练习。
3. 进行视力、听力的检查练习。

方法步骤

1. 校内实训室准备体格测量所需器材和工具。
2. 教师和学生共同探讨各项体格测量的操作要领。
3. 学生分组进行身高、体重、胸围、头围、坐高的测量练习。
4. 如有条件,可进行视力、听力的检查练习。
5. 按要求完成实训报告。

实训项目四　幼儿园一日生活各环节工作要领

实训目标

1. 熟悉幼儿园一日生活各环节,并了解各年龄段的特点。
2. 熟知幼儿园一日生活各环节的工作任务及要求。
3. 掌握幼儿园一日生活各环节操作要领。

实训内容

1. 幼儿园入园、离园环节卫生保健。
2. 幼儿园晨间活动、早操、户外体育活动的卫生保健。
3. 幼儿园教学活动、区域活动、游戏卫生保健。
4. 幼儿园进餐、午睡、盥洗、如厕环节的卫生保健。

方法步骤

1. 结合幼儿园保育实习或见习进行实际操作。
2. 观摩幼儿园保育老师在一日生活各环节的工作流程。
3. 在幼儿园保育老师指导下进行各环节保育工作实践。
4. 按要求完成实训报告(视内容,可小组完成或个人独立完成)。

实训项目五 幼儿园“生活馆”厨艺技能

实训目标

1. 了解幼儿园“生活馆”活动内容。
2. 学会幼儿园“生活馆”常用厨艺技能。
3. 学习组织幼儿活动的方法，在活动中培养幼儿热爱劳动的好习惯。

实训内容

1. 厨房常用小家电使用方法（如石磨、豆浆机、榨汁机等）。
2. 面点制作方法（如包饺子、烙饼、搓元宵等）。
3. 其他美食的制作方法（如水果拼盘、水果沙拉、蔬菜沙拉等）。

方法步骤

1. 每次实训前准备好所需材料和用具。
2. 教师组织学生在实训室分组进行，也可选择附近幼儿园进行实际操作。
3. 按要求完成实训报告。

实训项目六 常用护理技术

实训目标

1. 理解常用护理技术对于患病幼儿康复的重要意义。
2. 熟悉各项护理技术的操作要领。
3. 通过实际操作初步掌握各项护理工作的技能。

实训内容

1. 复习常用护理技术的相关内容。
2. 练习测量体温、脉搏和呼吸频率。
3. 练习物理降温、热敷的操作方法。
4. 练习滴眼药水、鼻腔滴药的方法。

方法步骤

1. 在实训室进行（也可在教室）。
2. 学生进行分组，在教师指导下练习每项护理技术。
3. 按要求完成实训报告。

实训项目七 意外伤害基本急救技术

实训目标

1. 学会对事故伤情及轻重程度进行初步判断。
2. 学会基本的急救技术。

实训内容

1. 复习意外伤害现场救护的相关内容。
2. 学习并练习人工呼吸和胸外挤压技术。

3. 学习并练习体外出血时的加压包扎法。
4. 学习并练习前臂和小腿骨折时的固定技术。

方法步骤

1. 复习相关急救技术要领。
2. 教师利用模型、材料讲解并演示各项技术的操作要领。
3. 学生分组，进行人工呼吸和胸外挤压技术练习，教师巡回指导。
4. 学生分组，运用绷带卷、三角巾等进行相互加压包扎练习。
5. 学生分组，运用绷带、硬纸板等进行骨折固定练习。
6. 师生共同交流练习情况，教师讲评小结。
7. 按要求完成实训报告。

实训项目八　幼儿园各项消毒方法练习

实训目标

1. 懂得幼儿园日常消毒工作的重要性。
2. 熟悉幼儿园日常消毒工作的内容和要求。
3. 学习各项消毒工作的技能和方法。

实训内容

1. 熟悉并掌握儿童活动室、寝室常用消毒材料及方法。
2. 对门把手、水龙头、床围栏等物体表面进行消毒。
3. 对儿童用水杯、毛巾进行消毒。
4. 对班级餐桌进行消毒。
5. 对班级玩教具、图书进行消毒。

方法步骤

1. 教师组织学生到附属幼儿园或附近幼儿园进行见习，保育员讲解各项消毒要求及方法。
2. 学生分组到各班，在保育员的指导下学习每项消毒技能。
3. 学生在各班独立完成每项消毒任务。
4. 按要求完成实训报告。

备注：实训报告内容包括实训目标、实训内容、操作要领和实训体会。

参考文献

[1] 郦燕君．学前儿童卫生保健．3版．北京：高等教育出版社，2019.
[2] 周勤慧，路雪，曹婷婷．学前儿童卫生与保健．武汉：华中科技大学出版社，2022.
[3] 万钫．学前卫生学．3版．北京：北京师范大学出版社，2012.
[4] 顾荣芳．学前儿童卫生学．3版．南京：江苏教育出版社，2009.
[5] 管旅华，纪秀君．儿童学习与发展评价．上海：华东师范大学出版社，2021.
[6] 欧新明．学前儿童健康教育．北京：教育科学出版社，2003.
[7] 麦少美．学前卫生学．2版．上海：复旦大学出版社，2012.
[8] 教育部人事司．保育员应知应会．北京：北京师范大学出版社，1998.
[9] 王雁．学前儿童卫生与保健．北京：中央广播电视大学出版社，2011.
[10] 李庆天．营养与生命．南京：河海大学出版社，1998.
[11] 黄欣欣．托幼机构卫生保健实用指南．南京：江苏教育出版社，2015.
[12] 中公教育，浙江教师资格考试研究院．保教知识与能力．北京：世界图书出版公司，2013.
[13] 中国营养学会．中国居民膳食指南．2016科普版．北京：人民卫生出版社，2016.
[14] 国家体育总局．国民体质测定标准手册（幼儿部分）．北京：人民体育出版社，2003.
[15] 左明雪．人体解剖生理学．北京：高等教育出版社，2003.
[16] 朱家雄，汪乃铭，戈柔．学前儿童卫生学．3版．上海：华东师范大学出版社，2012.
[17] 王惠珊．农村幼儿园卫生保健工作．北京：教育科学出版社，2015.
[18] 王春丽．幼儿教师岗位实训指导教程．北京：人民教育出版社，2013.
[19] 王练．学前卫生学．2版．北京：高等教育出版社，2017.
[20] 向伟，丁宗一．儿童意外伤害的预防及措施．中华儿科杂志，2003，(11).